中國近代中醫藥期刊彙編

第一輯

42

神州醫藥學報

上海辭書出版社

目録

神州醫藥學報

（第一期）

民國二年五月廿[illegible]發行郵寄[illegible]登
[illegible]四月十五日[illegible][illegible][illegible]刊月[illegible]出版

醫藥學報第一期目次

編輯體例

本報對於全國醫藥學界負改良倡導之責故凡關於醫藥之一切事項凡所撰述祇期事理明達而止文字之工拙不遑計及閱者幸垂鑒焉內容條例略陳於左

一論說　凡關於醫藥學之理論及指陳醫藥學時事之關係均屬之

二學說　凡吾國古有各種科學之眞理及世界各種書報發明之新學說足供參考者均屬之

三紀事　凡關於醫藥學事實之紀載及本會成蹟之報告均屬之

四醫籍　凡中國古有書籍世鮮行本者及新書之未經發刊者本報當搜羅刊印以饗閱者之目

五答問　凡關於醫藥上淺近事實無論各界均可投函質問本會無不懇切詳答

六醫話　凡關於醫藥事實遠追昔人素書之遺近辟當世搜聞之妄藉採傳記考古證今以資研究

七雜俎　凡關於醫藥學之詩文雜誌及通俗之演講簡易之救急治療法均屬之

八通信　凡內外大家之惠函及本會會員之往來函件均屬之

本會緊要通告

本會因擴充會場起見業經陰歷本月十四晚當衆議决本會準於五月初一起遷至鐵馬路廣益堂內事務所暫設三馬路瑯環里二伯廿一號以資接洽特此預布

本報徵文

本會同人組織學報專以研究眞理集思廣益爲宗旨自本年陰歷四月十五日起月出一册以期交換智識溝通中西見聞倘蒙　海內文豪不吝教誨如有鴻篇雅箸以及前人遺集經驗良方務希隨時　賜寄以便按期選登俾得匡助醫林遺餉同志無任懽迎企禱之至惟原稿概不寄還

本報特別廣告

本報爲推廣聲氣起見倘蒙　諸君惠稿一經選登則全年贈閱本報一份藉答高雅其能擔任按月寄稿者並得將　玉照寄下印入本報俾讀是文而心儀其人者勿憾覿面之艱也

籌辦神州醫葯總會簡章

竊聞文明之程度因競爭而益高學理之精深經討論而愈密况値此衆議紛紜之日正吾道存亡絕續之交倘非合衆志以成城滙羣言於一冶各遵師法互啟新知恐忌我者藉口有辭而抱道者載胥及溺荒經蔑祖能不嘅然夫黄農遺法伊景良方經數十代之研求千百賢之考核陳編具在治效昭然乃自西法東漸人心好異抉摘聖經之中一二語斥爲僞書掃棄漢唐以來數百家目爲外道幾曾尋途而擿埴竟向同室以操戈誰非神農黄帝之子孫而竟睅然爲此不亦異乎雖經注偶有混淆不無疑竇古書輾轉傳寫容有失眞苟善讀者能自得師則承流者何至襲謬倘謂全無效力不聞彼皆壽而我皆夭若云徒託空言何以色知生而脈知死此固歷試而不爽非敢自欺以欺人也値此危機人思自勵爰集同志發起斯會藉名流之講論作吾道之干城編輯學科組織醫報病院學校徐俟擴充同胞志士諒樂贊襄願錫良箴以匡不逮嗟乎優勝劣敗之說豈吾徒所忍言守先待後之功舍諸君其誰屬如蒙敎益允任欽遲所擬簡章附呈　偉覽

一

一名稱　定名神州醫藥總會

二宗旨　聯絡各省醫藥界研究學識之進步保存固有之國粹以發達我軒岐以來高尚優美之醫藥學業兼講求公衆衛生爲宗旨

三會所　暫設上海英租界小花園西首寶安里

四會員　凡醫界一技之長藥界有藥學智識者皆可入會爲會員其各慈善家贊成本會宗旨及捐助經費者一律尊爲名譽贊成員

五義務　本會會員有擔任會務遵守會章之義務

六權利　本會會員有提議決議及選舉被選舉權倘生業上有受誣情事經本會調查確實得代爲伸理

七職員　正會長一人　副會長二人　幹事員四人　文牘員四人　交際員四人　經濟員四人　書記員二人　評議員四十人　調查員無定額

本會籌辦伊始事多草創會長一席暫爲虛左　俟風行寰海薈萃人材再開正式大會投票選舉以昭鄭重現在先由發起人中推舉臨時主任二人經理會務

及執行議決事件但須品學兼優或能担任經濟者方可充任以免貽誤會務

八進行　甲聯絡各省醫藥界　乙組織神州醫藥學報　丙籌辦古今醫籍藏書樓　丁研究丸散膏丹及飲片炮製統一等法　戊籌設藥品陳列所　巳籌辦神州醫院　庚籌辦醫學各科傳習所　辛徵集醫界通才考訂古今醫籍　壬籌辦神州醫藥學校　癸條陳政府關於衛生及醫藥應興應革事宜

九會費　會員入會費一元常年費一元特別捐量力自認

十徽章　入會者另徵徽章費一元

十一會期　每年開大會一次舉行正式選舉及報告一年成績每逢陰歷朔日開常會一次每逢星期一開討論會一次如有特別要事經會長認可先期布告得開特別會議

十二附則　以上簡章倘有應行增刪之處俟正式大會時再行修改

名譽贊成員

岑春煊　樊增祥　劉揆一　鈕惕生　王芝祥　蔣翊武　蔡濟民　張謇

張鳴岐 漆蓮鈞 蔣百器 高子白 居正 李隹白 沈仲禮 聶榕卿
朱曉南 朱福詵 呂天民 謝鴻藻 鄧文輝 畢鎮 姚雨平 何海鳴
周浩 王聘三 秦右衡 徐琢仙 柴蓮馥 宋渭潤 周金箴 王一亭
陳潤夫 王中丹 施炳卿 江霄緯 尤先甲 唐鳳墀 王豊鎬 葉恵鈞
夏粹芳 朱葆三 許默齋 席錫藩 姚滌源 蔡壽卿 焦樂山 邵琴濤
席嘉蓀 楊子飛 沈聯芳 貝潤生 羅煥章 夏芷芳 蘇稼秋 陳巽倩

會員題名錄

（上海）余伯陶 丁仁 錢庠元（以上主任兼經濟） 王問樵（總幹事）
李搢臣 陳粟香 陳根儒 顏伯卿 宗洞天 顧叔惠（以上文牘員）
葛吉卿 杜子良 王祖德 王子松 葉晉叔 陸晉笙 馬逢伯 徐相宸
張禾芬 徐宗揚 楊聞川 錢華巔 姚純青 蔣仲卿 高子波 盧蓮士
毛玉書 沈琢如 熊晉閣 朱述景 谷幼香 黃杏卿 李韻標 華祥品
鮑承良 梁達樵 柯春喬 于今（以上評議員） 包識生 葉心如

（幹事兼交際）沈智民 桑楚臣（書記員）丁爾昌（會計兼庶務）

朱堯臣 陸慕君 楊鐵珊 林詞川 張頤卿 王佐才 倪銘三 曹仲銘

應鶴峯 樊發元 徐錦棠 徐少圃 周誠齋 沈葆聯 楊季明 楊靜山

（以上調查員）楊丹霞 葉星如 傅春波 雷復生 郁聞堯 許鶴丹

淩永言 陳希曾 王立才 沈仲芳 張頌清 徐小圃 沈綬臣 毛幼安

侯堯夫 朱明德 董鯉庭 王雨香 俞佑喬 葉鑑清 余小鐵 高甲三

蔡遜忱 周濟平 周湘園 王蔭霖 陸瓚甫 宋雲蒸 戚維陞 郭子相

陸稼軒 楊辛孟 蔣雲洲 臧蓮舫 莊澄廉 王覺初 潘蔓齋 王海嶠

黃少岐 汪雨田 胡恩甫 陳久香 朱少坡 王舜卿 張鈞堂 鄭少卿

許春山 郤鈞疇 吳介臣 盛在餘 華永祺 馬鏡清 應韞玉 王鎰之

姜渭棠 俞得琈 翟蘭齋 馮天頤 孔斌章 裘錫九 丁祿生 杜翼如

詹清如 汪靜陶 楊筱宋 李麓門 徐棠芬 沈如耀 劉月亭 沈伯珩

徐天池 楊伯寅 岑吉人 吳致遠 程梅卿 盛志聰 華丹卿 陳渼洲

黃筱堂 張炳輝 余文標 徐利舟 吳愛人 章經記 沈仲裕 葛仁勇
董瑞庭 舒行生 張菊池 陶慶雲 錢治安 朱梧岡 武威三 沈玉珊
馬頤之 呂濟川 程菊似 徐敏丞 朱慎先 鄭金寶 劉九臯 汪耀如
金萬伯 王夢魁 忻國瑞 邱紹祺 黃時泉 應馥庵 賀鴻樹 楊蘊誠
朱紹蘭 張宏昇 方吟香 朱守仁 巢志仁 華祝三 任際運 陳芝庭
樂錦泉 鄭靜潮 金品三 倪鑫南 李秩吾 吳梅巖 楊紹南 郭杏村
謝彭齡 吳金彪 俞騰夫 王潛盦 宋金澄 王啟沅 史騰蛟 胡瑞芬
戴耀臣 孫花農 歐秉直 俞執夫 周蔆生 崔礪山 楊景堂 李樸勤
林梓庭 劉松山 翁久舲 童芝蓀 徐潤祥 吳涼澄 陳夢雲 丁洪祥
陸鏡清 葉宣成 顧濟川 黎庶棠 童懷清 羅榆舟 陶葆珍 劉子良
（江蘇） 王筱石 李晉丞 郭寅康 鄭嵩崖 濮鳳笙 刁星軒 陳培卿
徐賓如 錢受之 楊伯雅 嚴富春 任桐軒 接之彬 蔣雨塘 藍月恒
戴穀孫 王葆年 錢杏蓀 梅詠仙 袁桂生 張姑生 馮箴若 衛金封

六

賈瑞甫　錢縉甫　汪仲蓀　龔毓芳　查貢夫　詹鴻恩　錢大謙　周善儒
周登元　陳彩芳　陸子安　包鴻藻　劉世傑　黃頌淵　朱吉生　朱振華
葉華農　劉國安　顧紹濂　孫汝謙　陳冠勛　金純伯　鄭清彥　朱文標
呂汝勛　顧紹莘　姚小陶　蔣少春　吳通甫　徐謹權　狄志一　陳祥聲
姜兆熊　湯逸生　錢達夫　徐石生　陸少玉　上仁夫　許鐵山　陸華榮
蔡苣懷　郭鄧奎　潘少岐　程文卿　張敬甫　唐濟之　陸夢熊　陳珀盦
孫漢庭　趙祝禹　俞本立　馬　鼎　沙柏青　李雲卿　莫幼棠　沈南良
沈仰堦　甘頌川　甘康伊　金子洪　甘卓甫　周香谷　金緝卿　張邁荃
馬九臯　徐勤安　湯回春　秦少蓮　金鳳石　李瑩玉　馬良臣　戴寶山
呂齊眉　范卓齋　何俟濤　袁价人　張書堂　楊燧熙　董英亞　沈書天
張紹曾　汪星源　沈萊臣　張藝成　張友仁　張契回　楊梅汀　倪式如
顧祝三　翁元順　施星珠　方雨甘　徐子謙　金儒生　陳飛喬　潘潤清
施湘三　施奇芳　周　渠　王壽芝　徐賡廷　陳芻堂　（浙江）　杭辛齋
葉漱六　李雲年　張頌元　馮銘三　謝旦初　張韻生　胡蓮玉　李芷洲

七

都敬齋 陳子康 柴鑫伯 黃璉溪 何子香 王香巖 莫尚古 宋梅卿
朱俊甫 沈吉人 陳柏亭 沈少珊 徐秉山 杜馥春 詹子翔 周服聖
陸新堂 魏天柱 胡寶書 韓漸逵 汪星槎 周肖彭 羅煒彤 金惠卿
陳壽民 邵少棠 葉倚春 胡錫齡 何廉臣 包月珊 朱偉臣 朱庚身
汪竹安 何穉香 施次吾 胡東皋 嚴薌馨 駱保安 陳麗川 王坤元
陳樾喬 高杏林 鍾純泮 高純生 俞卿三 李欽一 徐琬笙 李蘊蓀
劉達人 傅鞠生 姜顯承 沈仰峯 張時遜 盧弦庵 胡作屏 時海珊
曹樹棠 李韻笙 繆可樑 嚴海葆 林芝書 曹桂舫 李曙東 李濤輝
林志遜 王振文 陸光亮 楊景松 張織孫 范文甫 繆杏春 杜志瀛
鄔琴譜 葉水薌 沈蘊卿 陳月峯 李仲樞 李孟蓮 戴芷馨 郎耘莘
勞心田 張樾上 徐燮堂 吳開泉 范鹿賓 鄔幼石 鄔蘭孫 俞筱山
鄔慕純 蔡鏡清 沈錦章 胡瀛嶠 杜同申 潘文濤 顧鈿榮 楊厚裁
何幼廉 何肖廉 高德僧 羅錦榮 太和堂 駱靜安 陳心田 李守初
陳幽清 沈柏榮 徐仙槎 張丙揚 大元堂 錢少堂 錢少楠 嚴紹岐

八

杜荷墅　蔣宗濂　范炳如　沈瑞康　徐品榮　顧壽堂　葛吉慶　徐庚壽

談　潛　陳士楷　陳第聲　單作霖　洪桶泉　蔡敦禮　胡念祖（福建）

鄭肖巖　劉甫川　劉杏村　藍佳葵　雷典如　陳培昌　包德瓊　方澍桐

陳剛鈞　陳元賡　陳英如　陳紀西　何幼皋　蔣麗水　丁仲洸　林綺賡

方雪村　林心齋　王菊初　何名藩　陳燮藩　陶炳璋　吳懋功　林直候

盧幼竹　陳穀貽　林俊銳　陳瑞齡　陳利隆　鄭兆斌　柯審瓊　翁清如

林良慶　危慶烈　嚴厚生　胡元焃　包德輝　翁良安　賴佩瑜　高潤生

鄭谿年　林𢘍瑛　林幼賢（河南）石炳南　楊又笙　鮑新芙　周淑猷

李調鼐　杜仲蕃　田陶濱　張相臣　劉輔辰　孟震九　曾謹權　魏雨亭

魏仙波　王恩齋　陳性全　謝君亮　汪芸蓀　袁述之　曾愼齋　金受伯

周少廷　茅伯康　毛潤康　石琴甫　馬子和　趙仲敏　郝稚軒（廣東）

黎天佑　趙偉菴　陳子實　翟松年　吳柳灣　林映輝　陳晤初　張耀堂

陳公鐵　溫伯慈　陳三省　蘇佛影　蘇志雄　黃芝泉　溫勤生　何國經

盧少苑　左森南　蔡均池　梁洛儔　何華廷　陳惠南　左　禮　梅雨田

黃錦凡 黃鵠儔 何　煊 何少經 康晉卿 陳逸漁 傅躍門 廖竹南
盧國華 鄧熾南 廖廷光 陳而壽 陳　琦 何少泉 溫日南 黎景南
溫致中 溫幹廷 左杞南 溫歡宜 溫景鐙 陳謂川 謝滌莪 (江西)
陳雨辰 (安徽) 甘少農 祖平軒 楊子寬 崇小葵 魏漢川 湯立夫
李竹溪 (巢縣) 羅雲峯 楊燮廷 高止逸 胡馥生 胡德森 解碧潭
蔣筱溥 李竹溪 (蕪湖) 蘇雨田 方止逸 楊文欽 戴雪舫 (直隸)
陳春園 張振聲 田瑞泰 王廷鐸 齊如環 吳廷耀 閻亞愚 王文裕
楊鑄園 楊育忠 楊育曾 蕭九韶 韓鑾賢 金汝瑛 管雅泉 銳健福
王殿垣 易　衛 (四川) 戴伯興 黃壽萱 姜選臣 劉冠二 譚懋麟
羅全章 羅勉難 (湖南) 羅國壽 (湖北) 陳渭漁 楊小川 法小泉
陸慕班 楊小階 楊秉三 張樂隱 (陝西) 曾毅齋 朱銘九 楊倬雲
(甘肅) 陸錦紋 惠恩甲 (山東) 姚鎔村 (日本) 衛鶴儔 (新嘉坡)
陳子波 (越南) 陳任之 吳季純 (新疆) 崇驩 (暹羅) 陳鶴巢

發刊辭

癸丑春首同人組織神州醫藥總會既成卽於初夏爲其機關雜誌發行之第一期
因屬余作發刊辭余自媿不文不足以盡本報之量之所止然意之所蓄烏能默爾
而息況言論機關尤爲事實之毋言論無事實則不切事實無言論則不明報曰學
報實負倡導全國醫藥界之責任其責任顧不重哉竊惟吾國醫藥肇自黃農發明
在四千年以前實爲全球醫學之鼻祖爰攷歷史神農嘗百艸黃帝岐伯述內經伊
尹作湯液皆足爲萬世法沿至有周設有專官歲會月稽十全爲上其時以君相之
尊倡導於上故得名賢輩出如扁鵲倉公和緩等更僕難數茲姑舉其中西醫之學
派相同者約畧言之古時之解剖學如靈樞云其死也可解剖而視之韓詩外傳云
兪跗療疾不以湯藥乃割皮解肌湔滌藏府漢書王莽傳有使太醫尙方刳剝刑人
孫王之屍度量五藏之位宋書杜杞傳有捕獲大盜歐陽希範等數十人刳腹刲骨

繪圖紀事至於治療之學則鍼熨之法見於靈樞濮水之術見於倉公傳及傷寒論火攻之術見於玉函及傷寒論近世西醫所用之灌腸法亦即張仲景導屎方之遺意若夫診斷學吾國全從精神上研究入手精神者何四診是也而望色實居四診之首如史傳所記扁鵲之於桓侯倉公之於齊相舍人奴華佗之於嚴昕皆能望色預知可知吾國古代醫術實爲全球醫界之圭臬降及近世迺柄國者以醫學爲賤工以藥學爲微業在上者不知提倡斯在下者不知研究遂致人自爲學家自爲師無統一之良方鮮普通之教育古人良法精意求今人之保存而不得遑論其能進步哉當茲二十世紀之世界東西列强莫不劇戰於競爭之點吾國醫藥學業不欲圖存則已苟欲圖存非研究改良雙方並進不可吾願國人放開眼光拓開智識萬目一的猛進突飛蓋能爭則進不爭則退苟一鬆懈中醫將有退化之虞本報同人不忍誤此時機僉願以一得之愚貢諸海內所恨智力經驗二者均不足以輔導全國竊願與海內通才共相維繫而本報之責任保其信而有徵之國粹及國人固有之習慣本報之學說專在醫藥上研究得先不在學派上攻擊異同本報之目的務

在精神上翔求事實不戰勝則不得以弛其擔荷此本報之宏願也他日者吾國醫學鉅子必能於世界大舞台大放光明我不禁馨香以祝之

祝辭

祝辭一

陳詩

草昧初判羣生蚩蚩任天隨化不識不知大哉神農創爲醫師親嘗百藥萬病得治黃帝岐伯紹緒廓之勤劬著述辨脈入微流風所屆不脛而馳民無夭札春臺熙熙千世景行踐迹可稽長桑觀色髀轡一時倉公知意揭要而持華佗鍼灸剖治兼施簡編具載技神若斯遺書散佚流播西陲蘊含萬有得存失危爰鍥不舍亟起直追醰醰醫報振綱挈維審時觀物發爲文辭以是淑羣允曰庶幾言出往古索之弗遺學淪要荒求之弗違好古知新蔚爲國醫積健爲雄鞏我國基華風不替先民是儀

祝辭二

南京醫學會

談何容易以少數人之力欲於旋渦巨浪中抗颶風之險扶將傾之舟俾同濟者咸慶安瀾不見虐於鯨鯢之鱗鬣其志之大其願之宏千載而下竊恐空山足音終無跫然而喜之一日於斯有人焉懷抱瑋絕之器成就遠大之業具大有爲之識概有不可思議之精神其度量之相越豈不遠哉然苟不爲潮流之所激盪則斯人亦偃仰琴書優游歲月烏肯出其聰明才力發爲文章日絞腦汁心血渲染於筆底行間以演此新劇然則潮流之所激盪未必爲吾道危當爲吾道慶玉以琢而始貴鏡以磨而愈明是在有志者砥柱其間耳敝會組織醫報已發行十一期諛聞寡識不足爲醫界光同人等方滋忸怩今聞

貴會出報體例完備毅然以改良倡導爲已任其志之大其願之宏向以爲空山足音者至此乃可以跫然而喜矣抑尤有進者光復伊始臨時政府尙待組織敝會適成立於其間區區私衷實欲以一隅爲天下倡奈智力綿薄加以長淮大河阻絕風氣一致同風之盛迄未睹焉

貴會起於海上海爲萬流所滙歸吾知潮汐之所貫注他處聞風興起必能次第進

祝辭

行然則一致同風之盛當於貴報拭目俟之大志宏願淩千古而轢五洲同人等爲貴報慶實爲四千餘年之國粹慶若以爲但狃諛詞也則吾豈敢

祝辭三

紹興醫學會

我國醫報之發生前清光緒初年程君祖植創辦醫學新報於廣州中西並參折衷至當足爲醫學之導師惜當時風氣未開購閱者尠僅出四期而止繼其後者周君雪樵組織中國醫學會於申江兼出中國醫學報進取文明掃除陳腐醫界眼光爲之一擴而我紹興醫學會由何廉臣胡東臯等發起相繼成立並月出紹興醫藥學報其時周君應山西某中丞之招任醫校教授其醫報遂交王君問樵續辦蔡君小香爲之資助當日風氣漸開會員日多報亦發達厥後杭州醫學會之七日報鎭江醫學會之扶輪報申江中西醫學會之中西醫學報或中西兼參或揚西抑中宗旨雖殊而其發明醫學則一也現今神州醫藥總會由余伯陶丁甘仁王問樵君等遨集同志組織全國醫藥之總機關而余君伯陶學識聲望冠絕一時擔任徵集各省

醫才設立醫書編輯社先出神州醫藥學報而以融貫中西各採所長爲宗旨想斯報一出海內風行可預必焉爰識數言以誌欽仰

祝辭四

梅舒鶱

醫藥之祖傳自軒農各具手眼迥異凡庸吾人繼起不乏良工杏林橘井早著奇勳海禁開後恠藥接踵利源外溢國漸困窮滬瀆賢俊鑒此頹風亟起抵制魄力厚雄登高一嘯四海雲從共襄義舉全始全終徧國疾疢一掃而空懿歟盛業良相同功

論說

創設中華民國醫學之倡議

袁焯

今天下之論醫學者、莫不推德意志與日本、以發明細菌學大家古弗氏、爲德國人也、日本師法德國、學日本即無異學德國也、今者吾國教育部所定大學校之學制、醫科採用德文教授、殆亦本此理由、然則吾中華民國之醫學、將來一德意志之醫學也、吾於此竊有憾焉、吾欲自出機杼、使吾中國之醫學、一躍而出歐洲最發達之德國而上、吾知聞而姍笑者、必不乏人、然吾亦非好爲大言也、有至理焉、夫欲知吾獨創一中華民國醫學之理由、則最當先知者有二事、一德國之醫學爲何種醫學由何種學問發明、二吾中國岐黃扁鵲仲景諸人所發明之醫學、爲何種醫學、由何種學問發明、此一問題解決後、則吾之所主張、乃可以得而言焉、以吾觀之、德國之醫學、物質的醫學也、由物質文明以發明之者也、中國之醫學、精神兼物質的醫學也由精神文明兼物質的思想經驗以發明之者也、惟其爲物質的醫學、故長於外科之手術、及內科病之祇著形層之小病、而無涉乎性命之根本者也、而其學也必先從解剖屍體、及化學入手、惟其爲精神兼物質的醫學、故長於內科各大病、及外科病之關係陰陽氣血之根本者、（按陰陽二字、乃中醫學術中之代名詞、其理極確、茲不詳贅）而其學也、必從讀書考古入手、而參之以歷練、惟其爲物質的醫學、故診病必藉器械之力、如顯微鏡、聽病筒、檢溫器、及刳割之刀鋸是也、惟其爲精神兼物質的醫學、故診病時、全憑望聞問切之四診、而能得病之眞機、惟其爲物質的醫學、故以撲滅病原菌爲第一要務、而病勢之陰陽元氣之存散、不措意也、惟其爲精神兼物質的醫學、故以氣血虛實、陰陽消長爲根本、而亦有汗吐下三法、暨利尿制腐、散鬱血、消癰疽諸法也、此中西醫學根本上相異之大較也、夫謂西醫之學術偏於物質、凡中學家猶多信之、而謂中醫之學術、屬於精神的文明而兼有物質的思想經驗、則恐信之者甚少、且大足召當世之詬病、夫吾豈好作誑語哉、試舉其例、仲景傷寒論第一卷辨脉法、曰脉瞥瞥如羹上肥者、陽氣微也、脉縈縈如蜘蛛絲者、

論說

陽氣衰也、甕上肥、蜘蛛絲、皆形容脉搏之狀態、窮形極相、至精至密、且非醫者甯神靜氣、心手相應、不能辨識、此一例也、素問脉要精微論曰、徵其脉小、色不奪者新病也、徵其脉不奪其色奪者此久病也、徵其脉與五色俱奪者此久病也、徵其脉與五色俱不奪者、新病也、又曰赤欲如白裹朱、不欲如赭、白欲如鵝羽、不欲如鹽、青欲如蒼璧之澤、不欲如藍、黃欲如羅裹雄黃、不欲如黃土、黑欲如重漆色、不欲如炭、此皆言望診之學、質言之、即無論何色、皆宜潤澤、而有生氣、而不宜枯夭如死人、望診之極精者也、昔薛生白治張慶病、腸痛發狂、薛至袖手向張臉上下視曰、此冷痧也、一刮可愈、不須診脉、果如其言、發出黑班如掌大而癒、又盧芷園坐王元極堂上、見有人從外來、望其色黃而內深青、問何病、曰唯便血、曰春來病必甚、春分法當死、至期果驗、望而知之謂之神、豈虛語哉、此又一例也、張令韶治一婦人、患病十餘日、口目瞤動、面白身冷、不知人事、診其脉全無、問其證不知、捫其身不熱、張沉吟曰、此非人參附子證、即是大黃芒硝證、出此入彼、死生立判、乃坐視良久、忽病人大聲呼喚、聆其聲重而且長、恍然曰、若是虛寒證、到脉脫之時、氣沉沉將絕、那得有如許氣力、大聲急呼久而不絕乃毅然以大黃芒硝灌之下黑糞半床而愈此聞聲以斷病之法聞診之極精者也(按聞診之例極多茲特舉其一則耳)凡此皆中醫之診斷學皆由醫者之精神、以貫徹病人之精神以推測之斷非物質的醫學所能仰望者也推而至於病理學藥物學內科學外科學婦科學瘟科學諸大端莫不皆然故吾謂中國之醫學乃由精神的文明以發明之者實有事實上之鐵證而非嚮壁虛造之比也顧何以又謂兼有物質的思想與經驗也蓋人之爲物乃精神與軀殼相合而成者也精神不能離軀殼而獨立軀殼亦不能舍精神而生存吾國先哲雖由精神的文明以發明醫學而其中所含物質之分子要亦不少是亦事實上所必至者也如仲景書中所謂肺癰肺痿肺脹胃癰腸癰等是皆形質之病爲物質之發明人所共知者也推而至於心下有水氣懸飲支飲溢飲暨腸中有燥屎大腸膠閉熱結旁流結胸胸痺蓄血宿食等則無一而不屬於物質之發明況用藥治病必先明藥物之特性尤必能明藥物入人身後所起之作用之理欲明此理非訴之經驗不可故曰中國之醫學乃由精神的文明發明而兼有物質的思想經驗也或曰西醫有聞病

論說

筒以聞聲顯微鏡以望病檢溫器以測體溫不較中醫之聞望爲尤精乎答曰聞病筒所聞之聲乃內臟之聲非中醫之所謂聞也顯微鏡祗能檢查排洩物中之細菌及成分非中醫之所謂望也檢溫器亦祗能測體溫之升降若熱病而不發熱反肢體逆冷者則檢溫器亦成爲廢物矣故就形式上論之則西醫用器械以診察之法爲精而就精神上論之則吾先哲發明之望診聞診爲尤精也特器械之用亦有可補其不及者耳或曰西人發明之學問極夥豈於醫學一科獨有物質的發明而無精神的發明乎曰固有之惜其成分太少耳今舉一事爲例天花痘症當其起脹灌漿之時乃其臟腑之精華全行發洩於外之時生死存亡之關頭也在中醫學中則需急用參芪枸杞地黃鹿茸等諸大補氣血之藥以接濟之猶之國家用兵以與敵國鏖戰則全國之精華發洩於外急宜接濟餉源以爲後備否則一敗塗地而不可收拾矣而西醫學中不惟無此法且并此理而不知而其最精心刻意者則惟天花痘病原菌之撲滅法而已而於痘漿之足以剝奪氣血及托漿之理皆漫不加察是猶國家用兵但知運鎗砲以攻强寇而不知接濟餉源休養民力如之何而不敗也

故知西醫之學術雖亦有精神的發明而究竟成分太少不足以與中醫之學說抗衡也、倘以上所舉之事理不謬則吾欲獨創一中華民國醫學之主張乃萬不得已之舉、非好與他人爭意氣也蓋西醫學術既疏於精神的發明則凡西醫所不能治暨誤治之病不得不別求方法以補救之此吾所以有創建中華民國醫學之主張也然則創造之法如何曰是當分科別類各取專長西醫優於物質的發明則凡軍醫科外科等皆當師法德國而節取中醫精神的發明之有助於軍醫科與外科者以補助之中醫長於精神的發明則凡內科婦科小兒科痘科眼科等則當悉遵前人之學術而節取西醫物質的發明之有裨於內科婦科小兒痘科眼科者以補助之苟如是則學德醫而不致蹈其闕失學中醫而實獲西醫之贊助左右逢源相得益彰其樂境殆不可以言語形容者而其所活所全者必較僅學西醫與僅學中醫者爲尤衆上工十全九之景運將復見於今日也豈不懿哉吾教育部有意於此大業乎則所定醫科用德文教授之政策急當變易而所頒之醫藥學校章程亦當收回修改吾國民有意於此大業乎則當急起而監督之而全國之言論家亦不可放棄天職而視爲無足重輕之細事也或曰日本古時亦學中醫自明治維新以後即廢中醫而用西醫、今教育部所定醫科用德文教授之政策亦係師法日本予何獨呶呶爲答曰、此皮相之言庸俗人之陋見也無論日本當日所學之中醫乃管窺蠡測僅得吾國醫學之一部分而其廢中醫也、亦日本之失策非日本之嘉謀也日本人今日有恥文字不能獨立而欲廢棄漢字改用羅馬文者矣則吾中國亦將從日本之後而廢國文乎日本今日猶戴萬世一系之君主則吾中國亦不當改建共和矣效顰他人亦當稍具抉擇之能力庶無盲從之譏焉質之國人倘亦有贊成而提倡者乎嗚呼、

按此稿所言猶僅學術之根本上立論關於經濟界之一方面者尙未言及全國藥商亦占經濟界之重要地位今欲廢棄中國醫學而幷使全國之經濟界蒙極大之損失教育部定此政策時亦曾念及此乎況今日之西藥猶僅能治輕淺小病而不能治大病耶是教育部之政策無論就學術上經濟上皆未完善自記、

治病以通爲主論

王寄鷗

臟腑經絡之在身、恒人不得而見也、觀於物之顯然者可矣、溝道泥淤而水漫、竈突灰塞而火鬱、車轄不脂則輪滯、滑車不溜則索膠、物之爲用在乎通、其不通則物之病也、人之爲病也亦然、癰之爲言壅也、疽之爲言沮也、氣血壅沮則成外瘍、水穀之入矢溺之出、周流無滯、人賴以生、入而不出則病、氣血隨晝夜而流行、害以六氣、傷以七情、不通則病、治之之道、去其淤塞膠滯而已、何以言之、古之醫者鍼灸最先、井滎輸經、身之道路也、病氣所阻、鍼灸通之、臟腑之病宜於湯液、則汗吐下和皆通法也、其窮於鍼灸湯液之治者、又有薄帖薰洗熨推拏諸法、亦通法也、滋養之劑、意取補濇而補不足、以運其有餘、仍通之義也、聖人不治已病治未病、非不病而藥也、不使飲食爲有形之滯、六氣爲無形之滯而已、諺云藥於未病之先、未病何藥、蓋病從口入、愼其口腹、即藥耳、又曰欲求小兒安、常帶飢與寒、不令過於飽煖、即藥耳、觀於預防之術、在乎常通、即知得病之由、在乎不通、從可知治病之道、在乎用通也、文中子曰藥者淪也、疏通之謂也、故有病不可以不藥、使愈積而愈滯、無病不可以常藥、使積重而偏勝、愼疾在先、得疾即治、常使一身氣血周流而無滯、則於衛生之道其

論說

庶幾乎、

婦女多肝病論　同上

乾陽坤陰、先天也、後天則爲離南坎北、陰中有陽矣、六子三女、巽離兌皆陽多於陰、故女子者內陽而外陰者也、醫和之言曰、女陽物而晦時、故淫則爲內熱蠱惑之疾、夫女子體陰而抱陽、陽象爲火、厥陰肝木中多相火、火勝則水貧、木失養而肝病作矣、頭痛頭暈、胸脅脹痛、胃脘泛嘔、口乾舌苦、耳鳴目赤、不寐善怒、氣逆血逆、吐酸痰厥木火之上衝也、少腹攻痛、肢節痠楚、經亂帶下、癥瘕崩漏、便血溺血、木火之下激也、良醫知女子爲陽物、火炎木旺、凡見前列諸證、一以清潤滋養爲主、治趙養葵之用逍遙散、高鼓峯之用滋水清肝飲、魏玉橫之用一貫煎、皆深明乎陰陽之理者也、世醫不知此義、以爲木喜條達、女子善懷、中必多鬱、動以芳香燥烈爲治標之計、非不取快一時、而肝陰愈虧、肝火愈熾、肝病愈治愈劇矣、夫男子主氣、女子主血、世醫之常談、而所以主血之故、却不深究其原、女子陰質、以血運行而爲生、而內伏之陽即藉此血養而無病、故曰主血也、五藏之中、惟肝藏血、亦惟肝火最易耗血、是以四物湯之養血、實所以養肝、地黃滋水以濡肝、芍藥酸寒以歛肝、芎歸辛溫香竄多味多氣、以滋肝舒肝、世醫既言女子主血、何以治肝病者、動用芳香燥烈之品、不亦自相矛盾乎、葉香巖治女子病、恒言奇經、徐靈胎非之、以爲故創新奇眩人耳目、實則奇經八脉麗於肝腎、治奇經猶是治肝腎耳、天士醫案具在、何嘗有專治奇經之藥物乎、葉氏聰明絕世、窺破婦女之病、內有伏陽、多以滋養爲事、引而不發、具有靈機也、且婦女之所以致肝病者、其途最廣、室女十六七歲、十八九歲、恒有色黃食減骨蒸瘵少力弱經阻等症、酷似虛勞、而不知其情志不遂、氣結傷肝也、世醫每名之曰肝血勞、以爲難治、已嫁之女、則翁姑妯娌親戚小姑之際、夫婦子女俾僕之間、足以動肝陽爍肝陰者、指不勝屈、重以胎產耗血、受損更多、以伏陽之內涵、助以相火之鼓煽、是以肝病爲獨多也、嫠婦肝鬱、更不待言、老婦血衰肝旺、可以例推、復有因肝病而致他藏之病者、爍肺成咳嗽、侮脾成溏泄、犯胃成嘔逆、累及三焦成瘰癧、無非伏陽之燎原而已、治婦女之疾、而能悟女子爲陽物之理、則於用藥方法、其殆庶幾乎、

學說

說菌

顏伯卿

夫方言者、有東西南北之分、發音者有唇喉齒舌之別、卽以一國而論、呼其父者（北人呼耶、潮州呼伯閩人呼郞能粵人呼老道、）名稱不一、實因風氣使然、無足怪也、況醫學關係生命、正名辯訛、尤不容緩、卽如瘧疾、北人曰打把子、廣潮人曰鹹病、閩人曰乞食病、浙甯人曰買柴病、其病名雖異、而治法則率皆以清理濕熱、和解少陽爲宗旨、蓋名不同而病同、故治法則不能不同也、自西醫顯微鏡出、始得實驗、謂病人身上有微生物傳染入細胞者、其名曰菌、（云蟲類穢氣集合於人身上最能害營養機之細胞）凡瘧痢霍亂疫痧肺勞等症、皆有此物、研究治菌之家、雖指不勝屈、然未讀中國古今方書者、皆以爲中醫之缺點、卽讀中國方書而未窺堂奧者類多不加深考、自欺欺人、嗚呼、人情喜新厭故、不自求精而反舍己之田以耘人之、田其愚實甚、有識之士、所爲深長太息者也、蓋謂我國醫學諸書、不列菌之名則可、而謂我國人病者、卽無受此菌之毒則不可、不佞以爲我國人、不但病者恒有此菌、卽無病之身、亦未嘗無此菌、亘古已來、無論人之有病與否、其皮膚之中、莫不含有此菌、自內經金匱傷寒、暨金元諸家、本本源源、方書具在、開卷卽先注意於此菌、治菌之藥之方之法、分門別類、有驅之除之、消之息之、疎之散之、助血以滅之、養血以殺之之類、不一而足、但命其名不曰菌而曰風、此亦方言土音之習慣、而淺嘗者、遂不之察耳、古人不能預料數千年後、有西醫之治菌學、與中國之治風學、治同名異而且蔽其本旨、古人之疎漏耶、中醫之不幸耶、內經曰風者百病之長、又曰風者善行而數變、又曰治風先治血、血行風之滅、考之說文、凡蟲皆生於風之所動、仲春東風解凍、節氣驚蟄、聞風雷之聲、則百蟲起蟄、又曰風動蟲生、故蟲八日而化、從虫凡聲、趙古則曰、凡物露風則生蟲、故風從虫、六書會意、古人已先我而言之矣、八風篇有賊風厲風癩痲風中風門、有風痱風癧瘓癱風痺風濕疳疥瘡癬飛尸鬼蛀五勞七傷、本草經有殺三尸虫之品、如荊防羌獨、楝連雷丸使君鶴虱榧子雄黃梅椒之類無一不是驅驪風殺蟲之品則無一不是治菌之品考風之與蟲蟲之與菌一而二二而一者也同者病之體異者病之名體者天然的名者人爲的由是觀之豈非名異病同則治法亦不能不同乎願我國醫界同胞以古人治風殺蟲之旨與西醫細胞毒菌之學將異同之點一一發明之兩兩比較之使之名實之間毫勿牴觸則中國醫學將來可遞進於大同而一鑪鎔冶不惟與西醫銷門戶之見且得他山之助果爾則萬國衛生會中爭見我五色國徽特樹一幟掩映於全球矣鉅非大快事哉

祝由科爲道教所僞託考

鄭竹巖

內經岐伯云其病可祝之而已又云巫者能知病情方能有效是當時雖有此學說醫家已無注重乃祝由科秘旨一書至元代始發現於世其原序首言古之聖賢流傳醫家十三科內有祝由之一科爲軒轅黃帝制符專療男女小兒諸般內外疾病並祛邪縛鬼其功更驗於藥餌云云次言宋淳熙戊申冬十月節度使雅哥奉上命修理黃河堰掘出一碑上有符百道示諭民間諸人俱莫識者有陝西雲水道人張

一槎獨識其符曰乃上古軒轅黃帝制作能治男女小兒諸般內外疾病亦能驅邪縛鬼雅哥公遂得其傳益精其術末言元景泰年間臨清徐景輝多方求之始得其秘旨於是授而得之其效如神顧細閱其書如正一法脈天師張道陵及費長房等則漢人也眞人薩守堅則唐人也天將王靈官諱善則宋朝得道人也他如薩祖所製之降鬼扇鐵箒寶瓶及呂祖寶劍諸治法豈有黃帝處上古之時代能預知道教之人及其所用法器盡筆之於書乎且紫虛眞人所傳針砭神法用時又須念咒則與靈樞針法又異其書中所著符籙每道之下皆附以神咒由此觀之必是宋元間道教所僞託將以欺世盜名以衒其術之神妙故序末又云必虔誠奉法方能盡效若稍有褻瀆或存私心或爲謀利則決無驗矣又考元代分醫學爲十三科而祝由科始見明沿元制是科尙存至前清定九科即行迸棄故迄今失傳談是科者鮮有知其詳際此醫學過渡時代若再講習此科不免貽泰東西迷信之譏且彼族雖有心理療法却無此玄妙之術即使其法可傳然非學道者流妄行效法又爲人心風俗之害其流弊伊於胡底耶

學說

內經析疑

周伯華

西學東行醫林後生厭內經之深奧並病其以十二經配十二水名謂太古無酒及甲子紀年疑爲漢以後方士僞託之書衆口鑠金識者罔焉侯朝宗云秦以前之文主骨漢以後之文主氣例如靈樞邪客篇詞冗而罕喻頗有罅漏可以抨擊謂爲漢以後方術家羼入之詞以僞亂眞容或有之且太古醫學師多口授書多傳鈔轉相流衍詎免舛誤然如素問陰陽別論陰陽應象大論至眞要大論生氣通天論等推闡病機碻切不易瑕不掩瑜此之謂也毀爲方士僞託濫竽墳典其誰信之夫漢武恃方士如文成五利輩浮夸之徒庸妄怪誕不過罔上希旨標竊功利詎能爲此理眞詞碻之文今人因微眚而棄之以爲舊學退化之端無乃不可乎無迷其涂無絕其源是所望於海內高賢之訂正闕疑傳信來茲

不良食物之檢查法

梁宗鼎

食物參假爲各國奸商所不免出賣腐物尤爲政府所難禁既曰不免又曰難禁是必將聽之而已矣曰不然夫售之者不定用之用之者惟購之人也故購物諸君豈

可不加之意哉豈可不加之意哉

夫食物者所以滋養人身也今若將此等劣物食入其有害衛生良匪淺鮮故予特將日用數物之檢查法以最簡單之法則記出至其他繁大者尙待專書詳述也

一鷄蛋　於暗室中燃燭一枝將蛋用手持於眼燭之間詳細觀察若爲新出者則其氣容必甚小且全體之色一律其中如有黑點或氣容甚大（與日數成正比例）則該蛋必爲陳貨

二牛乳　牛乳中往往參水或缺少乳酪是必驗之而後可法以一潔淨之編針（編絨物用者）挿入乳中然後拔出斜懸之若爲純良者其流下必緩且將聚于針端而成球狀歷許久時間方漸落下否則狀况相反

三牛油　置少許之牛油于匙中熱之若爲新鮮之物其沸度甚低同時且有小氣泡發生否則定有爆聲（表明參入馬解鈴爲從油或菜中提出者）或以鑵中之小部分以熱水濕之歷半小時後該物即作雲狀或呈淸色如爲前述之狀其中必參有馬解鈴毫無疑義若呈後狀則甚新鮮所參之物甚稀

四咖啡　此物中往往投以雜質欲辨明之可取一顯微鏡觀察如爲純物其色狀必一律茲更有一法可將少許之咖啡投入水中（用玻璃杯爲佳）因其帶有多量之油故浮于水面而所參之物必下沈若雜質爲棋古賴必立時將水染成褐色但純粹之咖啡必不如是也

五茶　茶之一物現在產量甚豐商人多不參假故可不須考驗但總以潔淨爲佳如混入泥土等物不難以目辨之

六椰子　此物中常混以澱粉欲試驗之可置少許于杯中注以沸水若呈濃狀則必有以上所述之物若所參者爲其碎殼除用顯微鏡外甚難辨明

七蜜果汁　蜜果汁中亦多以澱粉參入試驗之法較上列之數物爲稍難法先將少許之汁溶于熱水中後以洋紗濾之於此濾液中加數滴之過錳酸鉀待其色盡而后止冷却後更加少量之碘酒（即沃度丁幾）如有澱粉存在必呈青色此物中除參入澱粉外亦常以葡萄糖或果糖混入其成分爲試驗之法似稍有不同但其前部亦如上言惟代過錳酸鉀與碘酒之注入加以強酒精若爲純物其沉澱當甚

少否則必發生濃厚之白雲而漸漸下沉

八酸果　酸果中往往含有銅質其源發于製果之銅鍋當銅與醋灼熱時其愛力甚大稍明理學之人諒早知之矣此等事實其有害衛生頗匪淺鮮今欲檢查該果中究含有銅質與否可依下法試之用叉將酸果攪碎後移入一有蓋之罐中加等量之安毋尼亞與水急搖之若其中有銅則安毋尼亞當變爲青色罐頭食物如豆及菠菜中往往有之

茲更有一有趣之試驗法將該果碎入杯中加數十滴之鹽酸隔水沸之揷一亮針于其中時以木箸攪之如是歷二十分鐘後將該針提出如果有銅質則于針上必可發見

以上種種雖不盡有害衛生但其爲物均不純良可知若能以此等法則檢查其眞僞不難立見也

紀事

籌辦神州醫藥總會議案彙誌

定名籌辦神州醫藥總會　組織救亡請願團號召同志歸王問樵君擔任　組織編輯團發行學報歸余伯陶君擔任　組織演講團編白話分贈各界歸徐相宸君擔任　試辦神州醫院普濟貧民歸丁甘仁君擔任　籌設神州藥品陳列所以資攷驗歸葛吉卿君擔任以上均儘請願前一律實行　通告各省醫藥界求其同意聯絡教育總會商會國貨維持會民生國計會以促進行　公議報界諸君要求協助　釐訂醫藥學教科書體例　釐訂醫藥學校科目　審查會員請願各理由彙造上海各區調查名册　推舉上海臨時各職員名單另刋　呈請中央政府暨各省行政長官立案　推舉李搢臣先生主撰請願理由書　王問樵君提議無論職員會員一律平等如有假公濟私者察出公同斥退經衆贊成　武昌楊閬川安慶甘少農南京隨仲卿高子波蘇州沈琢如毛玉書杭州葉心如河南石炳南福

建鄴肖岩甯波周肖彭湖州姚純青崑新王葆年靖江藍月恆蔣雨塘溧陽馬九皋海門張始生烏青鎮陳粟香南翔鎮黃頌淵諸代表各願於本處分設神州醫藥會爲輔助總會機關　公舉隨仲卿徐相宸二君赴南京醫會代表　添請各界名醫贊成員　表決徽章式樣圓形銀質面上花紋用地球半個左插五色國旗一面右插神州醫藥總會會旗一面　二月初一晚開上海醫藥界特別大會集議進行方針　分認第一次請願特捐揭登各報議存妥實銀行俟代表出發時始准提用　二月初五晚公開第二次審查請願理由書會　徵集各埠會員請願諸條議儘歷二月內寄會以便彙撰成書定期派代表出發逾限概作默認　南京醫會代表上海請願團要求省議會列案　公餞旅滬各議員要求同意　三月初八晚初選請願代表由評議部選出聲望學識才辯交際四項完全之資格二十人三月十五晚用記名投票覆選請願代表計得票最多當選者醫界爲余伯陶李搢臣二君藥界爲葛吉卿錢庠元二君　四月初二起每逢雙日上午輪赴天后宮前本會施診所分科診病以盡療貧之天職

紀事

來電

上海三馬路直西鄉嬛里王問樵君轉時報及各報各醫會均鑒敝省倡設中醫中藥學堂被部電拒全體拍電決議質問乞電爭部電錄下廣東九善堂醫藥學堂籌辦處陳惠普陳兆祥等叩（陽歷三月五號下午九點四十分到）

覆電

廣東九善堂陳惠普君鑒部電遵抄送敝會准國會前舉代表赴京力爭神州藥醫總會公叩（三月六號下午四點發）

附錄九善堂來往電文如左

第一次去電　北京袁大總統國務院教育部長鈞鑒昨讀部頒醫藥學堂規程專西遺中國粹亡利權失民生前途兩受影响敝堂院等擬設中醫中藥學堂乞准立案俾廣教育而促進行現正聯合醫界妥訂學科章程即行送部備案請速示覆廣東九善堂院代表陳兆祥陳惠普衛華邨馮昆朋梁耀婁田志堂明子遠暢紹文陳禮陶等叩

第一次部覆　九善堂陳兆祥君部頒醫藥專門學校規程係由臨時教育會議參照中西擇善詳訂決非有所歧視至中醫中藥專校旣爲部令所無所請立案之處礙難照辦教育部支印

第二次去電　北京袁大總統國務院教育部長鈞鑒支電敬悉當日臨時會議所謂參照者中西有無幷列所謂擇善者中醫四千餘年之學說有無善處所謂詳訂者中華歲銷數萬萬之藥徧有無計及旣非歧視懇堂院爲衆請命乞詳示覆俾釋羣疑廣東九善堂院中國醫藥學堂籌辦處陳惠普陳兆祥等叩

第二次部覆　九善堂陳惠普君鑒此次部定醫藥專校規程係由臨時教育會議各省代訂定復經各醫藥專家討論再三始行頒布本部職掌攸關斷無不審愼將事豈容有所歧視至中國之醫藥學術行之已久爲社會所必需可以一仍其舊請勿過慮教育部篠印

醫書

世界歷代名醫傳畧自叙

昔阮文達作疇人傳繼起者有羅氏諸氏世之業祘者無不奉爲圭臬唐甘伯宗作名醫傳繼起者有李氏其後無聞焉蓋自史家傳爲方伎而醫道遂爲士林所不齒傳醫家故實者卒鮮殊不知黃帝先定算數繼作內經未嘗有輕重於其間也晉皇甫玄晏有言曰人受先人之體有八尺之軀而不知醫事此所謂遊魂耳由是言之醫之爲道雖謂重於算數可也周禮醫師隸於天官上士下士掌醫之政令聚毒藥以供醫事歲終則稽其事以制其食而食醫疾醫瘍醫獸醫莫不考其技能進退其祿宜乎和緩輩出人才儕極盛焉自稽事制食之制廢而人自爲術家自爲法父以傳子師以授弟謬種流傳不可究詰嗚呼醫道之晦至此極矣自與歐米諸國互市以來彼以醫學炫曜吾國而吾國人徒震其名遂訾中法爲不足用豈知吾國古時

若仲景元化輩其箴膏療癥起死回生之術未始遜於西人也蓋中醫之學理勝於法西醫之學法勝於理各擅所長何能偏癈是丹非素舉此癈彼乂奚爲者昭於醫道少未問學何敢妄談念先父與本生先父俱中道見背比年生母困於風痺用是涉獵經方尋求奧旨侍疾之餘不揣固陋仿疇人傳例作名醫傳如干卷非逐伯宗之後塵亦以爲世之弁髦醫道者戒并爲提倡實業者勸焉己酉三月上巳虞山許昭識

凡例

一是編肇自上古迄於淸代凡名醫論撰廣搜博采以次編輯名曰世界歷代名醫傳略以別於唐甘伯宗之舊

一是編傳後間附論贊竊寓褒貶俾讀者識源流之所自明去取之所從其公是公非悉本前賢論定不敢以私意有所愛憎

一自古醫者如越人適周則爲老人醫適秦則爲小兒醫適趙則爲帶下醫無論何病均可治療後世學術不逮古人始有偏執一技而以專科名者是編以時代爲

醫書

序不再分科

一泰西各邦醫藥分爲兩科中國亦自有之如神農作本草而不及醫黃帝作內經而不及藥然醫藥相須而後方可治病強分門類亦無益也

一是編先載中國名醫其泰西名醫確有至理者亦當爲之作傳茲特放諸史傳外國之例凡古今西人別爲卷第附於前清人物之後

一采錄諸書二十四史而外出於四庫全書子部醫家類者爲多其餘見聞所及時有纂修涉獵愈深搜羅愈廣凡所用書皆注於每篇之末以便檢查

一是編以醫學爲主凡所敘錄姓氏爵里生卒年代而外其議論行事但采其有關醫學者自餘事實俱不冗贅功業如陸宣公文學如蘇文忠史家自有專傳茲特舉其一端而已

一編者藏書既鮮聞見有窮且醫學諸書浩如烟海翻閱所到難免漏遺所冀海內博雅君子匡所不逮實厚幸焉

卷一目錄

世界列代名醫傳略卷一

常熟許昭

上古

伏羲

伏羲氏仰觀象於天俯觀法於地觀鳥獸之文與地之宜近取諸身遠取諸物於是造書契以代結繩之政畫八卦以類萬物之情所以六氣六府五藏五行陰陽四時水火升降得以有象百病之理得以類推乃嘗味百草而制九鍼以拯夭枉焉（帝王世紀）

傷寒序

色識生述

傷寒論一書世尙久矣諸前賢稱曰聖書以爲扁鵲倉公無以加焉後之學者莫不奉爲矩範但其文義古簡不類尋常若非上智靈敏終難洞悉其理所以精斯道者歷代無聞痛夫先師已後此論塵封作註者數十百家互相爭訟皆不能闡明其旨行道者幾千萬人緣儒入墨鮮有成道之徒或疑原書失散卷帙不全或疑兵燹殘篇文次已亂於是無學之徒各創臆說移多就少刪減增加類表類攻幷寒幷熱竟將我神農黃帝遺下歷代相承漢醫聖張仲景先師濟世救民之書傷寒論湮沒千餘載遂使眞學失傳庸書滿布醫術日形退化此弱種弱國之有由來也嗚乎先師仲景生于漢季亂離之際疫禍兵災頻年不已目宗族成千之衆由建安紀年以來猶未十稔死亡者三份有二尙餘二百而已因疫傷寒而死者十居其七感往昔之淪喪傷橫夭之莫救乃作傷寒雜病論匡救當時垂教後世晋之叔和作辨脈平脈傷寒例三篇于首附汗吐下宜忌八篇于後欲使學者易讀之意宋成無已不分玉石涸而註之誤寫叔和編次元明以降之醫作註者日多前後不無歧異以爲叔和

編次遺亂各是其說擅改經文後者貶前莫宗一是惟最近名醫陳氏修園頗有見解遵成氏創註之本删去叔和前後所附八篇於是一卷白玉無瑕活人至寶之書復見于世惜乎陳氏雖删去叔和之序例而傷寒眞義毫無發明大道茫茫如璧在璞讀者無味用者不靈習斯道者幾無從窺其門逕也虛束髮受書家君訓以傷寒論手抄無註白文講誦六寒暑研究八春秋煞費苦心專攻是道頗知傷寒之奧遂作傷寒表一卷八篇二十四例五十章三百九十七法次序炳然聖經復燦重顯豈敢自誇才識獨能探其理致哉夫農黃之學書于內經本草傳于長桑扁鵲統于先師仲景作傷寒論爲方書之祖論天人合化之理非臨症彙集之書也總凡三百九十七法數法同症者曰章數章同病者曰例數例同經者曰篇傷寒論凡八篇曰太陽陽明少陽以至太陰少陰厥陰霍亂陰陽易差後勞復爲六經經氣相傳及後天先天之序也

太陽篇凡十例

曰太陽病總論例凡一章所論六淫之邪傷寒之總論者也

曰表病五規總論章凡十一法所論太陽病諸法之總論也

曰表病風寒五規例凡七章所論風寒之邪中傷頭項表病者也

曰表虛陽病表裏傳章凡十二法以桂枝湯諸方治頭項中風虛症及傳入少陰者也

曰表虛陰病表裏傳章凡六法以桂麻合劑諸方治頭項傷寒虛症及傳入少陰者也

曰表實陽病經氣傳章凡四法以葛根諸方治頭項中風實症及傳入陽明少陽者也

曰表實陰病經氣傳章凡三法以麻黃湯諸方治頭項傷寒實症及傳入陽明少陽者也

曰陰陽邪化反形章凡四法以大小青龍諸方治頭項風寒實症風化爲寒寒化爲風者也

曰虛從實反章凡七法以桂枝湯麻黃湯治頭項風寒之病一虛一實一從

一反之治法也

曰脈症相似假眞章凡九法以桂枝麻黃湯治其頭項風寒之病有眞虛假虛眞實假實之脈症一補一攻之治法也

曰表病救誤禁誤治法例凡四章所論頭項表病汗下已誤治者有救誤之法未誤治者有禁其誤治之法汗下治法有先後不同也

曰表病誤治臟腑諸傷章凡十三法以乾姜附子湯新加湯麻杏甘膏湯桂枝甘草湯苓桂草棗湯樸姜夏草人參湯苓桂朮草湯芍藥甘草附子湯茯苓四逆湯調胃承氣湯治其汗下誤傷陰陽臟腑表裏經氣者也

曰三焦三部陰陽傷章凡十三法以五苓散治誤傷三焦諸陽梔子豉湯治誤傷三部諸陰者也

曰諸虛家禁汗章凡八法以眞武湯之法統治上下焦營衛陰陽諸虛者也

曰治法先後章凡五法以四逆桂枝比論治法有先救裏後救表先治表後治裏者也

醫話

吾國數千年來醫家著述浩如烟海其間支離純駁雖曰互有短長而吾人目所經涉要足以廣見聞而資參攷然則醫話之輯烏容已乎緣是追憶平生所經歷及友人所傳述廣蒐中外博引古今遠紹素問之遺則仿桐君之錄珍同片玉體類碎金是亦醫林之筌蹄聊供方家之獵涉云爾癸丑上巳嘉定余德壎伯陶氏自識于素盦

素盦醫話卷一

余伯陶述

彭祖攝生養性論

神強者長生氣強者易滅柔弱畏威神強也鼓怒騁志氣強也凡人才所不至而極思之則志傷也力所不勝而極舉之則形傷也積憂不已則神魂傷矣積悲不已則神魄散矣喜怒過多神不歸室憎愛無定神不守形汲汲而慾神則煩切切所思神

則敗久言笑則藏府傷久坐立則筋骨傷寢寐失時則肝傷動息疲勞則脾傷挽弓引弩則筋傷沿高涉下則腎傷沉醉嘔吐則肺傷飽食偃臥則氣傷驟馬步走則胃傷喧呼詰罵則膽傷陰陽不交則瘡瘺生房室不潔則勞瘵發且人生一世久遠之期壽不過三萬日不能一日無損傷不能一日無修補徒責神之不守體之不康豈不難乎足可悲矣是以養生之法不遠唾不驟行耳不極聽目不久視坐不至疲臥不及極先寒而後衣先熱而後解不欲甚飢飢則敗氣食誡過多勿極渴而飲飲誡過深食過則癥塊成疾飲過則痰癖結聚成風不欲甚勞不欲甚逸勿出汗勿醉中奔驟勿飽食走馬勿多語勿生滄勿强食肥鮮勿沐髮後露頭冬不欲極温夏不欲極凉冬極溫而春有狂疫夏極凉而秋有瘧痢勿露臥星月之下勿飢臨屍骸之前勿睡中搖扇勿食次露頭勿衝熱而飲冰水勿淩甚寒而逼炎鑪勿沐浴而迎猛風勿汗出甚而便解衣勿衝熱而便入冷水淋身勿衝霜霧及嵐氣此皆損傷藏府敗其神魂五味不得偏躭酸多傷脾苦多傷肺辛多傷肝甘多傷腎鹹多傷心此並應於五行潛稟四體可理可究矣志士君子深可愼焉犯之必不便損久乃積成衰敗

是故心爲五藏之主氣爲百體之使動用以太和爲馬通宣以玄寂爲車關節煩勞卽偃仰導引若不營攝養之術不順和平之道須臾氣衰於不竟之際形枯於聲色之前勞其渺渺之身憔其戚戚之思聞斯道養深可修愼是以眞人常日淡泊不親狂蕩而愚者縱意未至損身已敗其神魂傷其魄矣悲心夫

嵇康養生論

神農曰上藥養命中藥養性者誠知性命之理因輔養以通也而世人不察惟五穀是見聲色是耽目惑玄黃耳務淫哇滋味煎其府藏醴醪鬻其腸胃香芳腐其骨髓喜怒悖其正氣思慮銷其精神哀樂殃其平粹夫以蕞爾之軀攻之者非一塗易竭之身而內外受敵身非木石其能久乎善養身者清虛靜泰少私寡欲知名位之傷德故忽而不營非欲而彊禁也識厚味之害性故棄而弗顧非貪而後抑也外物以累心不存神氣以醇白獨著曠然無憂患寂然無思慮又守之以一養之以和和理日濟同乎大順然後蒸以靈芝潤以醴泉晞以朝陽綏以五弦無爲自得體妙心玄忘歡而後樂足遺生而後身存若此以往庶可與羨門比壽王喬爭年

埃及古醫書之迷信

今世所傳最古之醫書（除中國所傳之古醫書外）始於埃及覓獲而其著作則約在紀元前一千七百年時代（中國商代小甲年）埃及一書出自古棺其次藏柏林博物院大抵係紀元前千七百年之物其三藏倫敦博物院則約係千二伯年之物三書亦極詳博中有數則兼有發明紀元前三千七百年之說（中國黃帝前一千餘年）凡論醫學必屬諸鬼神之界實理本於虛談故爲醫者皆係祭司專尙醫巫符呪等術有熟於埃及逸事者曰古埃及人不以人之疾病死亡爲無可倖免之事謂人身既有生氣自可常存非有惡人鬼魅攻擊則必長壽至人身所以死亡之故則實係鬼入其身吮血食肉而咀嚼其心腹而已其迷信如此故古埃及人咸以驅邪逐祟爲務未幾又漸增皮酒牛酪棗果油香等物爲陳列品而其要則不外宣誦符呪（泰西奇效醫術譚）

李東陽食戒

明李東陽食戒云予病脾時沈都憲時暘嘗對食退語人曰是非不能食乃多食之

故耳後鴻臚淩主簿遠爲予言少時病不能食有一叟問曰汝欲食乎吾教汝食冀日可空腹以來比至設飯肉各一器將就食遽以手止焉曰未可也取其飯以箸畫之爲四分乃使食食下一口輒欲就肉又止焉曰未可也如是者三盡一分使食肉一臠如是者四而器盡復問曰汝尚能食乎曰能曰不可子姑去凡食必準此爲法及歸不閱月而食進往謝且問之叟曰脾性惡膩汝未食而先以膩物困之安能使之運而化乎予聞之重有感焉越十餘年病再作皆用此法而瘥因錄以自警

醫話

日兒奇疾

日本吉野郡大東村某氏兒生下即左目脖紅腫是後纍然墳起與日俱增越二月其大如碗垂垂若贅瘤矣遂於西歷一九零六年五月二十六號送入大阪某醫院求治醫者以解剖法治之乃於瘤中獲一小人五官四肢無一不備不過其體略微而已遠近聞之莫不詫爲奇事焉然據醫生則謂此胎本係雙胞特不知如何彼胎忽於中道誤入此胎之皮肉中以致不能發生成此怪象云然亦異矣（新盦譯萃）

衛后精醫

葡萄牙皇后亞米利氏學問湛深尤精醫術嘗在醫科大學卒業領有文憑女博士也世界各國皇族之精究此術者當以后爲第一人矣蓋各國后妃公主以及貴族婦女之得有各種博士之學位者固不一其人然大抵皆虛名耳非實有其學也惟后於此道不第自幼研求且多閱歷功夫道路往來車馬喧闐往往事出意外傷及行人后見之每親爲療治必至敷藥束帛諸臻妥協然後登輿始去蓋從無以尊卑之間稍存膜視云同上

呂誨贈武泰醫銘

六氣五行人稟而生三部九侯納諸和平昔稱絕技湔腸滌胃輔以砭石因之決潰察脈之原當於未然不攻而勝庶幾十全愈世之病如持國柄常使衆邪不得干正能盡己意膏肓必起苟利於藝毫釐千里泰也有爲心不亡師義利之重愼乎所治

割解兩誌

前清光緒丙午三月南昌熊季廉（元鍔）僑居滬濱患肝氣痛兼寒熱往來之症往歐人所設利己醫院醫治西醫云是肝癰宜剖治熊君素善英文篤信西學遂從其

雜俎

敬告藥鋪同業

熊晉階

中國藥材出產甚富外洋常採取之製爲丸散造成藥水轉售我國坐享大利而惟日本爲尤甚日人深知中國藥利之大如參茸燕桂麝香熊胆諸品其價愈昂其利愈厚諺所謂藥無十倍不賣者此也藥料中獲此大利揆之公理似不平允然以中國之人售中國之貨利權尙不外溢若假手他人壟斷獨登則中國之藥勢必增漲數倍貧民其何以堪即如法國得安南而肉桂不准私取日本得高麗而人參自設公司此二藥較前加價三四倍之多是其明証近聞日本某政黨與實業家派人運動吾國當道假以日幣三百萬元以交換吾國內地之賣藥權（見去年五月十八日大共和報係指南京政府而言）信如斯言殆欲操縱在手置吾國藥業於死地其計甚精其心甚險目前此說雖未實行但此心一萌日後必有繼續議之者如不

早爲之防一日被其愚弄後悔無及竊願各藥鋪共結團體預籌對付之法勿令外人攫此大利也

弔鴉片烟文

王子松

嗚呼鴉片既見絕於民國胡爲乎不歸子之來也始明萬歷訖清宣統歷三百年爲所欲爲亦可謂挺不世之姿矣此三百年中世之與子相周旋者莫不死生與共朝夕不離交之既深則精神因之而耗氣血因之而衰以有用之心力虛擲乎無限之光陰嗚呼甚至一日相思而十二時開居無事聚二三同志吞雲吐霧談論是非橫陳一榻樂也何如親明譏謗肆起而志不少移父兄督責嚴繩而心不自危迨及家貧告罄枝賦無依聞妻孥之交讁猶謂富貴非吾願樂夫天命復奚疑子之性也就深就淺載尊載卑美其名之曰鶯粟亦有病之可醫如傷風咳嗽肝胃氣痛瀉痢不止等疾欲求其片刻而愈者將舍子而屬誰子之品也寒燈如豆短竹橫吹盒傾倒如竭澤盤陳設若對棋倚烟霞以寄傲覺日光之依稀端人日遠益友瑕疵惟有面目黧黑者闗月相隨子之志也夜則神氣清爽日則酣睡如飴甘居燕瘦不羨環肥

最可笑者良朋日夕過訪猶高臥於羅幃子之威也氣燄直達於骨髓號令疾走於四肢限以時刻無敢或遲事之如父母畏之如嚴師倘瓜期已過始卽周身束縛纏卽涕淚雙垂世之被累於子者奮發之心每於醉飽後而切於飢渴時卽曰我姑且如斯嗚呼子之性子之品子之志子之威見夫世之愛子畏子受害於子者及至身敗名裂而欲革面洗心回頭已晚竟如羊觸藩籬今者中華成立與子寇讐相視不可一日與居子其遠離中土還彼外夷幷願世之病子者知往者不可諫來者猶可追心香一瓣火坑中自生出青蓮花也噫

附錄戒烟良方　鴉片一物性行最速片刻之間無孔不入然嗜之者朝夕玩弄漸習漸深久而成癮決非一月半月之間質之患者當不河漢斯言也夫旣非一月半月戒之者豈能一月半月所可爲功哉方今革故鼎新禁令綦嚴凡有血性者莫不疾烟如讐聞風興起開風氣之先者或曰七日斷癮或曰半月除根有志者請勿求效太急以爲强忍數日吐瀉之苦卽可蕩滌舊染矣不知氣血受傷病反潛滋暗長一經復吸非獨前功盡棄甚且如水益深如火益熾豈戒烟者之自誤哉蓋未得戒

烟之道也考戒烟良方多用桂附參茸諸溫補品調和其中而吸烟者體質各有不同雖鴉片能變化氣質充實者或轉爲虛寒服之亦偶有效然往往將斷之際忽患一病癮更加劇至復吸不可收拾予見之屢矣一簣功虧可爲太息竊謂戒烟良方未有如八一丸之盡善盡美者八一丸即炒米粉食鹽烟膏三項蓋米鹽爲人生食用所必需烟膏可以抵癮食鹽能尅煙並殺烟蟲解烟毒稟賦無論寒熱虛實服此丸均與治病之藥不相反予持此方爲多人戒烟有夙疾者並另立方爲之治病莫不癮斷而病除身其康强矣惟是丸斷癮似緩其奏效常需四五閱月製法用炒米粉八兩食鹽一兩淸膏一兩另加赤砂糖三兩煎水和丸如梧桐子大每丸約重二厘癮一錢者服丸四十粒初戒三五日內如肢體困乏時作呵欠乃藥少之驗須加多數丸如口舌乾燥乃藥多之驗須減少數丸總以適可爲度服至七日後按日減一二粒減淨精神强健飲食加增癮不期斷而斷絕矣鄙人屢試屢驗用敢廣爲流傳此丸價廉功倍貧苦戒烟者並能從事爰登醫報以爲世之戒烟求良方者告並爲世之戒烟欲速效者勸也

雜俎

破迷說

賴佩瑜

古造神像乃紀念前代偉人之舉使後世國民人人效其忠法其志於發起愛國之心理無如歷久弊生民智愈趨愈下今日歐風東漸美雨西來而迷信之聲猶不絕於耳耶福建永定縣湖雷鄉有廖姓者自去年冬間偶沾傷寒之恙求醫調治服藥罔效延至今正病體日見沉重後其鄉人告其父曰聞某處五顯大帝威靈赫赫求之必應兼有採藥開方之能今爾子之病已延數月何不早去歡迎一試其父然其說次日邀集多人鼓樂喧天旌旗蔽日同往五顯廟遂讀懽迎詞誠心拜祝曰今日弟子恭請大帝神駕親臨寒舍醫治小兒之病若蒙獲效定有相當之酬謝祝畢將大帝木像安置神轎中派二人扛之沿途行來其轎忽左忽右如活佛之形狀廟祝亦隨之而往至家後一家大小男男女女焚香拜祝保佑保佑之聲似若百面春雷後由廟祝首伏大帝案棹上良久廟祝搖其首閉其目舞其手跳其足若狂若顛之狀遂大聲疾呼曰大帝來了大帝來了噫呀爾家弟子有灾有災大帝與爾醫治自然快好其父聞知喜出望外隨問大帝有何良方廟祝應曰有有有未知弟子信用

否其父舉手長揖曰大帝良方乞祈賜教有何不信之理廟祝沉吟半晌即曰大茶葉八兩用長流水煎服其父問曰大茶葉不知何物求大帝解之廟祝又曰大茶葉俗名狗茗（即斷腸草）其父乃係迷信之徒遂喚人至山採來隨命家之煎至二大碗與服病者服未杯許忽有二少年自外入立勸止曰此草不可輕試以斃生命殊不知該廟祝又如前狀高聲應曰弟子若不相信大帝試吃爾看言畢急將此二大碗斷腸草之湯一二服完未久廟祝遂倒地身亡病者亦昏迷不省施救乃甦然後廟祝家人聞警即赴縣起訴經盧縣長堂斷六十元之埋金嗚呼迷信之害流毒已久草菅人命指不勝屈還有無知愚民謂某甲之病爲某神治效某乙之疾經某神解除衆口一詞牢不可破抑何我同胞之執迷歟方今醫戰劇烈之場非改良吾學痛除此弊不足以保全國粹瑜目擊情形錄之以備閱報諸同胞一仝注意也

白話演講

徐相宸

本會發生的原因　我們中國醫藥兩界向來主張保守主義雖然也有幾個會不過是聯絡感情研究學問而已什麼優勝劣敗咧世界進化咧大家都不在心上直

到去年十月的時候教育部部令第二十五號醫藥專門學校第二十六號藥學專門學校兩條章程頒布出來第一科就是德文以下的全是西法把我們中醫中藥一字不提你們諸君想想教育部究竟是個什麼意思我們中國醫藥的地位危險不危險他主張的學校現在剛纔開辦人材未出自然說不到要廢我們中醫將來四五年後他們學校裏的人材出來了又是奉部令辦的部裏就得負個安插他們的義務那時節要安插他們西醫就不能不取消我們中醫中醫一取消中藥就不用說了諸君若是不信只要把東隣日本打聽一打聽就是我們的前車了敝同志等因爲看着危險到這個地步不由的起了一個自强爭存的思想發起組織這個神州醫藥總會聯絡同志力求進行這就是本會發生的原因　本會的宗旨　從學問上事實上精神上形式上種種方面說起來敝會無一不抱進行的宗旨從原理上說起來簡直是發達我們中國固有的高尙優美學業以盡保護四萬萬同胞的天職而已　本會與同胞的關係　人生在世那裏有一輩子不害毛病的道理忽然有了毛病就少不得要服藥調治講到服藥調治就有兩個問題發生咧還是

請中法的大夫瞧呢還是請西法醫生瞧呢還是服中藥呢還是服西藥吃我們同胞的體氣習慣我們中醫是向來摸熟的所用的草根樹皮也是同胞向來吃慣的縱然沒有教我們同胞人人都長生不老然而活到六十七十的也狠多活到八十一百的也有全國的人口只有一年一年的多要沒有兵荒水旱怕四萬萬同胞也快要變五萬萬同胞咧現在呢果然開通了相信請西醫吃西藥的也不少什麼鐵精咧燐質咧吃好的果然不少吃壞的也狠多還是我們中國人的臟腑受不住金石酷烈的緣故這樣請西醫吃西藥的呢不過得失參半也還能咧還有許多人耳朶當眼睛什麼補腦咧補血咧聽得天花亂墜彷彿就着了魔某藥房一塊二一瓶某藥房一塊一瓶卻不曉得買來的都是嗎啡毒藥精神一些沒有好毒藥的癮到上咧花了錢不要緊只落得身體吃壞了種都吃弱了這都是受了洋迷的害現在我們中醫中藥力求改良治療之法格外講究駕輕車行熟路一定要教我們全國同胞的生命比以前更加安穩以盡我們醫藥的天職還請各界同胞督促我們指導我們扶助我們敝會是格外歡迎的　本會的辦法　先由我們會裏組織四個

進行的團體第一個是請願團請願的理由書改良的條件先推定幾個人起了草再求政學商報各界的同意因爲醫藥這兩樣事情是爲保護各界同胞設的上書請願也爲的是保護各界同胞同胞人人有希望我們醫藥發達的心我們請願書的理由充足不充足改良的條件完善不完善各界同胞都是很關切的我們一隅之見請擬出來的須得各界同胞大家過一過目討論一討論要是大家贊成的我們膽正了遞上去要是有什麼地方不妥當不完善還求各界同胞盡心指敎第二是送診團比較實驗的優劣嘉惠貧寒的同胞也是很重要的第三是編報團每月出一種學報專門發揮醫藥要緊的道理又可以傳播新理溝通中西第四就是我們這個演講團立這團的意思因爲恐怕我們會裏的宗旨辦法各界同胞不明白看得敝會若有若無好像沒有怎麼關係有了這個團把宗旨辦法講得家諭戶曉少不得就有人來注意我們督促我們扶助我們我們敝會的進行就不期然而自然的快了請願理由書改良條件斟酌盡善遞了上去教育部同國會都准了我們所擬條件上的事體就要分別先後緩急一樣一樣陸續都要實行了大約依我見

弟的愚見第一先要訪求各科出類拔萃的人材有了人材纔有編輯員各科主講主任編輯了講義及各種書出來方得辦成學堂做講師的教學生也有個一定的根據一定的標準再有兄弟主張的規定診察手續及方案仿帖程式形式上的統一也可以催着精神上一同進步手續略覺繁些卻不十分糜費於同胞生命大大有益至於學堂病院化驗藥物陳列所藏書樓都是最要緊的大題目不能不辦不容不辦然而需欵甚鉅我們醫藥兩界決難獨力担任一定要請各界同胞幫助的大約這樣人人切已的事體只要我們辦得像個樣兒各界同胞也決沒有推托的

本會的希望　第一是請願成功准了我們改良的條件另頒中學醫藥專門學校規程許我們中西並列第二就把條件上的事實分別先後緩急舉辦起來先把中學的根基打定了形式上統一起來免得東西洋的輕薄然後參酌古今權衡中西用了長的棄了短的吐了糟粕取了精華再求精神上的進步沒有人也沒有我沒有彼也沒有此合爲一家打成一片地球上的學理如日月之光明世界上的牛耳無中西、而洪執則本會同人的希望於是乎圓滿而無缺

十

通信

高子波君來函

(上畧)昨承詢及爲泥城橋西某醫院治一將死之病婦一節自弟診治後現已化險爲夷茲縷陳於後本年陰歷三月二十九日途遇舊友鄭賡伯與渠妹夫之弟趙傑夫倉卒偕行惶急無狀叩其故曰電促來申昨在杭州得某醫院電言我妹子病危今途遇先生眞有幸哉并語趙曰我當日得臌脹病秋後瘧痢并行皆此公救我之命今得此公往診或有救乎既至時病人目瞑神昏壯熱迷睡診其脉弦滑而芤周身痧邪內隱經下黑水甚多其味腥臭有屍氣焉病八日不知人叩以曾服藥否曰此七日經西醫遍用各法均無效已束手矣當告以病狀雖危未必無救隨擬吳氏舉斑湯用升柴山甲以透邪用歸尾赤芍以行瘀去白芷改葛根以退肌熱加連翹羚羊以清心肝更加蔞仁貝母以滌痰邪次日復診見痧已外透頭面周身密如

繁星色紫赤瘀下亦變紫壯熱已退而脉仍弦滑而芤但人事已清醒矣於是告之曰病情已有轉機惟瘀熱仍甚痰熱亦多雖熱退而脉尚未平仍在險途未可疏忽前方應改不可服矣另擬丹皮以凉血桃仁以逐瘀口乾加花粉懊憹加山梔肝胆濕熱加竹茹碧玉散而銀翹以解毒蔞貝以豁痰仍當節次進服並告以此藥服後疹即同矣明日復診見其神清氣朗脉靜身凉瘀已變紅而疹邪已不復見因將上方畧爲增減囑服二劑即以爲清理善後之用並告之曰西醫之長在產科在剖解在有形之外症至於無形氣化之病神明變化隨症處方爲我中醫獨得之妙但非數十年閱歷不爲功耳此後宜告西醫不可再輕我中國之無人也西醫有所長中醫亦未必無所長若專襲他人皮毛忘却自家根本亦非聖人執中之道耳(下畧)

定價表

冊數	大洋	郵費	合計
一	一角	三分	一角三分
六	九角半	一角八分	七角三分
十二	一元	三角六分	一元三角六分

定價郵費概請先付空函作訂恕不寄報

廣告價表

一行	三十二字	一回二角	全年一元
一頁	三十行	一回二元	全年二十元

凡欲惠登廣告者務於發行之前半月寄至本社無費恕不刊登

板權所有　不許轉載

編輯者　余伯陶

編輯所　跑馬浜安康里

發行者　神州醫藥總會

送診施藥贈集驗方廣告

周小農又署伯華受業張槤書氏旅中行道十餘載己酉人警署爲醫員者三載辛亥冬予告回籍侍養診所無錫西門外棉花巷貧病送治并贈新刊集驗方治家格言繹義等外埠函索附郵政三分即寄

中華民國郵政局特准掛號認爲新聞紙類

民國二年六月十九號發行即舊曆
癸丑五月望日每月一冊月望出版

神州醫藥學報

第二期

醫藥學報第二期目次

祝　詞

祝詞五　　福建醫藥聯合會

吾道鼻祖宗炎黃四千餘年揚輝光先聖後賢相繼起民生利賴胡能忘慨從海禁大開後風潮日競波瀾狂砥柱中流幸自立杏林橘井爭芬芳精神一振勤研究内難論略發藴藏同儕應求遍寰宇足與西法相頡頏吾精吾術以施濟千秋盛業永蕃昌保存國粹與天產壽人壽世躋康强

祝詞六　　葉倚春

二十四紀開放時代歐雨東風醫藥齊來教育部令蔑視國粹中國醫藥漸形淘汰如不補救淪亡何待海上巨公醫藥兩界學博古今術貫中外提倡國貨保存國粹先設救亡繼立總會醫報出版風行海内中流砥柱力挽狂瀾衆志成城有進無退遥祝三呼吾道萬歲

本報第一期勘誤表

祝詞　三頁九行灸誤炙　論說　三頁四行　又三頁五行　褎均誤裹　又三頁五行　土誤士　又三頁八行　痓誤癢　又四頁四行　藥誤樂　又四頁九行　三瘧字俱誤瘧、又六頁一行小兒下脫科字　又七頁十行　棄誤葉又八頁六行　灸誤炙　又十頁八行　婢誤俾　學說　二頁七行　料誤科　又二頁九行　自誤之　又二頁十三行　楝誤棟　又三頁一行　重驅字　又七頁十二行　爲字上脫一均字　爲字下脫炭六輕十二養六字　醫書　三頁四行倣誤放　又三頁九行　其誤自　又一頁一行包誤色　又一頁五行　援誤緣

又一頁十一行　王誤之　醫話　一頁五行　烏誤鳥　又三頁四行　多一心字　又六頁十一至十三行衍文　雜俎　二頁九行　孥誤努　又三頁八行

烟誤姻　通信　一頁十行脫一甚字　又一頁十三行　葽誤萎　痰誤疾

又二頁四行　葽誤萎

論說

醫科應用論（選國粹學報）

沈經鍾

吾聞博物家之新例曰分類曰應用然吾謂醫科之應用則言之難矣蓋不獨知生理也必知病理不獨知物性也必知物性與病理之關係我祖國醫科之學所以不可廢於世宙者能求病理於生理之中使物性成爲藥性而已我念及此我未嘗不歎神州赤縣之生靈生成長養以有今日者皆五紀之始神功聖德之澤長也昔者神農氏興憫初民之罹毒以爲人之生也太倉爲主太倉以穀爲主於是跳窮髮跋光野制耒耜以穫六穀則飲食之始揆乎生理矣木器液金器腥聖人飲食於土而知中性于是大埏埴以制用而人始壽則物器之始揆乎生理矣大欲既遂七情斯感山川所限六氣必偏于是磨蜃鞭茇嘗百草而正名之則一日而受七十二毒爰制三品之用著本草經以貽萬世藥物之始揆乎生理尤必然矣黃帝以爲未備乃坐明堂正天綱以究息脈時則岐伯伯高鬼區臾俞跗雷公並以開敏之才留心性

命著作靈素神文勒於玉版藏之靈蘭大抵皆脩神農之業也[illegible]黃帝次問陰陽之義岐伯以爲我先師之所秘伯高猶不能明然則岐高諸臣源流長遠其所傳授又在先師豈非神農以來積考數世迄于黃帝然後大備巫彭桐君而後乃可處方盄餌能盡人之性則能盡物之性未有不識經絡表裏俞穴標本而可言藥用者也今以廉頗李牧之爲將而不物地圖不詧嚮導則猶不能行軍置寨藥性之寒熱溫平升降走守可知矣而經絡表裏俞穴標本猶有未辨則猶無所措手足今東西海國皆分疾醫藥醫爲兩科藥醫專究藥性以郵達于疾醫疾醫專究病情取藥醫所得而運用之不可謂不精矣數十年前其書流入中土若合信所譯全體新論柯躂良所譯全體闡微稻維德所譯全體圖說取而觀之彼言腦筋猶我言宗氣彼言血管廻管微管猶我言脈絡孫彼言鮮血入血管紫血入廻管猶我言營爲精氣能入脈衛爲悍氣不能入脈（見素問痺論）彼言吸管起腰旁上至頸骨彎廻而下吸運血液以潤肢體猶我言中焦泌精液上於肺脈化血以奉身（見靈樞營衛生會論）生理之學亦既無有餘蘊矣然何以彼之治病猶長於治外而短於治內能治一成不變之

病不能治倏忽傳變之病能治一源一委之病不能治複雜歧互之病可知生理深微非解剖已往之骸所能拘泥彼所謂曰筋曰脈曰管者我先聖壹以氣爲言氣絕即不能尋焉即令取八尺之士解剖而視之藉顯鏡以濟人目之窮經絡孫隧可以瞭然而其氣已絕其眞已亡譬若立表取影以鏡鑒形迨夫表移則影滅鏡掩則形遁一切都無可指惟見周身脈絡全出腦筋而所謂經脈表裏兪穴標本者殆如形家之分龍星家之占驗毫無依據蓋智慮攸窮非神聖所傳莫可知也漢書藝文志云醫經者原人血脈經絡骨髓陰陽表裏以起百病之本死生之分而用度鍼石湯火所施調百藥齊和之所宜至齊之得猶慈石取鐵以物相使拙者失理以瘉爲劇以死爲生是則蘭臺史官掌記舊聞當時醫經自所親見上工國醫效如慈鐵粗工顚倒死生智識深淺未始不在表裏陰陽秦漢以上蓋已如此非出近世矣徒以俗醫庸陋不究黃書異域解剖適當其際世儒厭故遂並分經立治之旨一概以爲穿鑿實則一身之外司天在泉運皆悠謬（見素問運氣篇天元紀大論）三部之中七表八裏脈亦太繁（七表謂浮芤滑實弦緊洪八裏謂微沉緩濇遲伏濡弱見晉王叔和脈訣）至於氣性所別則人身血脈有似山川蓋

亞陸大山不過四幹四幹所出不過江河及其衍爲萬壑流爲萬派土壤異質民性各殊橘不踰淮貉不踰濟秦晉之交河渭接流有若一水則形合而質離吳柔楚悍並域大江則名同而實異是以生理之精不在形迹醫經所原爲病之本乃鍼火所由施而湯藥所由下也此之不明則但可謂知生理不可謂知病理病理不明藥用無所託故生理之分類密則藥性之研究難病理之源流徹則藥物之應用博今欲知我藥醫之古學必先求我疾醫之古學　（未完）

論治宋敎仁先生之傷

余伯陶

民國二年陽歷三月二十號十點四十五分鐘宋敎仁先生於上海滬寧車站被武士英狙擊後當即送至靶子路鐵路醫院醫治其鎗珠卽由該醫院西醫生克君於當晚十二點半鐘取出因腸部受傷腹痛不止廿一號二點半鐘復由克君邀集寶利培馬四西醫到院幇同剖腹洗滌腸部毒穢手續甫畢宋君已醒孰料剖治之後腰際傷口痛苦益劇且流血不止小便亦頻頻下血延至廿二號上午四點四十分而歿此宋先生受傷後之大概情形也竊聞西醫素精解剖宋君之痛由彈毒粘

腸割之固宜也且鎗珠檢出時早經報告非逾四十八小時不能望救其診斷不爲無見也且剖治之術原屬不得已而用之宋君苟腹痛得減下血得止西醫亦素持愼重豈肯輕於一試耶若謂是症非割不治則取彈之時早當割今不割於取彈之時而割於取彈之後一日是專爲腹痛而設苟當時另有止痛方法雖在西醫亦必不肯輕於剖治也審是則其割固未必能止痛其痛固不在於割也明矣蓋中彈腹痛火毒內炎也血壅則腫熱熾則痛腸部血絡爆裂則血從下注此一定之理也考西醫學派治內部腫痛素尙剖解然因割而愈者固多因割而不救者比比焉此無他非司割者之不精實由受割者之元氣能勝與不能勝耳若在驚擾之餘亡血之後寧神養氣猶恐不保若再剖解更須痲醉氣血業已消亡解剖果精其如元氣盡耗何此理亦人所易知也我國科學不精素憑理想然以精神爲診斷似於虛實寒熱尙能窮究其原竊謂宋君之痛既由熱毒而作則清其熱而化其毒其痛或可望止不事剖解其人或有萬一之希冀且藥針止痛徒能迷腦而不能去熱雖云痛或暫止然已暗耗無限之精神故藥性一過其痛尤劇也一言以蔽之是症不去熱毒

則其痛萬不能止其餘皆非正當治法也嗟乎生死之理固有難言僕忝列醫界一得之愚未敢自是質之高明以爲然否

駮醫學世界（第十四期）續刊之宣言　　錢縉甫

自神農氏嘗草製藥開醫學之先聲云云　語多老生常談愚見明之薛立齋張景岳似不足爲一代醫學之宗前清王淸任雖有改錯一書能糾古書之謬不算大名家

不佞於吾國醫學典籍瀏覽殆遍惟煌煌鉅典殊少精義云云　未免言之過火典籍遍覽固非容易嫌少精義安知非確有精義見不到乎發論全憑理想斷病悉由臆見云云　此說近是但醫學一道離不了氣化二字果能不憑理想全恃實驗乎吾國醫藥方書模糊影響如墜迷霧中云云　此說亦近是但功候既到理解既明則權衡在手可免此弊蓋吾國醫學理想精深實不易升其堂而入其室也不佞近來論醫專趨西醫云云　此乃大謬充君之意將使中醫全廢試思吾國醫學行之數千年矣究竟有效力無效力乎如無效力則不廢自廢何待何日議廢如以爲有

效力也則當扶持而益精之何忍提倡主廢鄙意習中醫者可兼習西醫習西醫者勿妬視中醫各舒所聞各行所知庶乎有益按吾中國人飲食居處與西人不同則體氣亦必然有異何能盡用西法乎　皤然改計旁參西醫云云　此是君之不可及處欽仰無似但君子務本中學究是根本當改良不可廢棄芻蕘之獻未知首肯否

論說

中國醫藥斷不偏廢說

毛幼安

秦漢而降以醫傳者代不乏人所用之藥皆屬天產四千六百餘年以來天下之大人民之廣凡有疾病無不賴乎醫醫則無不藉乎藥從未有議及廢醫藥者昔人謂能通天地人謂之儒亦惟能通天地人而後可言醫故周禮醫師隸於冢宰揆其設官分職之意以其調劑之功與宰相燮理之治相輔而行先賢如范文正有不爲良相願爲良醫之說而唐陸宣公在忠州時亦日檢方書裒輯成帙曰此亦濟世之一端也二公皆卓然大儒而斤斤於醫猶如此晚近以來薰蕕相混品類不齊乃至以濟人之術下儕於市井之行徑而醫學於是日微自海禁廢弛而西醫流行於中國者轉日見繁盛致今之所謂教育部其所定醫藥學校章程全仿西法中醫中藥置

之不論有不廢自廢之勢有心人深爲憂慮殊不知西醫之所長在解剖其用藥無煎劑大半以金石爲主中醫用藥煎劑爲主或針或灸或刀石以輔煎劑所不及西醫刀針之屬其器雖多於中醫而未聞有火灸石砭之法中醫治病之要在望聞問切凡病之虛實輕重皆藉此四字以分之西醫則憑一玻璃鏡或玻璃管之照驗之中醫有方藥可証如有錯誤可以追索西醫既無脈案又無藥名其殺人也無從質証其服西藥而死者約略言之如前之曾襲侯紀澤洪星使鈞汪文宗標楊直督士驤皆死於西醫之手世人無不知之此外解剖而死者有之因解剖而生者絕無西醫未至中國以前不聞中國之人類盡絕西醫之術固精亦不聞泰西之人種都壽平心論之西醫西藥治實症固效治虛症則立亡華人與西人體質大不相同卽華人與華人南北相較强弱已異中醫用藥南人與北人尙有輕重之分豈中西之體能强而合之乎所以信西醫者十中不過二三此華人之習慣自無庸慮其廢棄今教育部之政令與創廢孔之議相等須知孔聖德參天地當與天地同休而醫藥亦聖王所作亦當與天地並傳我故知中國醫藥所斷不偏廢也謂余不信試觀其後

有裏熱不得用苦寒直折若過投寒涼遏其欲出之勢氣愈鬱而愈窒溫邪變成壯火充斥藏府必至燎原莫救也至論溫病之所發昔賢有謂屬少陰腎者有謂屬少陽膽者有謂屬足太陰脾手太陰肺足陽明胃者竊謂誠中形外自然之理病在某藏某府外必見某藏某府之證如脈微細但欲寐口渴咽乾者則知屬少陰腎見耳聾口苦目眩或往來寒熱者則知屬少陽膽見身熱大渴汗出譫語便閉者則知屬陽明胃餘證倣此託諸臆說不如徵諸實象既得病氣之所在則以對經之藥治之豈不眞捷痛快乎從前溫熱諸書辨晰不可謂不詳而立說各有偏駁治法不能無弊苟非會通經旨抉擇菁英不幾爲衆說所眩乎

乳證論

錢治安

天下之至變者病也至微者亦病至精者醫也至深者亦醫病有重輕醫關生死欲極其精以究其變不外乎內外二證而其致病之由不越乎內外二因內因發於臟因喜怒憂思悲恐驚七情而生陰也外因發於腑因風寒暑濕燥火六氣而生陽也內外症虛實不一而內外因陰陽亦異欲爲外科必先深明內科之理熟讀靈樞素

問等書按脉之浮沉遲數以辯明虛實陰陽表裏之別酌定用藥君臣佐使升降炮製之性庶幾迎刃而解克奏膚功今試以乳症論之夫坤道以肝爲先天以血爲用要血足則盈而木氣盛血虧則熱而木氣亢皆易生怒而觸動肝氣然氣泄則肝血必大傷氣鬱則肝血又暗損怒者血之賊也其氣結在乳房胸隔膨脹胃熱毒甚者火上唇鼻宜瓜蔞霜散主之凡無產育而乳結核不赤不痛日久必漸大而潰此心肝脾肺腎五鬱氣血虧損所致最易內爛初起者宜用橘葉栚樹湯或木香餅絳通湯主之萬一不效最爲難治惟用章氏紫艸湯急按大劑合丸治之庶易奏效自昔良醫之辯乳症消乳塊者多言陽明有火少陰不足法當平肝和血清熱以理氣分庸醫誤認其理每用散托之藥動輙排膿潰毒以致久難收功僕曾遇過數次皆被他醫誤治已危險經僕用前藥挽救幸而痊愈茲特就己所經驗者表明其理於後以備臨時之參考焉

喉痺說　　周濟平

喉症、爲急性傳染病之一種、凡患此症者、往往有朝發夕死之危、治不得法、而因誤致死者、豈止恒河沙數哉、夫咽喉爲藏府系統之綱、呼吸出入之戶、咽者在後屬胃主納食、喉者在前屬肺主納氣、上腭屬胃、下腭屬脾、舌根屬心、小舌又名蒂丁屬胃內經云一陰一陽結而爲痺、一陰者、手少陰君火心之脉也、一陽者手少陽相火三焦之脉也、二脉共絡於咽喉、氣熱則內結、結甚則腫脹、脹甚則氣痺、痺者不仁之謂此喉痺之所由名、而乳蛾喉閉纏喉等症、皆痺類也、至於喉癰地位本屬肝經、若內連寸許、或腫或爛、又屬脾胃火毒、然結毒亦有之、但結毒者兩關脉必沉、若兩關浮非結毒也、乃胃熱上炎於咽喉也、人但知肺之灼、不知由於胃之蒸、人卽知胃之熱不知由於腸之寒、腸寒則下焦凝滯、胃氣不能下行、而上灼於肺、咽喉一綫之地、適當其衝、終日蒸騰、無有休息、不急治與治之不當、則腫且潰、潰且閉矣、總而言之、凡患喉痺者、皆眞熱假寒之症、切忌表散針刺、表散則火毒佈於經絡、針刺則瘀毒驟入肌膚、收拾不易、必以養陰清肺爲準繩、然間有用表散及針刺而愈者、其體本壯其症本輕、若遇毒深火旺之症、一經表散、必致分竄於經絡之中、而不能透出於皮毛之外也、若至風火交煽、勢必不可收拾、病其有不殆者乎、故治喉不可用表散針刺、當純用養陰清肺爲準繩、方不致誤、蓋余初學時、亦以表散爲主、如麻黃細辛桂枝升麻羌活防風荊芥桑葉桑皮蘇葉杏仁桔梗柴胡前胡射干馬勃山豆根牛蒡殭蠶蟬衣紫芩皮黃芩石斛之類、一派禁忌之藥、爲慣用之品、然恒用而不效、自獲清養之抉、如養陰清肺湯、神仙活命湯之類、詳細揣摩、二十年來、依法施治、投必有效、方知前用之藥、皆爲殺人之具、憾莫大焉、余常遇已經表刺之症、輕者挽回尚易、深者莫可挽救、目擊傷心、慘不忍言、願與同道者共慎之、或曰石斛黃芩射干爲當用之品、緣何刪除、余曰石斛乃逐皮膚虛熱、厚腸止瀉之藥、喉病爲實熱宜瀉之症、安用此乎、又問黃芩乃清肺之品、又何刪除、余曰黃芩雖能清乎肺、而其性苦寒、涼入細竅、細竅被其瘀塞、火毒不能外越、火雖滅而烟留、若一反覆、其害更甚、非治喉之藥也、又問射干爲入肺清欬洩熱、喉痺咽疼之要藥、安可刪除、余曰、射干雖能治喉洩熱、而不能益陰也、夫既知喉病爲陰虛、則滋陰猶恐不及、何堪再耗其陰乎、他如表刺皆在禁例、毋待贅言、

學說

血證求原論

張鈞堂

竊見方書所載血證甚繁、而諸證中尤以吐血爲重、余見世之治吐血者、非清肺養胃、卽補腎涼肝、服之血非不止、而猶以病者爲虛也、多方調理、不外滋陰、久之旋止旋發、咳嗽日增、痰涎日甚、形體瘦削、而證情遂不可爲、又有先因咳痰帶血、甚則痰後大吐者、方案每有漸入損途之語、病者亦惟恐其虛、喜進滋補、不知愈補愈虛、漸成損證、醫者應其前言、病者益深、後患從此加以憂思、則脾氣尤爲鬱結、而證鮮有不敗者矣、余嘗窮究其理、力返時趨、出治斯證、無不應手奏效、偶以此法語諸同人、咸奇其效、而莫當其意、以爲用法易啟病家之疑、而藥味多爲時俗所忌也、余因宗前人之法而詳辯之、大凡血證、必探其原、不求其原而但止其血、不明剛柔互進之法、純用滋陰、漸至痰凝血瘀、一發難收、良可慨矣、夫人身之陰陽、以太陰陽明爲主、脾爲太陰濕土、孤藏以貫四旁者也、胃爲陽明化氣於燥金、又爲氣血之海、十二經脉之長也、脾以陰土而升於陽、胃以陽土而降於陰、土位於中、而火上水下左木右金、左主乎升、右主乎降、五行之升降、以氣不以質也、而升降之權、又在中氣、中氣在脾之上、胃之下、左木右金之際、水火之上下交際者、升則賴脾氣之左旋、降則賴胃土之右轉也、故中氣旺則脾升而胃降、四象得以輪旋、中氣敗則脾鬱而胃逆、四象失其運行矣、坎中之陽、神之根也、離中之陰、精之基也、坎水溫升、則肝木遂其疏泄之性、賴脾氣以上達、上達則成魂、升於君火則爲神、而離中之一陰寓焉、離火淸降、則肺金行其收斂之政、賴胃氣以下行、下行則成魄、降於坎水則爲精、而坎中之一陽寓焉、水之生木也、壬水爲寒水而生膽木、癸水爲溫泉而生肝木、少陽厥陰、氣從中本而不從標、足少陽膽、又從手少陽之令、而化相火、陽降於陰、是以相火升而必降、章氏謂君火爲體、相火爲用、內經云君火以明、相火以位者、君明於上、端拱無爲、相守其職、而行令於下也、故臍下之沉鬱而痛者、風木鬱於下、而不得上升也、兩脇之痞脹而疼者、相火逆於上而不得下降也、肝木不升則尅脾土、膽木不降則尅胃土、何也、肝木賴脾土之升、膽木賴胃土之降、升則爲君、降則爲相、相火降於腎水則精溫、溫則精藏而陽秘、相火秘於腎、不泄於膀胱、則膀胱得化寒水而小便利、於是壬水又生膽木、癸水又生肝木、此循環無間之理也、苟悟其理、則臨證時自能辨其陰陽之偏勝、升降之失和、臟腑之燥濕、而施治法焉、夫血之驟吐者何也、其在壯盛之體、病屬外因、見有表證者、泄其表而自平、其內火甚者、古法有三黃湯、實證原不難治也、若係勞倦傷中、或因憂思鬱結、脾陽受困、土鬱則木鬱、木以疏泄爲性、愈鬱而愈欲疏泄、則一旦怒發而上衝、况足厥陰肝經、以風木主令、手厥陰心胞、又從令而化風、胆寄於肝、又化相火、風火相煽、擾於君火之位、二火炎升、絡血起於胞中、沸騰而上溢矣、斯時也、肺金因風火之驟至、非特不能行其收斂、且將畏火而氣餒、胃氣因脾氣之不升久矣、不得下降、胃氣不降、肺金自無下行之路矣、若非清風熄火、助肺氣之斂降、胃氣之逆、則上溢之血安得循經而下降乎、治之之法、用白芍培肝之體、清其相火、麥冬養胃之陰、清其君火、丹皮舒肝逐瘀而平風木、牡蠣五味柏葉以斂肺金、半夏以降胃逆、又重用炙草以和中、其去血多而氣脫者、可加參耆、如火甚而氣粗、不用黃耆、而佐以元參川貝之類、必用茯苓以滲其土濕、血之紫瘀者、加乾姜溫之、桃仁逐之、脘悶少納者、用砂仁疏之、如此則脾氣升舉、胃氣降行、中土既旺、四象得以輪旋、脈絡宣通、而血有不循經者乎、如下寒上熱、乾姜元參黃芩、儘可並用、喉癢而燥、杏貝亦可加入、不必忌貝夏不同用之俗說也、又有色慾過度而患此者、腎精既竭、坎陽日衰、水反侮土、肝木失水土之溫養、而枯燥、然木雖枯燥、而性仍疏泄、且燥則更易生風、值風木司命之時、或逢君相之令、風煽其火、火不能藏、則血因而上溢、治用當歸首烏阿膠等、培其肝血之源、而砂夏乾姜亦不可缺、若大吐後血去氣衰、而見寒慄、椒附亦當暫用、惟偶吐鮮紅而上熱者、不用砂仁乾姜之類、重以養陰逐瘀、燥土和中、惟降逆半夏為主、胃氣下行、上鬱之火亦將解散、設有兩脇痞滿、兼有刺痛者、亦屬相火逆飄、醋煮鱉甲柴胡、亦可加入、至於久咳痰中見血或痰後大吐者、亦因脾土濕鬱、濕傳肺位、胃失下行之政、木亦被鬱、而欲行其疏泄肝為將軍之官、又係藏血之地、心主血脈、火風擊撞而升於君火之位、痰血因而並見、治法以桂枝宣通肝絡、而以白芍佐之、用丹皮以逐瘀、茯苓以滲濕、參草乾姜以培其中、牡蠣柏葉以斂其肺、必重用半夏以降胃逆、少加五味者因姜味同用、有開

學說

閫之義在也、若徇世俗之見、徒以清肺涼血之劑投之、血亦暫止、血止而以爲虛避辛溫動血之品、專用滋陰藥性呆滯、經絡因而瘀塞、痰血膠凝、漸至疾不可爲、而不覺矣、蓋滋陰之品最易傷脾、脾陽受困、肝木自鬱、且足太陰脾以濕土主令、手太陰肺從令而化濕、濕邪傳肺、而胃土之燥政不行、肺胃無下降之權、是以痰涎上湧、咳嗽日增、且脾肺濕鬱、肝膽之火、不得升降而益熾、火熾則刑金、因見喉癢口燥、火薰其痰而生腥臭、若治其火、則濕鬱益甚、欲燥其濕、則鬱火愈增、方書有補脾礙肺補肺礙脾之說、正謂此也、然證情至此、審其中氣未敗、而施挽回之治、必重用茯苓以燥土濕、濕退則肺金之痰不生、兼清君相之火、避其滋膩之品、再達其肝木、斂其肺金、順其火以下行、但得中氣漸旺、升降順行、自可向愈、若徒以爲火肆用滋陰、不死何待乎、論者爲衄血由於肺氣之不斂、吐血由於胃氣之不降、然肺氣果能斂、亦賴胃氣之下行、而胃氣之不得下行者、又患在脾氣之不得上升也、總之中氣爲升降之原、脾胃爲升降之樞軸、樞軸不運、則火浮而水沉肕、火飄於上而上熱、肝火鬱於下而不熱、每見弦大之脉、并無虛寒之形、血證之易於誤治者、以此、此余之所以不惜反覆而詳辯者也、推之衄血一證、貝芎麥夏、固宜並用而丹柏五味之斂肺疏肝、尤爲要藥、血去多而傷氣者、亦用參耆、再有便血溺等證、亦由木鬱而風泄、庚金之燥令不行、則風泄於大腸、壬水之氣化不斂、則風泄於小便、內經謂腎司二便、其職在肝者此也、夫肝爲風木之臟、鬱而疏泄於下、則在二便、鬱而衝擊於上、則爲吐衄

風爲百病之長、行爲五臟之賊、天地之風無隙不入、和風養人、賊風傷人、如世之中風、驟仆不治、氣脫之證也、陰甚而陽飛矣、痰涎上湧、而人事模糊者、脾土濕困而陽衰、肝木鬱極而生風、風火衝擊、痰入心胞、至於中左中右、名爲偏枯、要皆中氣不得主持、升降失職、而四象無由旋轉也、明乎臟腑陰陽升降之理、凡病皆得其要領矣

又如世之稱肝胃氣痛者、每用香燥破氣之藥、以爲平肝、初服亦覺有效、久則病變莫名、遂謂肝病善變、不知肝病先實脾、若脾土得升、乙木因之以升、胃土得降、甲木因之而降、升降既利、其症自平、章氏以土爲太極之廓、實係創論、太極生兩儀、兩儀分陰陽、陰陽生四象、而貫之以中土、四象賴中土之轉移、萬物生於土、萬物皆有陰陽、即昆蟲草木、均有春生夏長秋收冬藏之義、所謂萬物一太極也、章氏云太極爲

五行之廓者、生物之道也、土爲太極之廓者、成物之道也、推論及此、可知人身究以脾胃爲主、仲聖之黃土湯、治便血而兼吐衄、以朮甘附子黃土培土而暖水、佐以膠地黃芩、滋木熄風而淸相火、不名爲朮附膠芩湯、而名爲黃土湯、其義可知、宗是方而變通之、法至善也、卽如溺血亦不過培土滲濕逐瘀疏肝淸風養木、重以淸膀胱之熱、斯得之矣、夫熱者淸之、寒者溫之、原治病不易之法、惟血證而用泄熱之品、萬不可傷其脾陽、蓋上焦熱甚而中下必寒、下焦熱鬱而中土濕蒸、故吐血衄血降其上熱溫其下寒、便血溺血淸其下熱、理其中土、蓋人身以精氣爲主、而不知氣生於精、精生於穀、穀化於脾、是以臨診細審、參以脈象、隨意變通、以脾胃爲主、治以升降爲運用、於斯道也無餘蘊矣、陳氏謂上焦得通、津液自下、胃氣因和、可爲治虛勞之秘、又謂小柴胡湯能治虛勞、亦不過參草培其中土、黃芩淸其相火、姜半降其胃逆、大棗養其脾精、君柴胡而理少陽、少陽在半表半裏之間、爲中氣之樞紐、樞軸運動中氣得以運行、非卽四象輪旋之義乎、噫、醫書之廣、汗牛充棟、而窮理格物之功、鮮難幾及、遂挾方書之某方治某病者、冀奏效於一時、雖其間亦多偶中、究之以病就方、而非探其本原也、吐血之忌干姜半夏、前人且筆之書、然果能明乎運用之法、又有君臣佐使監制之宜、旋且以之收效、亦何嘗在所必忌乎、惟在得其從逆兼行之用熟察而詳審之耳余之爲是說也未敢特創一解以立異、惟宗前賢之法而暢明之、倘博學者以爲勦說而炫奇余亦不辭其咎、實見世之患血證者、初起卽喜滋補、服之過多、血凝火鬱、醫者仍執前方病者終無後悔每成不治之證、心實憫焉、余宗前法治驗頗多、人以爲奇、醫以爲創原知醫方自出、業斯道者、各有所宗、但恐執而不化終非濟人利物之心余也不揣固陋筆之於書、醫術以濟人爲急倘蒙採及芻蕘更得明者而駁正之斯豈特余之幸也哉、

溫病說

王寄鷗

溫病一證仲景未出方治後賢擬議治法各出己見莫衷一是實則羣言淆亂衷諸聖內經言溫者淸之是不祧之治法也第淸之之法亦自不同溫邪內蘊藏府氣機鬱而成熱病發卽口渴宣通氣機乃治溫宗旨初治必以辛凉疏導氣機數日之後邪得外達加重寒凉逆折邪勢氣卽流通更以甘寒濟其後勢如破竹矣故初起雖

藥物學

藥物學

中西藥學匯參

鄭肖巖

草類

人參 參古作蓡又名神草產遼東甯古塔及吉林等處光紅結實者為眞品若東洋之太極參西洋之古港參氣味功用略有不同

中國學說

本經氣味甘微寒無毒主補五臟安精神定魂魄止驚悸除邪氣明目開心益智久服輕身延年○別錄療腸胃中冷心腹鼓痛胸脇逆滿霍亂吐逆調中止消渴通血脈破堅積令人不忘○甄權主五勞七傷虛損瘦弱止嘔噦補五臟六腑保中守神消胸中痰治肺痿乃癇疾冷氣逆上傷寒不下食凡虛而多夢紛紜者加之○李珣止煩躁變酸水○大明消食開調胃中治氣殺金石藥毒○元素治肺胃陽氣不足肺氣虛促短氣少氣補中緩中瀉心肺脾胃中火邪止渴生津液○時珍治男婦一切虛證發熱自汗眩暈頭痛反胃吐食痎瘧滑

瀉久痢小便頻數癃瀝勞倦內傷中風中暑痿痺吐血嗽血下血血淋血崩胎前產後諸病

二

日本學說

人參者漢藥之王也在中國及日本皆賞用之爲最良之興奮藥有多數變種（此蓋指潞黨參高麗參太極參古港參各種而言）其中以朝鮮產者爲最上品依猪子氏之實驗云人參爲興奮强壯藥固爲漢醫輩所珍重然徵諸臨床上之實驗則不甚讚賞在病症危急時毫無作用惟數日至數週間接續食之始覺營養稍佳其有效之成分未詳

富田長壽成氏之報告云脈微弱而易壓迫者用之則血壓漸增進用脈波計見脈波漸漸高起然猪子氏於血行器尙未實驗其有顯著之變化

藥學士井上圓治氏之實驗藥學雜誌報告之大要氏爲研究眞正人參之階梯先研究竹節人參發見一種原糖質在藥物學無甚趣味

若原糖質果爲心臟要藥則漢醫家之說爲不謬而人參之有效成分必爲原

藥物學

糖質矣

○鄭肖巖案神農本經上品首列人參漢張仲景制方悉遵本經傷寒論一百一十三方用人參方者有一十七方皆是因汗吐下之後亡其陰津取其救陰其理中湯吳茱萸湯以剛燥陽藥太過故取人參甘微寒之性養陰配陽以臻于中和之妙也此專指真人參而言若太極參氣味則甘平微苦若古港參氣味則苦寒微甘若高麗參潞黨參氣味則皆甘溫又不得籠統言之而毫無區別已奈庸淺之輩不察虛實但見發熱動手便攻且曰傷寒無補法是未窺仲祖之堂奧也若夫日本明治維新以前醫藥專重漢學自醫學堂興盡棄所學而學泰西之學其研究新理造詣雖深然就所試驗者言之以人參有原糖質爲化學試驗之成質又云脈微弱而易壓迫者用之則血壓漸增進而不知血不自生必先補氣而後血行卽彼所謂脈波漸漸高起也不觀葛可久十藥神書用花蕊石散十灰散化疼止血之後卽繼以獨參湯者正以脫血者須益其氣陽生則陰長其義顯然若火氣方逆血熱妄行則又當忌用已其曰病危急時

毫無作用者蓋彼第知人參有原糖質而未知人參佐桂附等品則實爲扶危之至寶救急之靈丹矣其曰原糖質爲心臟之要藥是又未知人參首補肺臟肺爲五臟之長百脈之宗司清濁之運化爲一身之槖籥且肺主氣益氣即以益血陽生陰長故五臟皆安又豈僅爲心臟要藥云爾乎哉總而言之不讀內難論略諸書以化學爲體驗之的據而藥理解之精微是終身由之不而知其道者已

紀事

復丁甘仁錢庠元兩君函（陰曆五月十一日）

上略敬啓者兩奉賜函知執事已決意辭職同人等一再苦留未邀曲諒深爲抱歉竊念執事擔任會務四月於茲辛苦經營熱心公益同人等久深銘感今竟無力挽留敬停執事爲會中名譽會員以誌不諼施診善舉本由執事組織而成頗得社會之信任將來之發達方未有艾仍請鼎力維持始終其事同人等當共效壤流之助將來會中之事尙望宏才賜教善始善終免貽局外之訾議同人等尤深感禱下略

本會致大共和報公函（已照刊十二號該報來函欄更正）（六月十一號）

上略閱本月六號貴報上海紀聞內有醫長招搖一則謂敝會總幹事某甲在外招搖傾軋同道以金錢主義爲目的等語查本會總幹事王問樵君自開會以來只任會中通信機關及一切招待之事于銀錢經濟素不經手卽如會中捐費等項亦均交由主任存收此外別無所謂金錢主義合請貴報更正以重名譽而彰公道下略

五月初二職員會公訂辦事權限

一主任職務主處理會中一切事件(甲)凡經常欵項之出入主任得隨時支配之其有特別用度須提出意見交評議部議決施行(乙)凡會中議决事件主任以爲未當者得提出意見交評議部覆議倘評議員與主任意見不同得交全體會員公決之(丙)凡會中重要文件或登報廣告須經評議部之議決主任之認可乃得發行一總幹事職務主執行會中一切事件(甲)凡各項用度重要文件經評議部之議決及主任之認可者由總幹事執行之(乙)凡經常事件例行通告總幹事得隨時答復由書記摘要錄簿公同察閱(丙)凡特別緊要事件發生總幹事得隨時商明主任開臨時評議會公決　一評議部主評議會中大小一切事件　各省舉定之請願代表　直隸　王殿垣易衛(由京師醫學會選出)　吳廷耀楊崇欽崔振軍(由北京西苑禁衛軍中醫院選出)　陝西　朱銘九曾毅齋楊倬雲　甘肅　陸錦紋惠恩甲　新疆　劉崇鼇　廣東　吳可觀劉筱雲(由九善堂宏中醫藥專門學校選出)　湖北　張樂隱由(湖北中西醫學會選出)　餘省除已認上海余君等爲總代表一致進行外俟有續報選出再行增刊

醫書

世界歷代名醫傳略（續第一期）　（許昭）

上古

神農

神農母曰女登有媧氏之女爲少典妃感神龍而生帝人身牛首長於姜水因以爲姓以火德王故曰炎帝帝始制醫藥時民有疾病未知藥石帝始味草木之滋察其寒溫平熱之性辨其君臣佐使之義神而化之遂作方書神農本草以療民疾而醫道立矣復察水泉甘苦令人知所趨避由是民無夭札之患天下宜之初都陳後居曲阜立一百二十年崩葬長沙（通鑑）（司馬貞補史記）

黃帝

黃帝姓公孫名軒轅有熊國君少典之子繼神農氏而有天下都軒轅之丘以土德王故號黃帝生而神靈弱而能言幼而循齊長而敦敏成而聰明帝察五氣立五運

洞性命紀陰陽咨於歧伯而作內經復命俞跗雷公察明堂究息脉巫彭桐君處方餌而人得以盡天年又嘗經土設井立步制畝養萬民而收其租稅設有疾病則不能力田以供餘食矣故帝欲立九鍼微鍼之法傳於後世令終身而不滅焉後鑄鼎於鼎湖山鼎成而白日升天（史記）

論曰上古之世狉狉榛榛民智未開罹疾苦而被夭橫者衆矣乃三聖人於發明事物之餘而復留心醫藥其所以康濟斯民者抑何仁哉自非神聖之君曷克臻此

僦貸季

僦貸季上古人歧伯師也上古使僦貸季理色脉而通神明合之金木水火土四時八風六合不離其常變化相移以觀其妙以知其要欲知其要則色脉是矣色以應日脉以應月常求其要則其要也夫色之變化以應四時之脉此上帝之所貴以合於神明也所以遠死而近生生道以長命曰聖王（內經）

鬼臾區

鬼臾區黃帝臣也述天元紀大論一篇黃帝得寶鼎冕侯問於鬼臾區（前漢郊祀

志）

岐伯

岐伯上古北地人黃帝臣也號稱天師與帝更相問難而著內經以垂萬世

雷公

雷公黃帝臣也善醫術述至教論一篇（內經）

俞跗

俞跗上古之良醫也療疾不以藥湯乃割皮解肌湔腸胃滌五藏已成必治鬼神避之搦木爲腦芷草爲軀吹竅定腦死者復生（韓詩外傳）

巫彭

巫彭古之始作醫者（說文）

桐君

桐君亦黃帝臣也爲爐煮藥白日飛昇

伯高少俞

伯高少俞二人亦皆黃帝臣也事迹未詳

商

巫咸

巫咸商相以帝堯爲鴻術醫能祝延人之福愈人之病祝樹樹枯祝鳥鳥墜（世本）

伊尹

伊尹殷相調和五味以致君以亞聖之才撰用神農本艸而作湯液明輕重清濁晰陰陽升降十二經表裏之宜後世皆祖其法

（未完）

醫書

傷寒序（續第一期）

包識生

曰半表裏病例凡一章所論風寒之邪中傷頸項脇下半表半裏者也

曰半表裏病陰陽邪表裏經氣傳章凡十六法以桂枝小柴建中大柴諸湯治頸項脇下中風傷寒表裏經氣虛實之病者也

曰半表裏病救誤禁誤例凡二章所論頸項脇下半表裏病火吐誤治者也

曰火誤諸傷禁誤章凡十一法以救逆湯治火誤傷裏諸病桂枝加桂湯桂枝甘草龍骨牡蠣湯治火誤傷表諸病者也曰吐誤諸傷禁誤章凡四法以溫胃之方治其吐誤虛症以調胃承氣湯治其吐誤實症者也

曰裏病例凡五章所論風寒之邪中傷胸腹裏病者也

曰表病裏傳陰陽邪結下部章凡四法以抵當湯治風寒之邪結在下部少

腹者也

曰表病裏傳陽結上部章凡十三法以陷胸諸湯治風邪結在上部胸上者六經之病也

曰假陽結章凡八法以五苓陷胸白散三方治其寒結以肺俞肝俞期門三穴治其熱結以柴胡治其血結以柴胡加減治其氣結假結胸者也

曰表病裏傳陰結中部章凡十六法以半夏瀉心湯十棗湯大黃黃連瀉心湯附子瀉心湯五苓散生姜瀉心湯甘草瀉心湯赤石脂禹餘糧湯旋覆代赭石湯麻杏甘膏湯桂枝人參湯大柴胡湯諸方治其陰邪結在中部腹中六經氣水之病者也

曰假陰結章凡二法以瓜蒂散治其邪結假結痞者也

曰暑病例凡一章所論暑邪傷太陽者也

曰暑病章凡三法以白虎加參湯治暑傷表裏之病者也

曰火病例凡一章所論火邪傷太陽者也

曰火病章凡三法以黄芩湯黄連湯加減治火傷樞開闔者也

曰濕病例凡一章所論濕邪傷太陽者也

曰濕病章凡二法以 枝附子湯甘草附子湯治風濕寒濕者也

曰燥病例凡一章所論燥邪傷太陽者也

曰燥病章凡三法以白虎湯炙甘草湯治燥邪傷表傷裏者也

陽明篇凡四例

曰陽明病總論例凡一章所論表邪傳裏之總論者也

曰裏病總論章凡二十九法所論陽明病之總論也

曰燥金表病虛實例凡三章所論燥邪在表虛實之病者也

曰少太正三綱燥病章凡三法以調胃承氣小承氣大承氣三湯治少陽太陽陽明燥病者也

曰燥傷神病章凡十三法以承氣湯白虎湯梔子豉湯猪苓湯治三陽三焦譫語之病者也

曰燥病三陽虛實章凡十二法以四逆湯梔子豉湯小柴胡湯蜜煎導法桂枝湯麻黃湯茵陳蒿湯抵當湯治陽明少陽太陽虛實燥病者也

曰燥金裏症虛實例凡三章所論燥邪在裏虛實之病者也

曰燥傷形病章凡五法以大承氣湯治胃腸燥屎之病者也

曰燥病陽虛陽亡陽實章凡八法以五苓散麻仁丸調胃承氣小承氣諸湯治胃府虛實燥病者也

曰六經燥病章凡七法以大承氣抵當湯治六經燥病歸府者也

曰燥病表裏相傳濕病例凡一章所論陽明傳入太陰之病者也

曰濕病章凡四法以茵陳蒿湯梔子蘖皮湯麻黃連軺赤小豆湯治表裏濕病者也

少陽篇凡一例

曰少陽病總論例凡一章所論表邪傳入半表裏之總論也

曰半表裏病總論章凡九法以柴胡湯治少陽火病風寒之邪者也

醫話

醫話

余伯陶

素盦醫話續第一期

解剖兩誌

前清光緒丙午三月、南昌熊季廉(元鍔)僑居滬濱、患肝氣痛、兼寒熱往來之證、往歐人所設利己醫院醫治、西醫云是肝癰、宜剖治、熊君素善英文、篤信西學、遂從其言、既剖視、却無所有、舁歸數日遽殂、熊君年少多才、竟至玉折、聞者惜之、

民國元年十月、山陰俞壽丞、寓滬、有女年十餘、患胃痛、已成宿疾、携往某醫院療治、西醫云須剖治、可免復發、從其言、既剖治、越日竟死、

按解割之術、吾國夙艷稱華元化、元化忤魏武、死于獄、其術其傳不傳于中土、而流衍于海西、西人得以解剖之術、著于寰區、然西士精于解剖者、往往不樂遠游、其肯來吾國者、已非超羣絕倫之材、而剖腹療疾、又人世極難之事、稍有舛誤、祇速其死、彙誌焉、彌有深嘅、

嘗藥始於伏羲

伏羲嘗味百藥見於孔叢子可知嘗藥不始神農而始於伏羲如史稱古者民皆茹草飲水時多疾病毒傷之害於是神農乃教民播種五穀嘗百草之滋味水泉之甘苦令民知所避就而辨別其可食與否未必專指醫藥也史册又言神農始味百草之滋察其寒溫平熱之性辨其君臣佐使之義嘗一日而遇七十毒神而化之遂作方書以療民疾是明指醫藥而言幾疑孔鮒之說爲無據矣愚謂嘗藥創於伏羲至神農推擴之而藥始大備亦猶六書作於伏羲而論字學者皆謂始於黃帝之史倉頡而不謂始於伏羲也

巫醫辨

魯論人而無恆不可以作巫醫註巫所以交鬼神醫所以寄死生蓋以一事分而爲二紫陽之誤實誤於揚雄太玄經爲醫爲巫祝一語以醫爲賤役而輕之乃僅與巫祝相等夷宜乎醫道之淪替至於今日也按周禮夏官巫馬掌養疾馬而乘治之蓋巫馬卽醫馬之官巫亦醫也山海經開明東有巫彭巫抵巫陽巫履巫凡巫相註皆

神醫也郭璞巫咸山序云巫咸者實以鴻術爲帝堯醫是巫本通乎神明而醫之良者幾若通乎神明也以醫爲巫蓋鋍之之辭而非眞爲巫祝也明矣廣韻集韻醫通作毉尤爲不刋之證故曰巫醫者蓋醫之神者也

醫話

龔鼎臣醫述

巴楚之地俗信巫鬼實自古而然當五氣相沴或致癘疫之苦率謂天時被是疾非醫藥所能攻故請禱鬼神無少暇雞豚鴨羊之薦惟恐不豐迨其不效則莫不自咎事鬼神之未至或幸而愈乃曰由禱之勤也薦之數也不然烏能與天時抗乎有治之不早其疾氣之毒日相熏灼一家之人皆至乎病故雖親友之厚百步之外不敢望其門廬以至得病之家懼相遷染子畏其父婦避其夫若富財之人尚得一巫覡守之其窮匱者獨僵臥呻吟一室而已如是則不特絕醫藥之饋其飲食之給蓋亦闕如是以死者未嘗不十八九而民終不悟

日醫東洞先生治驗

日本某兒生五歲、啞而癇、癇日一發、或再發、虛尫羸憊、旦夕待斃、先生診之、心下痞、按之濡、始與大黃黃連湯、飲至百日、所痞去而癇亦止、然脇下支滿、啞尙如故、更作小柴胡湯、及三黃丸、間以大陷胸丸攻之、約半載許、一日乳母擁兒倚門、適有牽馬而過者、兒忽呼曰牟痲、父母喜甚、乃襁負俱來、試拈糖菓以挑其呼、兒忽復呼曰牟痲、（日語甘美之味總謂之牟痲、馬亦謂牟痲、日語相通、）父母以爲過願、踊躍不自勝、因服前方數月、言語卒如常兒、（建殊錄）

大火掃疫

哥阿烏嚢國人盡患疫、內有名醫名依卜加得、不以藥石、令城內外遍舉大火、燒一晝夜、火息而病亦愈矣、蓋疫爲邪氣所侵、火氣猛烈、能蕩滌諸邪、邪盡而疾愈、亦至理也、（職方外紀）

醫話

景景醫話

陸晉笙

腸癰

族姪欽文、號佩珊、其高祖自蘇遷常、惕身叔(名爾昭)之孫也、赴日本游學返、見余曰、赴東入普通學校一年、方畢業、患腸癰、入醫院、東醫曰、是不難、剖而去之可也、不旬日已不復、詑以爲神、遂留以東醫爲師、在千葉孫專門醫學校習業、又二年學成、今得畢業憑而返、余詳問其狀、亦甚驚異、嗣赴常赴甯、忽聞其又驟赴日本、未知何事、不一月得其家中書來、謂舊病復發、不能自療、急至日本、求其師醫治、師仍曰是不難、剖而去之可也、迺不料一剖而後溘然未醒、不知何以昔者效而今不效、余默思其故、前者之效、氣血未衰、愈後失調、元未復而病根仍在、後者之不效、氣血已衰、是以遽殞耳、乃知猶是病也、而體之虛實、不可以不辨、混同治之、可乎哉、

急痧

江建霞、名標、余至好也、一夕筵次、聞其咳嗽、余曰、君咳不暢、有外邪閉塞肺經、宜服開洩藥、江曰、有西醫勸服止嗽藥水、擬卽服之矣、余曰、西藥余未詳其性、但顧名思義、恐是刧劑、古云傷風不醒便成勞、似不宜服、渠意不謂然、江與余省試先後出汪瑤庭先生門、時汪任長邑、其明日爲師母壽誕、約祝壽再見、至明日江不至、晚筵時瑤師云江僕來言、建霞病不來矣、以爲小恙、未之省視、又匝月餘聞噩耗、爲之駭然、不意筵次一別、遂成永訣、後晤其兄若緯、云病重時曾至曹君智涵處診治、曹極言病險、建霞猶不爲然、曹告其家人曰、尺脉弱甚、腎虧已極、余細思之、此猶時邪留於肺、肺病金不生水、爲止嗽藥水强止其嗽之害、蓋腎陰素虧者、肺熱液涸、腎無來源、往往不起、勞瘵中有七日之急勞、半由於此、人皆以爲日甚短、不疑其爲勞耳、

艸頭方

余友范某、其岳走方醫也、有草研爛、以少許貼山根、取泡、挑破、治走馬牙疳極效、范識其草、到處皆有、而不知其名、余曾囑其覓來、植諸盆、不久卽萎、繼余姪女患是病、兄來索此草無以應、但以意會之、囑其用喉科中異功散少許、和蒜搗爛、亦於山根

取泡果效、記得張舜欽傳方、用斑蝥麝香白胡椒調薄荷油、貼兩太陽取泡、治頭痛如刀劈者、亦此意也、病之經絡不同、則貼之穴道亦異、以此類推、當再可以治他病之宜拔毒外散者、

醫話

化驗單方

前十餘日、見某報載有人患恙、鄰予以單方藥兩味、係大辛大溫發汗散氣者、服後即殞、某告諸公庭、命西醫取藥化驗、皆無毒、余按凡病之不在表者、及表分素虛者、皆忌表、病之不在裏者、及在裏而不實者、皆忌下、故麻黃細辛大黃芒硝、並足以殺人、即和平之品、苟不對症、亦足以輕病變重、重病致死、取諸藥以化驗、豈必有毒乎、

倒視

民立報四月三十日載美國阿倭吾亞市有少年各柏魯迭拉其官能之奇異、映於眼者順皆爲逆、如下樓梯則目爲上、而墜落者屢矣、馬車從右來則目爲左、而衝仆者又屢矣、就診於紐約專門醫希蒙博士、據云係因視神經有異狀之故、竊考名醫類案載呂滄洲案、視物皆倒植、謂爲倒其膽府、陳吉老案、視正物皆斜、斜者反正、謂

爲閃倒肝之一葉搭於肺上又某方堂云見棹椅等平者及側側者反正者此胸膈有伏痰也魏玉横駁陳案謂肝去肺位甚遠安能上搭余謂目系内連肝膽此就痰滯膽絡治用膽星半夏絲瓜絡瓜蔞實赤芍等當不致悞錢仲陽用郁李治目張不得暝此藥亦可移治至孫眞人謂風入腦則視一物爲兩李東垣謂食辛熱物太甚辛主散熱助火上乘於腦則視物無的實以小爲大以短爲長張子和謂痰熱病則目視壁上皆是紅蓮花與上症雖稍異而皆可互參惟視一爲兩視小爲大痰症有虛之慮症亦多精散故也須於脉症詳辨之

醫　案

隱溪醫案

顏伯卿

慢胎二則

丙午秋間、鄞縣南鄉黄古林吳春生君、耳順之年、家道小康、膝下僅一男、業瘍科、年廿四授室、後二年而歿、其媳月事六十日不至、於其夫落葬後、忽腰腹疼痛、經來點滴不止、延余診之、寸關尙和、左尺滑細、右尺濇大、面色正黄、惟年壽魚尾帶青、屬妊娠三月、夫死悲痛哀號、肝木内動、不能藏血、故下血、憂思傷脾、飲食不進、水谷之精、無以養胃而輸脾、脾胃氣弱、故不能繫胞而胎動、經云三月爲始胚、肝之氣養之、四月爲始胎、脾之氣養之、肝脾之氣不和、胎漏腹痛、職是故耳、此内因七情所傷、擬用逍遙散作湯、去丹皮薄荷、加膠艾、一以疏肝清熱、佐以安胎止血、服兩帖、血即止、腹痛亦差、再以八珍去川芎、加續斷杜仲、五六帖而安、但每月必來紅、如經期進前、方四五帖方止、渠翁延他醫診治、閱五六位、皆云非胎、余細察其脈、仍是滑疾、散確是娠子無疑、囑渠勿服他藥、按月於紅未至之前、用四物加杜仲續斷寄生鮮苧麻根服五六帖、至第八月經止痛差、腹如五六月之孕、彼族人始欲立繼、因此疑惑而中止、後以八珍加子芩阿膠每月按期服之、或四五帖、或七八帖、戊申二月下浣吳君夫婦與寡媳、抱一孩踵余門拜謝、云其孫子已彌月、舉家慶幸、計自受娠至今正月十六日產下、足二十二月、母子獲安、若非先生認症明白、用藥確當、焉有今日哉、且子喪兩年、今產孫孩、族人難保不繁言嘖嘖、吳氏有嗣、先生之賜也、僕爲之喜極、既而嘆曰、危乎哉、使當日同道諸人、衆口一詞、稍或舍已從人、以通瘀破氣之品、絕人之嗣而不覺、可不警懼乎、援筆記之、以留他日之經驗、

丙午孟冬、甬之江東東勝街、夏源興北號長房某君之夫人、年三十二歲、云自念四歲生一女、已後不孕、至乙已春三月、月事不至九十餘天、此後按月而至、至則比昔減半、色鮮紅、腹內有物、形似拳狀、諸專科咸謂痞塊、又謂癥結、服破氣血之藥、則腹痛不安、已八九期矣、延余診之、其脈若平人、六部皆和、其人身軀豐肥、肥人脉沉重按至骨、則兩尺脉滑實如珠、右寸關細弱、左關弦細、此症與唐書、太宗之妹胡陽公

主之胎氣相似彼常殞胎太醫院用泛常固胎之劑百藥罔效至四五月必墜某老醫自荐善能安公主之胎診畢曰形肥氣血兩旺膏粱無厭油膜太厚胞外脂滿加以溫補雜投至四五月胎欲長而氣秘塞欲其不墜豈可得乎用苦寒燥濕之品以清火滲濕佐以疎肝理脾如芩連枳朴白朮香砂陳半蘇葉之類間用芒硝大黃下其油脂積滯使其胎氣寬舒裕如果然漏止胎安滿十月而產下觀古人安胎必視其人之體質肥瘦虛實以補偏救弊爲合法今夏姓婦形肥色白聲音抵小是血旺氣虛亦有油膜秘塞子宮之患因血旺肝熱故漏下而不墜氣虛脾寒故胎氣不能長與胡陽公主氣血並旺而少異耳用六君子湯加歸芎杜仲續斷黃耆砂仁以補氣扶脾佐丹參蘇葉子芩以和血清肝每月七八帖至次年丁未二月始經止腹漸大仍以八珍加疎肝和血按月服十帖戊申六月初一子刻舉一男髮寸許皮膚寬厚計足四十個月而產於慢胎中可稱最多月數也

神州醫藥學報

四

雜　俎

神州醫藥學報校勘記第一期

錢縉甫

發刊辭及創設中華醫學之倡議按時立說溝通中西日光如炬手筆如椽定堪不朽　婦女多肝病論　謂肝木中多相火火勝則水虧木失養而肝病作矣說理極精確然前人每言肝病多由乎木鬱木鬱多由乎土衰與此似相反其實兩說當並存不可偏廢　起首兩行似宜删離內陰外陽坎內陽外陰坎爲中男離爲中女然則以內陽外陰屬女子於義反矣又後天離南坎北陰中有陽陽中有陰古人所謂陰陽互爲其根也似不宜單說一方面　謂巽離兌皆陽多於陰極妙蓋惟陽多於陰故肝火易動致多肝病也逍遙散以柴胡爲君藥中有苓朮薑薄與清潤滋養四字未能脗合宜酌　說菌篇　風字自從虫愚意言風動蟲生可也必因此而謂風與蟲一而二二而一以强合乎西醫之所謂菌似屬附會且窮其弊恐後之人將以治蟲之藥治風　此條似不必辨吾身中有微生蟲必是氣血所化吾國醫學專長

神州醫藥學報　第二期

在治氣氣和則蟲自不爲患也至以顯微鏡察微生物此乃彼之所長我當學之不必護短　祝由科爲道教所僞託考　極精博云際此醫學過渡時代若再講習此科不免貽泰東西迷信之譏然哉然哉　內經析疑篇　愚意內經一書必非黃帝時原書惟中古師多口授轉相傳習此書大約至秦漢間始完全究存古意畢竟可寶今日所急欲講求者當去其所不可信而存其所必可信使後人依據一無回惑勢非另編不可此事須吾醫門豪傑之士分而任之　高子波君來函　敍方案大可取法足見中醫確有效力

檢疫感言　（顏伯卿）

前清光緒初年廣東下四府雷廉高韶等州發生一種時疫先鼠死人吸其氣則發壯熱昏狂項上腋下腿縫必有一處起核二三日歿者有旦發夕死者鼠死道上多者沿門闔戶死亡相繼慘不忍覩僕曾著鼠疫源流一篇復數年延及惠潮嘉數府又數年及福建漳泉興化數府矣近數年及省垣矣察其疫之來自西南各郡逆行東南諸郡冬至後即發生尚有可治者春分後夏至前則更暴厲矣過小暑則漸輕

三十餘年大同小異是中國各通商口岸設西醫檢疫所由地方官給以津貼假以利權凡疫症發生地方輪船駛往他港者進口之際必勒令停船西醫登輪船調驗其搭客無分男婦老幼有病容或項頸生疾核勒入該病所禁錮飲以藥水有不測而死者有幸免放出者其行李或縱火焚燒或藥水薰洗往南洋各島之華人更爲慘酷任其所爲莫敢仰視外埠係歐人勢力範圍姑置勿論獨怪我國內地不肯長官以舐痔媚外爲文明凌虐同胞其慣技援人以柄太阿倒持西醫因余愼重衞生不如是將使傳染他人曾憶十餘年前僕挈眷由汕頭附輪來申次子項上疾核檢疫西醫指爲鼠核欲勒禁該所得買辦唐君緩頰而免亦云幸矣中國旅行欲免受此檢疫之干涉必須大加改良醫藥兩界爭回利權自設醫院以中醫檢驗中國人卽果有患疫者以中法治之我人得享自由之福達到目的其在同道諸公乎

丐醫

梅詠仙

醫而爲丐、醫之最賤者也、丐而爲醫、丐之妄爲者也、有識之人、早知其窮極無聊招搖撞騙、癸丑四月、有江湖乞丐九人、假託名山仙人、羣至金山轄之朱涇鎭、盤踞下塘邑廟、謠言散播、信口雌黃、謂善治瘋勞臌膈、及一切內外重症、於是抱病之徒、眞僞莫辨、聞風而往者、日有數百餘人之多、如山陰道上、應接不暇、閲其所用藥品、不外蒼朮白芷麻黃銀柴胡之屬、並不書方、但能口傳、四鄉之人爲其誤藥而死者、不知凡幾、噫、醫乃高尚之營業、必具高尚之學識、非讀書十年不爲功、豈庸人下流、不知文義而亦能爲醫也、哉何以抱病之徒、夢夢若是、輕棄生命於乞丐之手、此予所大惑不解者也、在朱不數日、詭譎之術敗露於外、自知朱涇非久安之地、恐行政官干涉、乃乘夜遷移於金山衛之邑廟、賣法治術、悉變前例、設立掛號處於門首、囑他丐司其事、不取號金、但收白米二升、無論何種病證、祇付冬青葉一張、清水一鐘、傚古時蘇耽橘井之意、其營業之發達、日甚一日、究竟是仙非仙、在明眼人早已鑒破、惟鄉愚無知、仍執迷不悟也、因草此篇、以供海內方家一笑、

本會緊要通告

本會前議遷移一節業已作罷會所一仍其舊恐未周知特此奉佈

本報徵文

本會同人組織學報專以研究眞理集思廣益爲宗旨自本年陰歷四月十五日起月出一册以期交換智識溝通中西見聞倘蒙　海內文豪不吝教誨如有鴻篇雅著以及前人遺集經驗良方務希隨時　賜寄以便按期選登俾得匡助醫林遺餉同志無任懽迎企禱之至惟原稿槪不寄還

本報特別廣告

本報爲推廣聲氣起見倘蒙　諸君惠稿一經選登則全年贈閱本報一份藉答高雅其能擔任按月寄稿者並得將　玉照寄下印入本報俾讀是文而心儀其人者勿憾覿面之艱也

神州醫藥總會藥品陳列所啓事

啓者本所籌備三月規模粗具茲定陰歷六月初一日開幕凡我醫藥

界同人有發明各種靈效藥品以及土產藥材者（寄來藥物務將功效用法及製造人姓名住址詳細說明）倘祈迅賜陳列俾便介紹於社會以期醫藥之彙通以符發達之本旨則醫藥界幸甚中國幸甚

再啓者如蒙　同志惠寄藥品函件祈直接上海南市鹹瓜街藥業公所爲禱

貴處通信地點併祈開示以便答覆

送診貧病贈集驗方廣告

周小農乂署伯華受業張聿青氏旅申行道十餘載己酉入警署爲醫員者三載辛亥冬予告回籍侍養診所無錫西門外棉花巷貧病送治并贈新刊集驗方治家格言繹義等外埠函索附郵票三分郎寄

會員題名錄

（上海）　余伯陶　（主任兼經濟）　王問樵　（總幹事）李搢臣　陳粟香
陳根儒　顏伯卿　宗洞天　顧叔惠　（以上文牘員）　葛吉卿　杜子良
王祖德　王子松　葉晉叔　陸晉笙　馬逢伯　徐相宸　張禾芬　徐宗揚
楊聞川　錢華嶺　姚純青　隨仲卿　高子波　盧蓮士　毛玉書　沈琢如
熊晉閣　朱述景　谷幼香　黃杏卿　李韻標　華祥品　鮑承良　梁達樵
柯春喬　丁　今　（以上評議員）　包識生　葉心如　（幹事兼交際）
沈智民　（書記兼會計）　桑楚臣　（書記員）林渭川　朱堯臣　應鶴峯
沈葆聯　倪銘三　楊鐵珊　楊靜山　樊發元　楊季明　徐少圃　曹仲銘
徐錦棠　王佐才　周誠齋　陸慕君　張顧卿　（以上調查員）　丁廿仁
錢庠元（名譽會員）楊丹霞　葉星如　傅春波　雷復生　郁聞堯　許鶴丹
凌永言　陳希曾　王立才　沈仲芳　張頌清　徐小圃　沈綬臣　毛幼安
侯堯夫　朱明德　董鯉庭　王雨香　俞佑喬　葉鑑清　余小鐵　高甲三
蔡遜忱　周濟平　周湘園　陸瓚甫　宋雲燕　戚維陞　郭子相　陸稼軒
楊辛孟　蔣雲洲　臧蓮舫　莊澄廉　王覺初　潘夢齋　王海嶠　黃少岐
汪雨田　胡恩甫　陳久香　朱少坡　王舜卿　張鈞堂　鄭少卿　許春山

二

郤鈞疇 吳介臣 盛在餘 華永祺 馬鏡清 應韞玉 王益之 姜渭棠
俞得琈 翟蘭齋 馮天頤 孔斌章 裘錫九 丁祿生 杜翼如 詹清如
汪靜陶 楊筱宋 李麓門 徐棠芬 沈如耀 劉月亭 沈伯珩 徐天池
楊伯寅 岑吉人 程梅卿 華丹卿 陳漢洲 黃筱棠 張炳輝 余文標
徐利舟 吳愛人 章經記 沈仲裕 葛仁勇 董瑞庭 舒行生 張菊池
陶慶雲 錢治安 宋梧岡 武威三 沈玉珊 馬頤之 呂濟川 程菊似
徐敏丞 朱愼先 鄭金寶 劉九皋 汪耀如 金萬伯 王夢魁 忻國瑞
邱紹祺 黃時泉 應馥庵 賀鴻樹 楊藎誠 朱紹蘭 張宏昇 方吟香
朱守仁 巢志仁 華祝三 任際蓮 陳芝庭 樂錦泉 鄭靜潮 金品三
倪鑫南 李秩吾 吳梅巖 楊紹南 郭杏村 謝彭齡 吳金彪 俞騰夫
王潛霆 宋金澄 王啟沅 史騰蛟 胡瑞芬 戴耀臣 孫花農 歐秉直
俞執夫 周淺生 崔礪山 楊景棠 李樸勤 林梓庭 劉松山 翁久齡
童芝蓀 徐潤祥 吳涼澄 丁洪祥 陸鏡清 顧濟川 黎庶棠 童懷清
羅榆舟 陶葆珍 劉子良 丁爾昌 黃曉初 秦文甫 孫溥泉 張芳坪
端伯馨 程可均 陳叔英 羅子卿 劉韻良 黃貴良 姜成一 (江蘇)
王筱石 李晉丞 郭寅康 鄭嵩崖 濮鳳笙 刁星軒 陳培卿 徐賓如

錢受之 楊伯雅 嚴富春 任桐軒 接子彬 蔣雨塘 藍月恒 戴穀孫
王葆年 錢杏蓀 梅詠仙 袁桂生 張始生 馮箴若 衛企封 賈瑞甫
錢縉甫 王仲蓀 聶毓芳 查貢夫 詹鴻恩 錢大謙 周善儒 周登元
陳彩芳 陸子安 包鴻藻 劉世傑 黃頌淵 朱吉生 朱振華 葉華農
劉國安 顧紹濂 孫汝謙 陳冠勛 金純伯 鄭清彥 朱文標 呂汝勛
顧紹辛 姚小陶 蔣少春 吳通甫 徐謙權 狄志一 陳祥聲 姜兆熊
湯逸生 錢達夫 徐石生 陸少玉 王仁夫 許鐵山 陸華榮 蔡苣懷
郭鄧奎 潘少岐 程文卿 張敬甫 唐濟之 陸夢熊 陳珀龕 孫漢庭
趙祝禹 俞本立 馬鼎 沙柏青 李雲卿 莫幼棠 沈南良 沈仰墀
甘頌川 甘康伊 金子淇 甘卓甫 周香谷 金緝卿 張邁荃 馬九皋
徐勤安 湯回春 秦少蓮 金鳳石 李瑩玉 馬良臣 戴寶三 呂齊眉
范卓齋 何俟清 袁价人 張書堂 楊燧熙 董英亞 張漱溪 張紹曾
汪星源 張鎔經 何望達 張友仁 張契回 楊梅汀 倪式如 顧祝三
翁元順 施星珠 方雨甘 徐子謙 金儒生 陳飛喬 潘潤清 吳致遠
盛志聰 施湘三 施奇芳 葉宣成 王壽芝 徐賡庭 朱守仁 王蔭霖
（浙江） 杭辛齋 葉漱六 李雲年 張頌元 馮銘三 謝旦初 張韻生

四

胡蓮玉 李芷洲 都敬齋 陳子康 柴鑫伯 黄璉溪 何子香 王香巖
莫尚古 宋梅卿 朱俊甫 沈吉人 陳柏亭 沈少珊 徐兼山 杜馥春
詹子翔 周服聖 陸新堂 魏大柱 胡寶書 韓漸逵 汪星槎 周肖彭
羅煒彤 金惠卿 陳壽民 邵少棠 葉倚春 胡錫齡 何廉臣 包月瑚
宋偉臣 朱庚身 沈萊臣 張藝成 周　渠 陳蓴堂 楊蓀階 陸屏侯
汪竹安 何穉香 施炙吾 沈書天 胡東皋 嚴鄉麐 駱保安 陳麗川
王坤元 陳樾喬 高杏林 鍾純泮 高純生 俞卿三 李欽一 徐琬笙
李純蓀 劉達人 傅鞠生 姜顯承 沈仰峯 張時遜 盧弦庵 胡作屏
時海珊 曹樹棠 李韻笙 繆可樑 嚴海葆 林芝書 曹桂舫 李曙東
李清輝 林志遜 王振文 陸光亮 楊景松 張織孫 范文甫 繆杏春
杜志瀛 鄔琴譜 葉水薌 沈藹卿 陳月峯 李仲樞 李孟蓮 戴芷馨
鄖耘莘 勞心田 張樾上 徐燮堂 吳開泉 范鹿賓 鄔幼石 鄔蘭孫
俞筱山 鄔慕純 蔡鏡清 沈錦章 胡瀛嶠 杜同甲 潘文濤 顧鈿榮
楊厚栽 何幼廉 何肖廉 高德僧 羅錦榮 太和堂 駱靜安 陳心田
李守初 陳幽清 沈柏榮 徐仙槎 張丙揚 大元堂 錢少棠 錢少楠
嚴紹歧 杜荷墅 蔣宗濂 范炳如 沈瑞康 徐品榮 顧壽棠 葛善慶

徐康壽　談　泮　陳士楷　陳第聲　單作霖　洪橘泉　蔡敦禮　胡念祖
（福建）鄭肖巖　劉甫川　劉杏村　藍佳葵　雷典如　孫組瑨　包德瓊
方澍桐　陳剛鈞　陳元賡　陳英如　陳紀西　何幼皋　蔣麗水　丁仲洸
林綺賡　方雪村　林心齋　王菊初　何名藩　陳燮藩　陶炳璋　吳懋功
林直候　盧幼竹　陳穀貽　林俊鋭　陳瑞麟　陳利隆　鄭兆斌　柯寶瓊
翁清如　林良慶　危慶烈　嚴厚森　胡元烺　包德輝　翁良安　賴佩瑜
高潤生　鄭益年　林世煐　林佑賢　鄭幼蘭　林少玉　（河南）石炳南
楊又笙　鮑新芙　周淑猷　李調鼐　杜仲蕃　田陶濱　張相臣　劉輔辰
孟震九　曾謹權　魏雨亭　魏仙波　王恩齋　陳性全　謝君亮　汪芸蓀
袁述之　曾慎齋　金受伯　周少廷　茅伯康　毛潤康　石琴甫　馬子和
趙仲敏　郝稚軒　（廣東）黎天佑　趙偉菴　陳子寶　翟松年　吳栁灣
林映輝　陳晤初　張耀堂　陳公鐵　溫伯慈　陳三省　蘇佛影　蘇志雄
黃芝泉　溫勤生　何國經　盧少苑　左森南　蔡均池　梁洛儔　何華廷
陳惠南　左　禮　梅雨田　陳惠普　陳春畋　吳可觀　劉筱雲　陳子芳
黃錦凡　黃鶴儔　何　煊　何少經　康晉卿　陳逸漁　傅躍門　廖竹南
盧國華　鄧熾南　廖廷光　陳而壽　陳　琦　何少泉　溫日南　黎景南

五

溫致中 溫幹廷 左杞南 溫歡宜 溫景鏜 陳渭川 謝滌莪（廣西）
黎肅軍（江西） 陳雨辰 郭壽羣 王慶雲（安徽） 甘少農 祖平軒
楊子寬 崇小葵 魏漢川 湯立夫 李竹溪（巢縣） 羅雲峯 楊燮廷
蘇雨田 胡馥生 胡德森 解碧潭 蔣筱溥 李竹溪（蕪湖） 葛錦章
方止逸 楊文欽 戴雪舫（直隸） 陳春園 張振聲 田瑞泰 王廷鐸
齊如璟 吳廷耀 閻亞愚 王文裕 楊鑄園 楊育忠 楊育曾 蕭九韶
韓旭東 金汝瑛 管雅泉 銳健福 王殿垣 易　衛 李崑浦 王守誠
胡振聲 趙　珍 李文屏 方　壇 王　利 劉雲鵬 潘振方 楊崇欽
崔振軍 黃汝栩 福　文 李介臣 薄永和（四川） 戴伯輿 黃壽萱
姜選臣 劉冠三 譚懋祿 羅全章 羅勉難（湖南） 羅國壽（湖北）
陳渭漁 楊小川 法小泉 陸慕班 楊小階 楊秉三 張樂隱 蔡耔誠
（陝西） 曾毅齋 朱銘九 楊倬雲（甘肅） 陸錦紋 惠恩甲（新疆）
劉崇釐（山東） 姚鎔村（日本） 衛鶴儔（新嘉坡） 陳子波（越南）
陳伍之 吳季純（暹羅） 陳鶴巢

定價表

册數	大洋	郵費	合計
一	一角	一分	一角一分
六	五角半	六分	六角一分
十二	一元	一角二分	一元一角二分

定價郵費概請先付空函作訂恕不寄報

廣告價表

一行	三十二字	一回二角	全年一元
一頁	十三行	一回二元	全年二十元

凡欲惠登廣告者務於發行之前半月寄至本社無費恕不刊登

板權所有 不許轉載

編輯者 余伯陶

編輯所 跑馬浜安康里

發行者 神州醫藥總會

中華民國郵政局特准掛號認爲新聞紙類
民國二年七月十八號發行[illegible]
癸丑六月朔日每月一冊月朔出版

神州醫藥學報

（第三期）

醫藥學報第三期目次

名譽贊成員

岑春煊　樊增祥　劉揆一　鈕惕生　王芝祥　蔣翌武　蔡濟民　張謇
張鳴岐　漆運鈞　蔣百器　高子白　居[illegible]正　李佳白　沈仲禮　聶榕卿
朱曉南　朱福詵　呂天民　謝鴻藻　鄧文輝　單鎮　姚雨平　何海鳴
周浩　王聘三　秦右衡　徐琢仙　柴蓮馥　宋渭潤　周金箴　王一亭
陳潤夫　王中丹　施炳卿　江霄緯　尤先甲　唐鳳墀　王豐鎬　葉惠鈞
夏粹芳　朱葆三　許默齋　席錫藩　姚滌源　蔡壽卿　焦樂山　邵琴濤
席嘉蓀　楊子飛　沈聯芳　貝潤生　羅煥章　夏芷芳　蘇稼秋　陳巽倩

會員題名錄

（上海）余伯陶（主任兼經濟）王問樵（總幹事）李揞臣　陳粟香
陳根儒　顏伯卿　宗洞天　顧叔惠（以上文牘員）葛吉卿　杜子良
王祖德　王子松　葉晉叔　陸晉笙　馬逢伯　徐相宸　張禾芬　徐宗揚
楊聞川　錢華嶺　姚純青　隨仲卿　高子波　毛玉書　沈琢如　熊普閣
朱述景　谷幼香　黃杏卿　李韻標　華祥品　鮑承良　梁達樵　應鶴峯
柯春喬　于今（以上評議員）包識生　葉心如（幹事兼交際）
林謂川　朱堯臣（交際員）沈智民（書記兼會計）桑楚臣（書記員）

一

沈葆聯 倪銘三 楊鐵珊 楊靜山 樊發元 楊季明 徐少圃 曹仲銘 徐錦棠 王佐才 陸慕君 張卿頤（以上調査員） 丁甘仁 錢庠元（名譽會員） 楊丹霞 葉星如 傅春波 雷復生 郁聞堯 許鶴丹 凌永言 陳希曾 王立才 沈仲芳 張頌清 徐小圃 沈綬臣 毛幼安 周誠齋 侯堯夫 朱明德 董鯉庭 王雨香 俞佑喬 葉鑑清 余小鐵 高甲三 張始生 蔡遜忱 周濟平 周湘園 陸瓚甫 宋雲蒸 戚維陞 郭子相 陸稼軒 陳次山 楊辛孟 蔣雲洲 臧蓮舫 莊澄廉 王覺初 潘蓴齋 王海嶠 黃少岐 杜靜仙 汪雨田 胡恩甫 陳久香 朱少坡 王舜卿 張鈞堂 鄭少卿 許春山 張邁荃 邵鈞疇 吳介臣 盛在餘 華永祺 馬鏡清 應韞玉 王益之 姜渭棠 俞得琫 翟蘭齋 馮天頤 孔斌章 裘錫九 丁祿生 杜翼如 詹清如 汪靜陶 楊筱宋 李麓門 徐棠芬 沈如耀 劉月亭 沈伯珩 徐天池 楊伯寅 岑吉人 程梅卿 華丹卿 陳漢洲 黃筱堂 張炳輝 余文標 徐利光 吳愛人 章經記 沈仲裕 葛仁勇 董瑞庭 紓行生 張菊池 陶慶雲 錢治安 宋梧岡 武威三 沈玉珊 馬頤之 呂濟川 程菊似 徐敏丞 朱愼先 鄭金寶 劉九皐 汪耀如 金萬伯 王夢魁 忻國瑞 邱小亭 黃時泉 應馥庵 賀鴻樹

二

楊蓋誠　朱紹蘭　張宏昇　方吟香　宋守仁　巢志仁　華祝三　任際運
陳芝庭　樂錦泉　鄒靜潮　金品三　倪鑫南　李秩吾　吳梅巖　楊紹甫
郭杏村　謝彭齡　吳金彪　俞騰夫　王濬盦　宋金澄　王啓沅　史騰蛟
胡瑞芬　戴耀臣　孫花農　歐秉直　俞執夫　周薐生　崔礪山　楊景堂
李樸勤　林梓庭　劉松山　翁久齡　童芝蓀　徐潤祥　吳涼澄　丁洪祥
陸鏡清　顧濟川　黎庶棠　童懷清　黃頌淵　羅榆舟　陶葆珍　劉子良
丁爾昌　黃曉初　秦文甫　孫溥泉　張芳坪　程文彬　端伯馨　程可均
陳叔英　羅子卿　劉韵良　黃貫良　姜成一　（江蘇）　王筱石　李晉丞
郭寅康　鄒嵩庢　濮鳳笙　刁星軒　陳培卿　徐賓如　錢受之　楊伯雅
嚴富春　任桐軒　接之彬　蔣雨塘　藍月恆　戴穀孫　王葆年　錢杏蓀
梅詠仙　袁桂生　馮箴若　衛企封　賈瑞甫　錢縉甫　王仲蓀　聶毓芳
查貢夫　詹鴻恩　錢大經　周善儒　周登元　陳彩芳　陸子安　包鴻藻
劉世傑　朱吉生　朱振華　葉華農　劉國安　顧紹濂　孫汝謙　陳冠勛
金純伯　鄭清彥　朱文標　呂汝勛　顧紹辛　姚小陶　蔣少春　吳通甫
徐謹權　狄志一　陳祥聲　姜兆熊　湯逸生　錢達夫　徐石生　陸少玉
王仁夫　許鐵山　陸華榮　蔡莅懷　郭鄧奎　潘少岐　程文卿　張燮甫

唐濟之　陸夢熊　陳珀盦　孫漢庭　趙祝禹　俞本立　馬　鼎　沙柏青
李雲卿　莫幼棠　沈南良　沈仰墀　甘頌川　甘康伊　金子淇　甘卓甫
周香谷　金緝卿　王聞喜　馬九臯　徐勤安　湯囘春　秦少蓮　金鳳石
李瑩玉　馬良臣　戴寶山　呂齊眉　范卓齋　何侯清　袁价人　張書堂
楊燧熙　董英亞　張漱溪　張紹曾　汪星源　張鎔經　何望達　張友仁
張契同　楊梅汀　倪式如　顧祝三　翁元順　施星珠　方雨甘　徐子謙
金儒生　陳飛喬　潘潤清　吳致遠　盛志聰　湯子謀　徐甸侯　周漢勳
薛煥舟　沈桂莘　施湘三　施奇芳　葉宣成　徐賡廷　朱守仁　王仲明
浙江）　杭辛齋　葉漱六　李雲年　張頌元　馮銘三　謝日初　張韻生
胡蓮玉　李芹洲　都敬齋　陳子康　柴鑫伯　黃璉溪　何子香　王香巖
莫尙古　宋梅卿　朱俊甫　沈吉人　陳柏亭　沈少珊　徐兼山　杜馥春
詹子翔　周服聖　魏天柱　胡寶書　韓漸逵　汪星槎　周肯彭　羅煒彤
金惠卿　陳壽民　邵少棠　葉倚春　胡錫齡　何廉臣　包月瑚　宋偉臣
朱庚身　沈萊臣　張藝成　周　渠　陳蓴堂　楊蓀階　陸屏侯　張壽綸
汪竹安　何穉香　施次吾　沈書天　胡東臯　嚴繼隰　駱保安　陳麗川
王坤元　陳楲喬　高杏林　鍾純泮　高純生　俞卿三　李欽一　徐琬笙

四

李蒓蓀 時海珊 李清輝 杜志巖 郎耘莘 俞筱山 楊厚裁 李守初 嚴紹歧 徐閒菴 朱豫才 劉杏村 陳英如 王翁初 林俊銳 嚴厚森 林佑賢 李調鼐 魏仙波 周少廷 黎天佑

劉達人 曹樹棠 林志遜 鄔琴譜 勞心田 鄔慕純 何幼廉 陳幽清 杜荷堅 談韻泉 陳冠春 藍佳葵 陳紀西 何名藩 陳瑞齡 胡元烺 鄭幼蘭 杜仲蕃 王恩齋 茅伯康 趙偉菴

傅鞠生 李韻笙 王振文 葉水薌 張樾上 蔡鏡清 何佾廉 沈柏榮 蔣宗濉 陳醉亭 畢寅生 雷典如 何幼阜 陳燮藩 陳利隆 包德輝 林少玉 田陶濱 陳性全 毛潤康 陳子實

姜顯承 繆可樑 陸光亮 沈藹卿 徐燮堂 沈錦章 高德僧 徐仙樣 范炳如 陳鴻波 張琴甫 孫組璿 蔣麗水 陶炳璋 鄭兆斌 翁良安 （河南） 張相臣 謝君亮 石琴甫 翟松年

沈仰峯 嚴海葆 楊景松 陳月峯 吳開泉 胡瀛嶠 羅錦榮 張丙揚 沈瑞康 單懋清 任芳笙 包德瓊 丁仲洸 吳懋功 柯寶瓊 賴佩瑜 石炳南 劉輔辰 汪芸蓀 馬子和 吳棚灣

張時遜 林芝書 張織孫 李仲樞 范鹿賓 杜同甲 太和堂 大元堂 徐品榮 洪菊泉 （福建） 方澍桐 林綺賡 林直候 翁清如 高潤生 楊又笙 孟震九 袁述之 捐仲敏 林映輝

盧弦庵 曹桂舫 范文甫 李孟蓮 鄔幼石 潘文濤 駱靜安 錢少堂 頤壽堂 蔡謹齋 鄭佾巖 陳剛鈞 方雪村 盧幼竹 林良慶 鄭益年 鮑新芙 曾謹權 曾慎齋 郝稚軒 陳唔初 五

胡作屏 李曙東 繆杏春 戴芷馨 鄔蘭孫 顧鈿榮 陳心田 錢少楠 葛子貽 胡念祖 劉甫川 陳元賡 林心齋 陳穀貽 危慶烈 林世瑛 周淑猷 魏雨亭 金受伯 （廣東） 張壽堂

陳公鐵 盧小苑 陳惠普 何少經 陳而壽 温歡宜 羅嘉珪 甘少農 羅雲峯 （蕪湖） 陳春園 楊鑄園 王殿垣 王　利 薄永和 羅勉難 楊小階 （甘肅） 衛鶴儔 吳季純

温伯慈 左森南 陳春畋 康晉卿 陳　琦 温景鐙 羅志清 祁平軒 楊燮廷 葛錦章 張振聲 楊育忠 易　衛 劉雲鵬 （四川） （湖南） 楊秉三 陸錦紋 （新嘉坡） （暹邏）

陳三省 蔡均池 吳可觀 陳逸漁 何少泉 陳謂川 徐寶卿 楊子寬 蘇雨田 王蘭遠 田瑞泰 楊育符 李崑浦 潘振方 戴伯興 羅國壽 張樂隱 惠恩甲 陳紫波 陳鶴巢

蘇佛影 梁洛儔 劉筱雲 傅躍門 温日南 謝滌莪 張銘卿 崇小葵 胡馥生 王廷傑 王廷鐸 蕭九韶 王守誠 楊崇欽 黃壽萱 （湖北） 蔡耔誠 （新疆） 吳翘雲 （香港）

蘇志雄 何華廷 陳子芳 廖竹南 黎景南 （廣西） 陳雨辰 魏漢川 胡德森 方止逸 齊如璟 韓旭東 胡振聲 崔振軍 姜選臣 陳渭漁 （陝西） 劉崇鏊 陳芷馨 趙藻階

黃芝泉 陳惠南 黃錦凡 盧國華 温致中 黎肅軍 郭壽羣 湯立夫 解碧潭 楊文欽 吳廷耀 金汝瑛 趙　珍 黃汝枬 劉冠三 楊小川 曾毅齋 （山東） 黎北海

温勤生 左　禮 黃鵠儔 鄧熾南 温幹廷 陽莘農 王慶雲 李竹溪 蔣筱溥 戴雪舫 閻亞愚 管雅泉 李文屏 福　文 譚懋祿 法小泉 朱銘九 姚鎔村 （越南）

何國經 梅雨田 何　煊 廖廷光 左杞南 （江西） （安徽） （巢縣） 李竹溪 （直隸） 王文裕 銳健福 方　壇 李介臣 羅全章 陸慕班 楊倬雲 （日本） 陳伍之

祝辭

祝辭

烏青鎮醫藥會

祝辭幷引

夫以往哲儒先發明推闡康世之神術遺精就粗承流襲謬挾一孔之論而輒操生死人柄者此不善學之咎也矯其弊而弁髦國粹醉心歐化則又好異之太過且安見彼之果善於此也竊謂中國醫藥之學肇於神農岐軒以降迄春秋三國而大備考所著述悉本論理爲主觀西人則專恃剖解爲長技此乃先見於俞跗華陀之法陀之言曰人體欲勞動不當使極則又與西儒衛生之旨相合特形上爲道形下爲器古之人憑道以喻器所謂先精神而後形質也今則離器而徒知求道矣西人精於物質學異日推而深造乎道又安見彼之不善於此耶夫學理之進化不競爭卽退步及此不圖彼不能傲我古人者或得以卑我今人矣豈不痛哉抑又論之治病以方療病以藥今之市賈採製不良眞贋雜出率多牟利之見方是藥非或歸咎於醫之不善豈得爲平偉哉今之神州醫藥總會之創立學報也雙方並進萬有包涵集思廣益抉源導流將以

希蹤於古而抗駕乎西者其在斯乎其在斯乎同人等囿偏隅之識聆高山之
呼欣慕執鞭以求合轍謹致祝辭曰
扶桑變法醫推首功蘄新民國文軌從同反今復古揚世仁風道失求野一是折衷
採輯衆論振聵發蒙立誠以信去固就通五行百物收備藥籠嗤彼怪品服我正宗
發端既鉅厥效斯宏良相造命異曲同工興邦强種春宇融融病夫之誚一洗而空

本報第二期勘誤表

目次第十六行㳟誤恭　論說第三頁第九行目誤自　學說第四頁第一行脘誤
婉　又第二行芩誤苓　又五頁第十三行下誤不　又九頁第七行直誤眞　又
十頁第五行蔞誤婁　藥物學第二頁四行賓誤賞　又三頁第十二行瘀誤疼
又第四頁第五行而不誤不而　傷寒序第三頁第三行脫桂字　景景室醫話第
一頁第五行縣誤孫　又第二頁第七行衍時字　又四頁第一行書誤堂　又第
七行之虛誤虛之衍慮字　隱溪醫話第三頁第六行低誤抵　雜俎第一頁第七
行宜誤宣　又第二頁第十行夕誤歹　又第三頁第七行授悞援　又第十行亨
悞亨

論說

論說

醫科應用論（續第二期）

沈經鍾

靈樞水論云八尺之士皮肉在此外可度量循切而得之其死可解剖而視之我古昔生理之學蓋亦嘗以解剖始焉因其所得著爲經典故十二經脉循行起訖備載於靈樞經脉一篇其條理綱領又槩括於逆順肥瘦論中所謂手之三陰從藏走手手之三陽從手走頭足之三陽從頭走足足之三陰從足走腹者皆經聖人之考察始知行經大別秩然不紊蓋乾在上坤在下下者上行上者下行天地交泰萬物始生故觀其從手走頭而知爲手之陽觀其從手走藏而知爲手之陰觀其從頭走足而知爲足之陽觀其從足走腹而知爲足之陰是爲十二經分陰分陽之原始陰陽既分主氣由是而得蓋脉之行也必曰屬屬者必屬於本部觀其屬肺而知其爲肺脈觀其屬大腸而知其爲大腸脉觀其屬脾屬胃而知其爲脾脈胃脈觀其屬肝屬膽而知其爲肝脉膽脉徧察藏府無不皆然（靈樞經脈手太陰肺脈云起於中焦下絡大腸還循胃口上膈屬肺手陽明大腸脈云下入缺盆絡

肺下膈屬大腸足陽明胃脈云循喉嚨入缺盆下膈屬胃絡脾足太陰脾脈云上膝股內前廉入腹屬脾絡胃手少陰心脈云起於心內出屬心系下膈下絡小腸手太陽小腸脈云上入缺盆絡心循咽下膈抵胃屬小腸足太陽膀胱脈云挾脊抵腰中入循膂絡腎屬膀胱足少陰腎脈云上股內後廉貫脊屬腎絡膀胱手厥陰心主脈云起於胸中出屬心包絡下膈歷絡三焦手少陽三焦脈云入缺盆布膻中散絡心包下膈循屬三焦足少陽膽脈云合缺盆以下胸中貫膈絡肝屬膽足厥陰肝脈云繞陰器抵少腹挾胃屬肝絡膽蓋十二本經各屬其藏而各絡其表裏之藏腑焉　若夫奇經則督脈與膀胱脈並行既絡腎而復屬腎　素問骨空論督脈云繞纂後別繞臀至少陰與巨陽中絡者合少陰上股內後廉貫脊屬腎一支與足太陽並起並行以絡腎　衝脈為少陰下行之脈並少陰而入足下　靈樞逆順肥瘦論云衝脈者其上者出於頏顙滲諸陽以灌諸精其下者並於少陰之經滲三陰又靈樞動輸云衝脈者與少陰之大絡起於腎下出於氣街循陰股內廉邪入膕中循脛骨內廉並少陰之經下入內踝之後入足下　蹻脈為足少陰之別合足太陽而並行　靈樞脈度云蹻脈者少陰之別起於然谷之後上內踝之上直上循胸裏入缺盆上出人迎之前入頄屬目內眥合於太陽陽蹻而上行案膀胱脈起目內眥上額交顛故曰上行靈樞寒熱病云膀胱脈與陰陽蹻交陽入陰陰出陽交於目銳眥故曰合太陽陽蹻　帶脈為腎脈所屬在腎俞十四椎處　靈樞經別云足少陰之正至膕中別走太陽而合上至腎當十四顀出屬帶脈案十四椎腎背俞也　維脈起於季脅與足太陽合　素問刺腰痛論云刺陽維之脈脈與太陽合難經二十八難云陽維維陰維者維絡於身陽維起於諸陽會陰維起於諸陰會不能相維則悵然不能自收持案四十五難云藏會季脅故維脈穴在季脅章門下五寸三分　故衝任督帶蹻維者生理之主要其關係與腎膀均其治法與腎膀同焉是為十二經主氣之原始主氣既得表裏由是而明蓋脈之行也必曰絡絡者絡於其所合　靈樞經別以六陰六陽為六合　肺脈必絡大腸大腸脈必絡肺乃至脾胃交相絡心小腸交相絡腎膀胱交相絡心主三焦交相絡肝膽交相絡聖人觀其

論說

所絡而知其所合故太陽與少陰爲表裏陽明與太陰爲表裏少陽與厥陰爲表裏（見素問血氣形志篇）無或爽焉是爲十二經表裏之原始表裏誠明六合誠序然則何由而知五行之應象應象之論曰東方木生酸酸生肝肝主目在體爲筋在色爲蒼南方火生苦苦生心心主舌在體爲血脉在色爲赤中央土生甘甘生脾脾主口在體爲肉在色爲黃西方金生辛辛生肺肺主鼻在體爲皮毛在色爲白北方水生鹹鹹生腎腎主耳在體爲骨在色爲黑（素問陰陽應象大論）夫穀物之入胃也其精氣得心氣而成血色其津液得肺氣而成脂色其糟粕得脾氣而成黃色筋出於肝其色靑鬚出於腎其色黑故脾病者唇黃肝病者眥靑腎病者顴與顏黑（靈樞五閱五使）故五藏之命於五行無攸疑焉五行命而相生相勝之理顯故陰勝則病陽陽勝則病陰陽勝則熱陰勝則寒重寒則熱重熱則寒者（素問陰陽應象論）陰陽之起伏也未至而至爲太過太過者薄所不勝而乘所勝至而不至爲不足不足者所勝妄行而所生受病所不勝薄之（素問六節藏象論）五行之循環也蓋分陰分陽之後而兼知夫陽有三陽陰有三陰者皆徵於此五行而已是爲十二經五行應象五行應象之原始由是有經絡則有俞穴脈之行也曰循曰

入而俞穴則多在所循所入之處是以五藏五俞六腑六俞此六十一俞者莫不循經脈十二絡脈十五之氣以爲上下蓋脈與穴通爲一氣焉靈樞九鍼十二原五藏五腧六府六腧經脈十二絡脈十五凡二十七氣以上下所出爲井所溜爲滎所注爲腧所行爲經所入爲合又靈樞經別云十二經之別任脈之別督脈之別脾之大絡凡此十五絡者實則必見虛則必下然而病氣之襲則以逆入陽氣從手上頭故傷於風者上先受陰氣從足上行故傷於濕者下先受素問太陰陽明論觀於十二經之井穴無不在手指足指之端足六經井穴膀胱至陰胃厲兌膽竅陰脾隱白腎涌泉肝大敦皆在足指端手六經肺少商心少衝心包中衝大腸商陽小腸少澤三焦關衝皆在手指端詳見九鍼由是所出爲井則所溜爲滎所注爲腧所行爲經所入爲合以取病氣之淺深卽五藏之募皆在陰五藏之腧皆在陽亦無非陰病行陽陽病行陰之理肺募中府其穴二在雲門下一寸乳上三肋間動脈應手陷中心募巨闕穴一在鳩尾下一寸脾募章門二穴在大橫外直臍季肋端肝募期門二穴在不容旁一寸五分直兩乳第二肋端腎募京門在監骨腰中季肋俠脊此皆在腹故曰陰肺腧二穴在三椎下兩旁心腧二穴在五椎下兩旁肝腧二穴在九椎下兩旁脾腧二穴在十一椎下兩旁腎腧二穴在十四椎下兩旁俱俠脊各去一寸五分此皆在背故曰陽陽病行陰陰病行陽本難經六十七難是爲人身三百六十五會之原始雖然物有本末事有終始始終本末事物之所必有豈獨生理而無標本乎以氣化之虛理言則有陰陽六氣之標本素問六微旨大論曰少陽之上火氣治之中見厥陰陽明之上燥氣治之中見太陰太陽之上寒氣治之中見少陰厥陰之上風氣治之中見少陽少陰之上

論說

熱氣治之中見太陽太陰之上濕氣治之中見陽明此言陰陽六氣之標本也蓋所在爲標則標所母者是爲本（素問至眞要大論厥陰司天其化以風少陰司天其化以熱太陰司天其化以濕少陽司天其化以火陽明司天其化以燥太陽司天其化以寒案六經爲六氣所化故曰母）標所合者是爲中假令少陽爲標則火氣爲本厥陰爲中矣以全體之實象言則有經絡藏府之標本素問調經篇曰風雨之傷人也先客於皮膚傳入於孫脉孫脉留則傳入於絡脉絡脉滿則輸入經脉經脉滿則入舍於藏府此言經絡藏府之標本也蓋本經爲標則本藏本府爲本而藏府之表裏爲中假令太陰經爲標則脾肺皆本而胃大腸皆中矣（此兩標本義蘊張介賓本張子和說闡發最當見景岳書）若施之於俞穴則井滎爲標原腧爲本（六十七難五藏六府之有病者皆取其原也）衛氣營氣各有標本（詳靈樞衛氣）於是有在標求標有在本求本有在本求標有在標求本二便利治其標二便不利治其本病發有餘治其本病發不足治其標（素問標本病傳論）蓋皆明於陰陽五行考之經脉藏府一切衆醫鑽之彌堅用之不竭者皆此標本而已也吾嘗綜此數者論之陰陽五行者空間之定氣也經絡藏府者人身之定形也表裏標本者虛實相與之定理也蓋俱非醫者所能穿鑿故將欲治之必先知之將欲知之必先候之周禮疾醫以五氣五聲五色眡其

生死兩之以九竅之變參之以九藏之動蓋望聞問切自古爲昭而四者之中切脈最要素問三部九候雖不可膠拘然專候一處則腋內動脈所以候肺氣（靈樞本輸云腋內動脈手太陰也名曰天府）乳下動脈所以候宗氣（素問平人氣象論云胃之大絡出於左乳下其動應衣脈宗氣也盛喘數絕者則病在中結而橫有積矣絕不至曰死乳之下其動應衣宗氣泄也）而兩跗之上趺陽動脈主候胃氣者仲景猶常用之（具見傷寒論中）故握手不及足俗醫爲所非笑曰則脈候不專在手矣若專以手言則左爲人迎右爲氣口（氣口亦曰寸口亦曰脈口古人常以寸口氣口爲左右兩手之總名詞如靈樞經脈云經脈常不可見也其虛實也以氣口知之脹論云脈之應於寸口者陰爲藏陽爲府皆兼指兩手）左爲陽右爲陰陰爲藏陽爲府故素問平人氣象論云太陽脈至洪大以長少陽脈至乍數乍疎乍短乍長陽明脈至浮大而短不言三陰者蓋專論人迎脈也（難經七難引此自增三陰註者疑經文之脫簡其實不然）夫肺爲諸氣之宗百脈所朝故肺之太淵實爲脈會（四十五難脈會太淵）脈會所在便於驗氣淺之盈虛故獨取寸口分左右以診藏府則標本之消息可知分寸關尺以候淺深則邪正之權衡有數古之神聖竭聰盡智以究生理方患無以通幽顯之郵故索塗於脈使脈候不實則一切經絡藏府表裏陰陽之說皆空談無用然則切脈大綱必中情理其紛紜瞀亂流爲渺茫皆羣言之淆非醫經之原始也雖然以廉頗李牧之爲將而物

中國近代中醫藥期刊彙編　第一輯

論說

之以地圖先之以嚮導申之以間諜則敵情瞭然矣然而器械不利猶以卒予敵也故鍼火所不濟者不得不用藥物吾讀春秋至河魚腹疾必呼山芎藭麥鞠未甞不歎當時藥性普及徧於諸俗故和緩鵲倉迭開才秀漢之時華元化以解割神張仲景以湯液著今陀之術不傳而機之書尚在故相承至今湯液之用廣於刀圭觀夫金匱雜病二十三證悉宗內經傷寒論三百九十七法一百十三方皆分經立治神明於表裏標本之用故太陽以頭痛項强惡寒證陽明以胃家實證少陽以口苦咽乾目眩喜嘔證太陰以食不下腹滿證少陰以脈微細但欲寐證皆確有經驗蓋歧互複雜之病無以易金匱倐忽傳變之病無以易斯論焉顧仲景既分經立治依證類方則藥性之所入何經豈容不辨昔皇甫謐謂仲景論伊尹湯液爲十數卷今攷漢書藝文志有湯液經方並不言出自伊尹而仲景傷寒論序自言撰用素問九卷八十一難陰陽大論胎臚藥錄然則仲景醫理原於素問難經而藥性所本必出胎臚藥錄可知今其書不傳而傳者惟神農本草經（神農本草已失此書或出于依託故漢志不載）其藥三百六十五名初無一名以十二經論性是不獨據此無以治病抑且無以讀仲景分經立治

之書蓋墨守其方而不能深通其性又安能神明變化以此經之藥治彼經之病乎然則脈理病情可據經以研究而動植礦物雜然並陳者又何以知夫物之與病有如何之關係焉如是乃不得不論我藥醫之古學　（未完）

中西醫學異同說

趙師鼎

今之習西醫者每鄙中醫爲迂腐習中醫者輒詆西醫爲粗暴其病之淺者就西醫而獲效卽推崇西醫就中醫而得痊卽歸功中醫及抱病已深者雖徧延中西醫士終無由出死而入生遂疑醫界爲可廢而病所以能愈不能愈之故人皆不知論病亦未能樸實說理如白香山之詩令老嫗都解以釋其疑由是偏重西醫者遂謂陰陽五行之說皆屬虛無而未知天以陰陽五行化生萬物人爲萬物之靈而受天地之中以生卽受陰陽五行之中氣也一有所偏則病治病者當察其偏之所在矯其偏而歸於中夫人之生病也不外虛實寒熱而欲察病所其本在臟腑而標在六經今先就五臟言之一曰心主血色赤屬火爲熱西醫亦言心有生血廻血之用二曰肝屬木義主疏泄西醫言肝以廻血生胆汁而入腸化物亦不外疏泄之意三曰肺

屬金主氣西醫論肺亦有氣管氣泡之名四曰脾屬土土生甘能化穀而制水西醫但云甜肉汁化穀而土能制水之說則未明五曰腎屬水中人以腎之左右分水火則固謬矣西醫以腎系名命門實爲三焦相火之根源其說較中醫爲正而今人亦有能知之者若六腑之說雖稍有異同亦不大相徑庭惟圖象之詳備西醫則獨擅其勝至於五行之相生相成固西醫所不言而化學中具含此理如云相尅則西醫亦體是道以治病也火屬熱西人治熱病則以冷水澆灌然熱甚者猶以火伏於心而死不若中醫用表裏兩解之方水屬寒西人治寒症亦用火熨而主燥熱之品推而及於六經中醫則言本言標又言中氣凡人生之所以受病與醫者之有以診病皆在其中西醫則僅謂腦氣筋又云自和腦筋或總名爲脉管皆約略而無所考倘問西醫謂發熱惡寒何以爲太陽證發熱不惡寒何以爲陽明證寒熱參半何以爲少陽證且也少陰與厥陰二經何以有大寒大熱之證太陰脾土受病何以有腹痛且脹之證西人皆茫然不知僕可一言斷之曰西人詳於形迹而中醫精於氣化按形迹以論氣化則病情病理俱能得其本原而治病之法亦在是今之重西醫者非

好事新奇但因中醫用藥迂緩寡效而厭薄之然中醫之流派如斯者莫非以富貴之家輕病多而重病少雖有重病仍喜服輕藥彼市醫之保盛名以求厚利者遂流於圓滑始則偶爲久成習慣然以此薄當今之俗人則可若執此以訾明理之人幷湮沒古聖賢之心法則不可此事固四萬萬同胞生死之大關係不特一身一家利害之所繫孟氏有言曰予豈好辯哉予不得已也

駁醫學世界續刊之宣言（續第二期）

錢緒甫

論我國醫藥有不得不變通之勢　云我國之醫藥未必全無功效西人之醫藥亦非盡屬靈驗說極持平然則中醫亦何可廢　云治病必先洞悉人體之構造而後乃能抉其病源之所在此不盡然洞悉人體之造構是知生理非卽能知病理也人之生理大略相同而人之病態千變萬化豈得謂生理卽病理乎　云心止四房誤以爲有七孔肺止五葉誤以爲有六葉此說憑乎實驗似乎中醫不及然吾國醫學所注重者在精氣神所謂心者非呆指心之形質言乃兼心之用言也所謂肺者非呆指肺之形質言乃兼肺之用言也（各臟皆然）然則四房七孔五葉六葉於吾醫道實無

論說

甚關係必指此以攻吾道於吾道何損毫末哉　云古醫書於臟腑之部位功用不憑實驗徒逞空虛無憑之臆說此等語尤覺非是吾人身中之氣本麗於空虛生則流行死則斷絕何能以解剖法實驗天下事有實必有虛地有質實也天積氣虛也有實不能無虛猶有地不能無天也西醫憑實驗地道也中醫憑理想天道也地道近天道遠近則易知遠則難知倘必指彼蒼者天謂空虛無憑不足信於心安乎

云今之爲醫者診人之病不曰風寒卽曰濕熱玩此言似乎深以爲怪夫人之所病風寒濕熱其常也風寒有風寒見證濕熱有濕熱見證豈能抹煞　云春温傷寒肺癆痢疾均莫明其致病之由說亦不確吾中醫治病不能不究心於致病之由　云自病理學昌明以來考證確切無纖悉之疑義豈其然乎試問於氣化所在果能無纖悉之疑義否　云假顯微鏡之力發見各種原蟲細菌而病之眞因益明如此說是人之病雖萬變其原因莫非由於蟲菌也於理通乎且風寒暑濕燥火顯微鏡能一一照見否　云吾人致病之由大抵由于臟腑生理之反常與夫組織之起炎乃爲醫者以風寒濕熱概括之且加春温暑邪之名更附以木生火土克金之說捕風

捉影毫無定見　按此說亦粗率生理何由而反常組織何由而起炎既非風寒濕熱之因究是何因一概以爲有菌試問菌自何來竊恐作者亦未能一一窮其際耳至於土克金之說或西法有之吾道則無之若夫木生火火克金等古義則相傳已數千年用之必效精妙無比並非捕風捉影毫無定見如何可亂道

學說

學說

衛生說

王寄鷗

今之談西學者輒曰西人衛生之學中國萬萬不如也余應之曰體質不同嗜欲不同慣習不同誠哉其不如也雖然中國自有衛生法在至平常至便易第於飲食起居動作之間去其傷生者而已矣試以西人衛生法論之衣不裘帛居必曠野沐浴以寒水升高陟遐靡所顧忌跳球打彈勞其筋骨其體質與此相宜中國之人不宜也肉食而不穀食食後必啖果品苦茗以運之飲酒飲水皆以冷冬月鑪火無斷時星期遊玩不避風日此嗜欲慣習使然彼謂之衛生中國之人不必如是也中國衛生之法平淡無奇隨時隨地可以施行人自不察耳試以飲食言之飲食之端有物足為害者如饐餲餒敗色惡臭惡失飪不時之類與夫六畜自斃芝㮈有毒之屬是也有人自為害者過飽之食過量之酒雜食厚味瓜果與夫冷食各物或不能食而強食之類是也富厚之家饕餮之徒儉嗇之子每多口腹之疾大率坐此若能於當

食之物受以節於不可食者愼其防有何病從口入之患乎至於起居動作之間條目繁多而大綱約有數端男女之欲禮所不禁而縱欲戕生比比皆是就中有三類焉鑽穴踰牆采蘭贈芍沈溺於外好者一類也廣置姬妾旦旦而伐服食藥餌以恣其淫佚者一類也並無外寵亦無妾媵伉儷之間狎暱無度獨居慾熾夢交手淫使一身生氣潛消默耗一類也東坡云傷生之事不一而好色者必死若能屏絕邪色撙節房幃此養生第一要道也人之居處不必高堂大廈也數椽之屋多啓門牕使通清氣勤於灑掃使去濁氣古人每月三澣澣者賅沐浴浣衣而言也衣不待其汚月必數濯身不待其垢月必數浴偃息之地隨時整潔婦孺垢穢隨時滌除務令堂室牖戶之中有通而無塞有清而無濁自無致病之由又養生無上妙法也風寒暑濕燥火六氣皆足以傷人古人所以避風如避矢石也今人恃其強盛奔走寒暑攖心塵務身試風霜又或爲長夜之飲終宵之博陰陽顚倒招致外邪更有急行汗出解衣當風性情放任恣取夏涼者此非六氣之害人而人之自害其生也惟於祁寒酷暑謹避其淫威風雨霜露愼防其侵襲蚤作夜息興居有度使血氣流通外無感

觸疾痛何自而來此又養生之不二法門也士農工賈各有其業勞心勞力謀衣食所以養生勤其運用亦所以養生觀夫流水不腐戶樞不蠹可知也但物不用則壞過用則亦壞操心過度勞力過度皆足以致損古之人刻木如鋸齒名之曰業用以記日行之事數一事畢則去一刻事俱畢則盡去之謂之修業四民所業不同謂之常業未有一生無所業者亦未有一日不修業者夫日日修業可知其用心用力之有節矣今人於心力交瘁之時尙勉强而行之此內經所謂妄作勞而病之所由生也人能於用心用力之際持之以恆制之以節則勞動而有養生之理矣若夫七情過度爲五藏之主病大爲害生之甚者非藥餌所可醫預防之術在中人以上讀書明理以養之中人以下取釋家萬事皆空之說以制之蓋喜怒哀樂之太過者皆看世事太眞者也倘知人生如電光石火萬事如夢幻泡影又何可喜可怒可哀可樂之有此又養生精微之論也夫人之所以生者血氣心知也不使外物傷其血氣情欲傷其心知其爲衞生不已多乎

駁中華醫學白話報

包識生

沈君少卿編輯之醫學白話報其宗旨以靈素傷寒之學識述爲白話凡前人之誤者無不逐條評駁實深欽佩但其新註之傷寒論以鄙人之見解所及其謬誤處實較前人所註爲尤多特將管窺所及辯正於後質之高明以爲然否

第一期(一)第一節太陽之爲病脈浮頭項强痛而惡寒○沈註云太陽爲諸陽之首故曰太其經行於背背爲陽故曰太陽云云○按太者對少而言分陽氣强弱多少之意也太卽大也少卽小也兩陽合明故曰陽明兩陰交盡故曰厥陰若以居首者卽爲太則居末者當爲少居中者當爲半太半少矣何以少陽少陰居半表裏陽明厥陰居於裏若以傷寒次序而言陽經固是而陰經少陰居厥陰之前則又不然矣可知太少之命名在陽氣大小之謂非居首居末之謂也夫陽者主外陰者主內故仲聖以三陽主軀殼三陰主五藏三陽之見症皆在軀殼上故太陽爲陽之表頭項亦爲軀殼之表故曰頭項强痛陽明爲陽之裏腹亦爲軀殼之裏故曰腹滿痛不大便少陽爲半表裏頸脇一近頭一近腹亦爲半表半裏故曰頸項强脇下滿也若以太陽之經循背背屬陽而卽謂太陽則陽明之經循腹腹屬陰而當謂陰明矣○沈

學說

註云頭項强痛者寒傷太陽經中之營也云云〇按脈浮頭項强痛而悪寒爲太陽爲病之總綱可爲千古之鐵案無論中風傷寒若邪在太陽皆有是症發現沈註指爲寒傷太陽經中之營且指此條爲傷寒症與下節中風爲對偶糊塗極矣且頭痛項强之症中風傷寒俱有如中風表虛桂枝症云太陽病頭痛發熱汗出悪風者桂枝湯主之太陽病項背强几几反汗出悪風者桂枝加葛根湯主之服桂枝湯或下之頭項强痛中風表實葛根症云項背强几几無汗悪風者葛根湯主之表實傷寒麻黃症云太陽病頭痛發熱身疼腰痛骨節疼痛悪風者無汗而喘者麻黃湯主之由此觀之頭項强痛之症傷寒論太陽篇明明指出中風傷寒俱有之何得獨指爲傷寒也

第二期〇沈評修園註云脉浮二字爲太陽之總脈頭項强痛太陽傷寒之見症也悪寒傷寒之病情也云云〇按此節沈註指實爲傷寒症若是則太陽篇凡言太陽病者皆可指爲傷寒症矣指鹿爲馬有是理乎以下更有陽明之爲病少太陰陽少陰厥陰等爲病抑將指爲傷寒乎中風乎况此節與下二節雖在初學亦知此節爲

太陽病之總綱二節爲中風爲病之總綱三節爲傷寒爲病之總綱故曰太陽之爲病曰名爲中風曰名爲傷寒可知此節爲六淫傷太陽見症之總綱非僅傷寒太陽之一症也又金鑒註沈評云此節論傷寒故惡寒下節論中風故惡風不得以傷寒爲風寒所傷○嗚乎沈註一錯再錯而三錯矣若是此節論傷寒下節論中風請問再下一節名爲傷寒一條是論何症且惡寒一症亦中風傷寒皆有之症如桂枝湯症云太陽中風陽浮而陰弱陽浮者熱自發陰弱者汗自出嗇嗇惡寒惡風之症亦傷寒中風皆有如麻黃湯症云太陽病頭痛發熱身疼腰痛骨節疼痛惡風無汗而喘者麻黃湯主之可知惡寒惡風中風傷寒皆有非獨傷寒卽惡寒中風卽惡風也○又評云凡太陽病三字當活看三字之下言傷寒症則爲太陽傷寒言中風症則爲太陽中風不得謂之爲提綱也云云○按此說尤其糊塗卽以子之矛刺子之盾可矣若太陽病三字之下中風傷寒之症皆無者當將指爲何病如中風傷寒症俱有者則又當名爲何耶此節若不得謂之爲提綱則陽明諸經之爲病亦不得謂之爲提綱矣噫欲註傷寒而於六經之提綱尚且不知其亦可以息矣　（未完）

藥物學

藥物學

中西藥學匯參（續第二期）

鄭肖巖

草類

○甘草 本經上品別錄名蜜甘又名蜜草一名國老

中國學說

本經云氣味甘平無毒主治五臟六腑寒熱邪氣堅筋骨長肌肉倍氣力金瘡尰解毒久服輕身延年○別錄云温中下氣煩滿短氣傷臟咳嗽止渴通經脈利血氣解百藥毒爲九土之精○甄權云主腹中冷痛治驚癇除腹脹滿補益五臟腎氣內傷令人陰不痿又主婦人血瀝腰痛凡虛而多熱者加用之○李杲云生用瀉火熱熟用散表寒去咽痛除邪熱緩正氣養陰血補脾胃潤肺○好古云吐肺痿之膿血消五發之瘡疽○李時珍云解小兒胎毒驚癇降火止痛○附錄甘草梢元素云去莖中痛淋濁症用之○甘草頭

丹溪云消腫導毒（在上部者效）時珍云主癰腫宜入吐藥　二

英美學說

甘草產中國及歐羅巴等處高約四尺採根作藥以其味甜故名甘草爲潤肺藥化痰藥能治傷風並生溺器具與腸內各病可以之作潤內皮藥又加入他種藥內令其味甜而適口作藥丸可用其膏爲丸之黏料且可用其粉於丸外令各丸不相黏連服法或研末或切片均可如暇咳痰多喉乾口熱用甘草入口含嚥其功用又能治肚腸內皮生炎尿管內皮生炎及咳嗽西藥略釋云甘草一物除潤肺化痰外其餘則用以和別藥令易入口及用以交黏各種藥散令易爲丸而已

日本學說

甘草者漢醫以爲諸藥之君長解金石及草木之藥毒且能調和諸藥故有國老之稱〇日本藥方云專爲丸劑之配伍料或爲調味料煎服亦無效驗

鄭肖巖案甘草味甘補土色黃又屬土爲厚德載物之君子能協和諸藥使

藥物學

之不爭故有國老之稱漢張仲景爲醫中之聖其立方用藥之神妙非粗工所能知今將傷寒論有用甘草者舉其要言之生用氣平補脾胃而瀉心火如甘草瀉心湯及甘草湯是也炙用氣溫補三焦元氣而散表寒如四逆湯是也入和劑則匡正如小柴胡湯四逆散是也入汗劑則解肌如麻黃湯是也入涼劑則瀉熱如白虎湯是也入溫劑則培土如理中湯是也入補劑則扶中氣如建中湯是也入峻劑則緩正氣如調胃承氣湯是也入潤劑則養陰血如芍藥甘草湯是也此蓋本內經以甘補之以甘瀉之以甘緩之之意而用之得當者也泰東西醫十謂甘草除潤肺化痰外其餘則用以和別藥令易入口及黏丸料大抵體驗之功尙未精到且不識中國文字未讀仲景之書故一沬抹煞致甘草之功不顯毋怪西藥略釋於考訂甘草條下以李時珍之言爲不足信也

神州醫藥學報

四

紀　事

紀　事

歡迎代表

北京江西兩醫會代表陳君春園羅君社昂等月初相繼蒞滬持有各該會公函來會參觀一切經本會主任余伯陶總幹事王問樵訂期會議于一枝香餐館並於初八晚邀集臨時各職員開會歡迎藉伸敬意陳羅二君以代表名義登台報告願回省改組神州分會並磋商聯合辦法略謂際茲政黨紛競國是未定醫藥界請願之舉自難冒昧遝行惟按諸社會公例不論何種黨會大率抱積極主義無逾年而未告成立者本會分子遍十有六省區域不得謂不廣會員不得謂不多請願既難躁進成立安可愆期鄙意務儘年內擇期開成立大會預請各地醫藥界多立分會限大會兩月前報告成立分會開成立會時即須選定蒞滬代表若干人於大會半月前來總會參議一切籌備選舉等種種手續有未臻妥善之處亦可會商辦理共促進行皖省等相距雖遠苟接有總會知單無不先期而至稍盡會員之天職我上海

諸君慘澹經營爲全國醫藥圖挽救外埠會友詎無心肝我料義聲所布應命而來者當不患乎無人也愚見如此然否請付討論說畢會衆鼓掌一致贊同遂議決十月開全體成立大會舉行正式選舉約一月前通知會友俾早日來會公訂開會議案及互選辦法凡未派代表與會之省分及個人入會始終未一到會者概無選舉及被選舉權以示區別云

籌設診察所

本年入夏以來寒暑失宜最易致病會員等有鑒於此熱心救濟除已設施診所於廣益堂外深恐南北相距於病家非便特再設診察所於本總會內准陰歷六月十五始延請醫界中富有學識經驗者分日蒞診所擬簡章列下

(甲)每日自上午九點鐘起十二點鐘止爲診察時間

(乙)不取封金每號收掛號小洋壹角

(丙)病人經醫士診治得手倘該醫士不值期或届期而逾所定時刻者可告明本所憑票自往該醫士寓所診治亦免封金以歸劃一

（丁）凡病劇不能來所就診者可向本所陳明願延某醫士赴診由本所掛號代請診金與金概照該醫士定例減半

（戊）凡遇極重要病證願請本所著名醫生四五位會診者每次收封金二十元輿金在內不限時刻

（己）各醫士所診病症概留方底以資查攷

紀事

月捐申謝

本會自丁錢二君堅辭主任兼經濟之職會員等益加奮勉各抒宏願籌認會捐按月分行繳會以補進項之不足會中費用幸賴無虧謹綴數言以誌高誼並列其台銜如下　余伯陶君四十元　王問樵君十元　林渭川毛玉書沈琢如三君各六十角　應鶴峯王雨香二君各五元　李揞臣君四元　鮑承良君三元　顏伯卿葉晋叔張鈞堂三君各二元　朱堯臣杜靜仙二君各二十角　柯春喬沈葆聯黃貴良三君各一元　（以上五月份均已繳到俟有續認者下期補刊）

神州醫藥學報

四

醫　書

醫書

習醫劄記　　袁桂生

昔曾湘鄉謂讀書須有劄記其愜意者固宜以硃筆識出其懷疑者亦可另紙寫出或多爲辨論並引高郵王懷祖先生父子之經學皆從劄記中得來爲證余因仿其意以讀醫書年來頗獲其益顧當時之所謂愜意與所謂懷疑者今日視之轉有不愜意不懷疑之概矣操觚率爾殊足哂也因取曩日所劄記者從而删汰之或改易之彙錄一編以爲家人兄弟研究醫學之指歸云爾不足以稱著作也民國二年七月江都袁　桂生氏識於京口寓次

習醫劄記卷一

讀溫病條辨劄記

上焦篇第二條凡病溫者始於上焦在手太陰

第三條太陰之爲病脈不緩不緊而動數或兩寸獨大尺膚熱頭痛微惡風寒身熱

自汗口渴或不渴而欬午後熱甚者名曰温

第四條太陰風温温熱温疫冬温初起惡風寒者桂枝湯主之但熱不惡寒而渴者

辛凉平劑銀翹散主之温毒暑温溼温温瘧不在此例

此卽流行性感冒而兼肺病也但此爲熱性病與傷寒小青龍湯暨華蓋散證

不同而與吳又可所論之温疫尤有天淵之別至桂枝湯法之誤前人已辨之

王孟英謂當以葱豉湯易桂枝湯余謂此皆銀翹散之證初起惡風寒者原方

去葦根竹葉銀花則得矣至其加減法中謂胸膈悶者加藿香鬱金云云胸膈

悶爲胃病普通治法爲橘皮半夏蔻仁橙皮等藥甚則須用厚朴及小陷胸湯

者藿香鬱金可删也

第十條太陰温病氣血兩燔者玉女煎去牛膝加元參主之

第十一條太陰温病血從上溢者犀角地黃湯合銀翹散主之

此兩條證狀殊欠明備温病血從上溢自是熱證然銀翹散之荆芥薄荷豆豉

桔梗輩何可試耶

醫書

第十二條太陰温病口渴甚者雪梨漿沃之吐白沫黏滯不快者五汁飲沃之

口渴甚者胃熱盛而津液傷也雪梨漿五汁飲固爲適用然亦須察其他種症狀去其温則渴自止矣吾見今之不善學者往往令病人肆啖生冷甚有用荸薺一二斤搗汁灌週歲之嬰兒因而僨事者屢矣未必非中此書之毒甚矣著書之難也

第十五條太陰温病寸脈大舌絳而乾法當渴今反不渴者熱在營中也清營湯去黃連主之

此但憑脈與舌而用藥古人原有是例究嫌證狀不明百密中難免一漏蓋舌絳之病儘有不宜全用清營湯者似宜博考也

第十六條太陰温病不可發汗發汗而汗不出者必發斑疹汗出過多者必神昏譫語發斑者化斑湯主之發疹者銀翹散去豆豉加細生地丹皮大青葉倍元參主之禁升麻柴胡當歸防風羌活白芷葛根三春柳神昏譫語者清宮湯主之牛黃丸紫雪丹局方至寶丹亦主之

發斑譫語皆症狀中之一證耳其間必另有主要之證狀熱度何如舌苔何如面色何如胸腹部何如大小便何如脈息何如皆不加深考何疏漏若是耶至神昏譫語承氣湯有是證黃連解毒湯三黃石膏湯亦有是證同一神昏譫語何以只可用清宮湯紫雪丹至寶丹而不可用承氣湯三黃石膏湯黃連解毒湯此不能無疑者也熱病至神昏譫語多係熱重之候非苦寒清熱承氣攻下不能救危而去病清宮紫雪別有用途不可混施也

四

（未完）

世界歷代名醫傳略（續第二期）

（許昭）

周

秦越人

扁鵲者勃海郡鄭人也姓秦氏名越人少時爲人舍長舍客長桑君過扁鵲獨奇之常謹遇之長桑君亦知扁鵲非常人也出入十餘年乃呼扁鵲私坐閒與語曰我有禁方年老欲傳於公公毋泄扁鵲曰敬諾乃出其懷中藥予扁鵲飲是以上池之水三十日當知物矣乃悉取其禁方書盡與扁鵲忽然不見殆非人也扁鵲以其言飲藥三十日視見垣一方人以此視病盡見五藏癥結特以診脉爲名耳爲醫或在齊或在趙在趙者名扁鵲當晉昭公時諸大夫彊而公族弱趙簡子爲大夫專國事簡子疾五日不知人大夫皆懼於是召扁鵲扁鵲入視出病董安于問扁鵲扁鵲曰血脉治也而何怪昔秦穆公嘗如此七日而寤寤之日告公孫支與子輿曰吾之帝所甚樂吾所以久者適有所學也帝告我晉國且大亂五世不安其後將霸未老而死霸者之子且令而國男女無別公孫支書而藏之秦策於是出夫獻公之亂文公之

覇而襄公敗秦師於殽而歸縱淫此子之所聞今主君之病與之同不出三日必寤寤必有言也居二日半簡子寤語諸大夫曰吾之帝所甚樂與百神遊於鈞天廣樂九奏萬舞不類三代之樂其聲動心有一熊欲援我帝命我射之中熊熊死有羆來我又射之中羆羆死帝甚喜賜我二笥皆有副吾見兒在帝側帝屬我一翟犬曰及而子之壯也以賜之帝告我晉國且世衰七世而亡嬴姓將大敗周人於范魁之西而亦不能有也董安于受言書而藏之以扁鵲言告簡子簡子賜扁鵲田四萬畝其後扁鵲過虢虢太子死扁鵲至虢宮門下問中庶子喜方者曰太子何病國中治穰過於衆事中庶子曰太子病血氣不時交錯而不得泄暴發於外則為中害精神不能止邪氣邪氣積畜而不得泄是以陽緩而陰急故暴蹷而死扁鵲曰其死何如時曰雞鳴至今日收乎曰未也其死未能半日也言臣齊勃海秦越人也家在於鄭未嘗得望精光侍謁於前也聞太子不幸而死臣能生之中庶子曰先生得無誕之乎何以言太子可生也臣聞上古之時醫有俞跗治病不以湯液醴灑鑱石撟引案杌毒熨一撥見病之應因五藏之輸乃割皮解肌訣脉結筋搦髓腦揲荒爪幕湔浣腸胃漱滌五藏練精易形先生之方能若是則太子可生也不能若是而欲生之曾不

可以告咳嬰之兒終日扁鵲仰天歎曰夫子之爲方也若以管窺天以郄視文越人之爲方也不待切脈望色聽聲寫形言病之所在聞病之陽論得其陰聞病之陰論得其陽病應見於大表不出千里決者至衆不可曲止也子以吾言爲不誠試入診太子當聞其耳鳴而鼻張循是兩股以至於陰當尙溫也中庶子聞扁鵲言目眩然而不瞚舌撟然而不下乃以扁鵲言入報虢君虢君聞之大驚出見扁鵲於中闕曰竊聞高義之日久矣然未嘗得拜謁於前也先生過小國幸而舉之偏國寡臣幸甚有先生則活無先生則棄捐塡溝壑長終而不得反言未卒因噓唏服臆魂精泄橫流涕長潸忽忽承睞悲不能自止容貌變更扁鵲曰若太子病所謂尸蹶者也夫以陽入陰中動胃繵緣中經維絡別下於三焦膀胱是以陽脈下遂陰脈上爭會氣閉而不通陰上而陽內行下內鼓而不起上外絕而不爲使上有絕陽之絡下有破陰之紐破陰絕陽之色已廢脈亂故形靜如死狀太子未死也夫以陽入陰支蘭藏者生以陰入支蘭藏者死凡此數事皆五藏蹶中之時暴作也良工取之拙者疑殆扁鵲乃使弟子子陽厲鍼砥石以取外三陽五會有閒太子蘇乃使子豹爲五分之熨以八減之齊和煮之以更熨兩脇下太子起坐更適陰陽但服湯二旬而復故天下盡

以扁鵲爲能生死人扁鵲曰越人非能生死人也此自當生者越人能使之起耳扁鵲過齊齊桓侯客之入朝見曰君有疾在腠理不治將深桓侯曰寡人無疾扁鵲出桓侯謂左右曰醫之好利也欲以不疾者爲功後五日扁鵲復見曰君有疾在血脈不治恐深桓侯曰寡人無疾扁鵲出桓侯不悅後五日扁鵲復見曰君有疾在腸胃間不治將深桓侯不應扁鵲出桓侯不悅後五日扁鵲復見望見桓侯而退走桓侯使人問其故扁鵲曰疾有居腠理也湯熨之所及也在血脈鍼石之所及也其在腸胃酒醪之所及其在骨髓雖司命無奈之何今在骨髓臣是以無請也後五日桓侯體病使人召扁鵲扁鵲已逃去桓侯遂死使其人預知微能使良醫得蚤從事則疾可已身可活也人之所病病疾多而醫之所病病道少故病有六不治驕恣不論於理一不治也輕身重財二不治也衣食不能適三不治也陰陽幷藏氣不定四不治也形羸不能服藥五不治也信巫不信醫六不治也有此一者則重難治也扁鵲名聞天下過邯鄲聞貴婦人卽爲帶下醫過雒陽聞周人愛老人卽爲耳目痺醫來入咸陽聞秦人愛小兒卽爲小兒醫隨俗爲變秦太醫令李醯自知伎不如扁鵲也使人刺殺之至今天下言脈者由扁鵲也史記列傳

（未完）

醫話

醫話

陸晉笙

景景室醫話(續第二期)

噓吐法

吳尙先理瀹駢文略言云上用噓自註噓卽吐也在上宜噓感邪從口鼻入宜噓按噓法與吐法異凡六淫之氣從鼻入者宜用噓就其受病之處驅而出之故五六月暑溼時令所感氣兼穢濁發爲痧症尙未入營分者取噓卽愈以其邪在淸道也是卽經所謂天牝從來復得其往氣出于腦卽不干邪者是若飮食不愼或過飽而塡息或感穢氣而與胃中之宿食痰飮爲伍上塡胸鬲則宜用吐吐必病本從口入亦就其受病之處驅而出之但噓法吐法俱治邪之在上焦者要不得云噓卽是吐也推之風寒之宜發汗風熱之宜凉表花柳症之宜通利精竅皆就其受病之處驅而出之斯卽病在上焦毋犯中下病在下焦毋犯上中之旨

痧症鼠疫

又按痧症必有時行穢濁之氣夾雜而成亦瘟疫之類特其輕焉者耳至時行極盛互相傳染比戶皆然便是疫矣其病亦由表入裏由衛氣而入營血其初起自鼻入者固得嚏卽愈其氣自口入者用葉天士炒香枇杷葉方飲之其自皮毛入者用刮最佳藥則芬芳逐穢爲主而視其兼症以成方若已深入營分則宜刺委中穴僅在氣分者不宜刺也昔游閩垣鼠疫盛行詳究其病由濕熱成毒深入血分壅塞經絡窒不能行隨所窒而結核明是熱病而用涼藥則更遏伏用溫藥則又助毒益劇惟急刺委中穴出血再用紅花川芎天仙藤等溫藥以通絡活血卽繼以犀角紫草丹皮鮮地絲瓜絡等涼藥以通絡涼血兩方之進相間不過鐘許庶幾有濟否則初方嫌性溫助熱矣余曾用之有驗

寒包暑熱

一方而溫涼藥並用或先後分用皆就其病以施治非必用溫者必不可用涼用涼者必不可用溫也余前在湘省襄某中丞幕一日中丞出中軍阮某隨行時溽暑鬱蒸比返大雨驟寒將進署阮某衣履盡溼忽墜馬昏倒舁入譫語喃喃言有人揪之

下索博頁群以爲祟余診之脈沈分洪數有力而無汗膚如灼引被自蔽猶惡寒余曰此連日之暑熱爲一時之寒濕所束也宜先辛溫以發汗俟表分之寒濕去然後辛涼以解之乃用羌活香薷蘇葉陳皮等令其先服又預開白虎湯去粳米甘草加西瓜翠皮穭豆衣方囑其煎就曰候脈浮汗多時卽接服之果也服初方後汗出而多非但不惡寒且惡熱特甚至裸體赤身進第二方逾時汗斂熱退神識清楚晚膳時霍然矣此等症候日間受暑晚間貪涼之輩往往有之治法亦無奇異本不足記因論鼠疫之宜先溫後涼而連類及之

以尋常物爲藥

醫苟能知其理幷知各物之性則無物非藥也曩者宰閩之安溪其俗樸野視官如神明一日有執香而踵門者吏曰此其家有病人而來求藥者也不必問其何病亦不必定是藥物隨意與以食物習俗如是仿彿如求仙方然其愚眞可嗤余姑詢何病則曰久咳因思久咳則無庸開泄適席間有梨予以二枚囑其煎服而愈以熟梨能潤肺燥也又進京在船遇一友患咳不暢友曰登舟纔咳苦於有醫而無藥余曰

是不難診之脈浮數舌薄黃症屬風温因屬其取包南貨之乾箬葉煎一大盂服之而咳暢以是物辛凉泄肺也又一次夏令晋京遇一新學家嫌艙中人多氣熱另臥艙面謂可得空氣天明時發熱惡寒無汗困憊甚茶房扶之下與余商同一艙詢其欲服藥否渠曰奈船中無藥何余曰是不難症屬風寒因囑其取勃蘭地一大杯和以薄荷酒一小杯温而服之蓋被取汗亦應手而愈以兩酒合服辛温發表也此三事近於游戲均無足述拉雜書之聊助談資云爾

醫案

醫案

隱溪醫案（續第二期）

顏伯鼎

險痘

浙甯周少颿君之長孫癸丑二月延秦姓兒科下苗種痘時五歲三日發熱煩渴而惡寒甫見點則面身密如雨點惟四末不見次日厥逆寒戰咬牙不省人事痘形平扁不起古書謂四空又曰茱萸痘額上印堂鑽頂此逆候也秦醫束手無策又延幼科李陳兩君有用羚犀石膏者有擬荆防敗毒者周爲余之內戚挽爲設法診其脈弦緊少力無汗謂曰此未下苗之前外感風寒未經解表及下苗後其內臟胎元毒火本可循序透出因被外邪束住氣血營衛凝滯脾胃升降失職脾司統血而主肌肉胃司傳化而主四末氣血凝而痘毒聚所以手足掌不出而犯四空職是故耳以天花見點後平扁不能灌漿論必須扶元託毒而寒戰厥逆是外邪不達補託未免閉門助盜糧使邪無出路若宣泄表邪又顧慮其元虛毒火內陷再四籌思仿仲景

太陽中篇之桂枝加葛根湯以解肌醫治太陽陽明經邪加獨聖散穿山甲五分燒存性木香三分研末調藥服以防毒火內陷是夜寒戰咬牙厥逆稍差四末略見幾點惟面上痘粒鎖印環脣仍是黑陷青漿不起大便泄瀉根脚色淡險象畢露此外邪甫解元氣大虛不能送毒外出而餘邪陷入太陰脾經當行漿之時大便泄瀉不止過第七日則難挽救矣不得已擬保元湯加味生黃耆四錢吉林參錢半炙草一錢於朮錢半茯苓二錢當歸川芎各一錢附片肉桂各五分鹿茸血片四分酒炒研末冲入藥次日大便瀉止上部痘粒起頂黃漿大見根脚紅活又進熟地高麗參各二錢於朮黃耆各三錢當歸白芍各錢半炙草六分用以培元調氣血第九十日面上先回下部手足續灌黃漿稍能進粥惟痘瘡味極臭此臟府之毒透出汗孔乃佳兆也至十三朝結痂如琥珀色舌絳破口渴欬嗽失音痘痂不落此胃肺之陰皆虛毒火仍熾用清燥救肺去麻黃阿膠合葉氏養胃湯連進四五帖收功

食中

潮陽西門外高子山君乙酉冬乃郎新婚賀客盈門忽卒然扑倒昏迷不省人事舉

醫案

家惶駭延醫十餘人有謂中風有謂痰厥有謂痧氣莫衷一是牙關緊秘湯水不能入口婦女迷信謂新婦命理帶殺入門刑尅若翁遷怒之蓋新婦即余姑母之女孫表兄蕭子和之女也聞訊挽余同至高宅視病時已魚更三躍矣見高眼秘手撒呼息極微面色黃明診其脈六部皆伏重按尺部沉實問其飲食起居渠家人云前三天戚家許氏中式開賀酬應賓客三晝夜竟夕手談昨日娶媳又飲喜酒行令余察其色脈究其病源並非中風中風必遺溺脈必浮緩若痰厥脈必滑大此因勞頓停食在胃之上脘未化復飽食傳道失職痰涎阻塞竅隧是爲食中無疑矣仿古法高者越之之意以探吐爲入手治法用淡豆豉一兩橘皮五錢生山梔六錢敲生薑三錢甜瓜蒂七個煎湯先以牙皂半夏等分研末搐鼻取嚏牙關略開將藥灌之以鵝翎探喉嘔出痰涎半碗復灌盡劑神識稍清少頃則大吐宿食酸臭不堪吐後稍能言云欲茶即又昏睡息粗周身發熱微汗脈轉浮大右數此勞頓熬夜吸烟之人真陰受傷夾食傷胃今得湧吐積滯去後以和胃安神通理三焦法異功散合温膽湯加焦山査谷麥芽連服五帖諸候皆愈

神州醫藥學報

雜　俎

雜　俎

神州醫藥學報校勘記（第二期）

錢縉甫

血證求原論○說理不能出前人圈子鄙意近時中醫彼疾視者方以游移影響爲詬病則說醫者正宜力求核實不必好逞才華空談名理至於用藥一道尤當因病而施審脉辨證移步換形斷難以一定湯頭印定後人眼目質之張君以爲何如○中間燥易生風當風木司令之時或逢君相之令火不能藏血因上溢云云說自近理而藥用當歸首烏阿膠砂夏干薑及椒附等究竟有無流弊當研究○云治血證用泄熱之品萬不可傷其脾陽又云滋陰之品最易傷脾脾陽受困肝木自鬱又云衄血由於肺氣之不斂吐血由於胃氣之不降又云胃氣之不得下行者患在脾氣之不得上升也此等語皆要○溫病說○治溫病之法近人多宗吳又可溫疫論葉天士溫熱論及吳氏溫病條辨王氏溫熱經緯等書法已燦然效已昭然不同茫無依據既與傷寒治法迴別似不必牽涉六經質之王君以爲何如○醫科應用論○

曰彼言腦筋猶我言宗氣彼言血管迴管微管猶我言脈絡孫云云語能核實又彼
所謂曰筋曰脈曰管者我先聖一以氣爲言氣絕卽不能尋云云語能扼要○論治
宋教仁先生之傷○云血壅則腫熱壅則痛腸部血絡爆裂則血從下注又云因割
而不救者非司割之不精實由受割者之元氣不能勝皆確論也○中國醫藥斷不
偏廢說○云西醫之所長在解剖其用藥無煎劑大半以金石爲主中醫治病之要
在望聞問切用藥以煎劑爲主或針或灸或刀石以輔煎劑所不及又云中醫有方
藥可証如有錯誤可以追索西醫旣無脈案又無藥名其殺人也無從質證又云西
醫未至中國以前不聞中國之人類盡絕西醫之術固精亦不聞泰西之人種都壽
又云華人與華人南北相較强弱已異中醫用藥南北有輕重之分豈中西之體能
强而合乎警句絡繹皆卓然可傳妙在一無偏徇雖素來偏信西法者亦不能不以
爲然也○喉痺說○此篇亦和平中正但喉症生死人最速十全爲上不能不有望
於專家○吹藥亦最關緊要至表散針刺一概禁絕純用養陰清肺寍得佳否應研
究○解剖兩誌○云剖腹療疾人世極難之事稍有舛誤祇速其死然哉然哉此華

雜俎

元化之妙術所以不傳於後也

醫品

徐相宸

吾國醫界流品最雜千態萬狀無奇不有自非從根本上別其高下何以激濁揚清昭示來茲乎爰作醫品以諗同志

神明變化規矩方圓上上　執簡御繁一了百當上中　出奇制勝舉重若輕上下

大處落墨單刀直入中上　清切平穩不蔓不支中中　偏師陷陣自成一家中下

謹守有餘進取不足下上　予智自雄不識進退下中　不學無術諂佞欺詐下下

籌辦神州醫藥總會中華醫藥書編輯社簡章（附擬科目敬求　公決）

中華醫學散無統紀漢唐以來著錄者凡數百家各有心得之長亦不無偏見之累若欲承精擷華融爲一冶非集海內名流作和衷之討論恐難徵信於天下見重於醫林況振興醫藥學校爲先植培人材師資攸賴使無科學定本之可據簡當講義之說明雖有良師取裁何自今擬廣徵同志從事編輯使科目講義確有定本庶幾

善教者無歧途亡羊之累善學者有按圖索驥之能實於我中國醫藥學校前途不無裨益惟茲事體大言易行難深望　海內大家熱心贊助不勝幸甚

第一先決定科目　醫學專門學校科目　普通科　（一）全體學　附圖（二）生理學（三）病理學（四）診察學（五）　治療學　（六）　藥物學　附圖（七）方法學（八）體質比較學（九）病症比較學（十）方藥比較學（十一）衛生學

專脩科　（一）腸胃病學（二）情志病學（三）內傷病學（四）外感病學（五）時疫病學（六）婦女病學（七）胎產學　附圖（八）小兒病學（九）痘疹學

附圖（十）外科學　附圖（十一）針灸學　附圖　（十二）喉科學　附圖　（十三）　眼科學　附圖（十四）齒科學　附圖　（十五）　傷科學　附圖　（十六）　花柳病學

藥學專門學校科目　（一）辨別學（二）培植學（三）採取學（四）收藏學（五）泡製學（六）化驗學（七）配合學（八）裝潢學

第二分別擔任　或任編輯或任經費或任圖書之投贈及借與　諸君擔任何種

賜函務乞聲明

雜俎

第三交通機關　或派代表或分期通訊聽各地自擇

第四編輯之種類　甲各科講義　乙各種單獨藥品集合藥品之仿帖　丙歷代醫案　丁歷代良方删補現行丸散全集　戊歷史沿革　己先賢事略　庚醫藥書提要　辛醫藥字典　壬討論筆記　癸中西異同得失表

第五商定編輯體例　各科講義則倣各種專門學校講義體例仿帖醫案等等則各隨其性質而定之

第六編輯秩序　先編各科講義（先編普通科繼編專脩科）及仿帖後編醫案等各專書

第七編輯手續之分部　甲採集　例如編傷寒則先採傷寒傷寒書不止一種則甲乙丙丁數人各認一種以免雷同費時其採集之法則先各經正治次變症次誤治次善後每條之首注明原著者姓氏寗繁毋漏　乙討論　所有討論之經過概行錄出另刋討論筆記行世以供參考　丙編輯　有爲編輯時必須注意者　子統系　丑層次縱　寅界限橫　卯正名（舊稱之不正確者

正其名）辰發明（原作引而未伸者必有以發明之討論時已發明者採入之并注明發明者之姓氏）已考異 午訂正（以上二法爲普通著述所必要尤講義注重之所在）丁潤色 先由會員之文學優長者爲之再求著作專家覆潤期於暢達雅馴不失本意

第八繕寫定本 呈請教育部審定審定後付印附入編輯員姓氏歸本社專賣其擔任編輯經濟書籍諸君卽以編成出版之書爲相當之報酬

附告 擔任編輯滿五十人擔任經濟滿五百元卽行開辦通訊處本會事務所

附擬規定仿帖并希 教正

名稱 物 類 品 圖 一產地 二見新時期 三形象 四色 五氣 六味 七質 八性 九功效 十主治理由 十一用法 十二用量 十三服法 十四禁忌 十五以前通行之培植採取收藏泡製法 十六以後改良之培植採取收藏泡製法

發起人 李揩臣 余伯陶 陳根儒 熊晋閣 顏伯卿 沈琢如 徐相宸

贊成人 紹興 何廉臣 陳樾喬 烏鎭 陳粟 香海門 趙祝禹 張邁荃 張始生

定價表

冊數	大洋	郵費	合計
一	一角	一分	一角一分
六	五角半	六分	六角一分
十二	一元	一角二分	一元一角二分

定價郵費概請先付空函作訂恕不寄報

廣告價表

一行	三十二字	一回二角	全年二元
一頁	十三行	一回二元	全年二十元

凡欲惠登廣告者務於發行之前半月寄至本社無費恕不刊登

編輯者　余伯陶
編輯所　跑馬浜安康里
發行者　神州醫藥總會

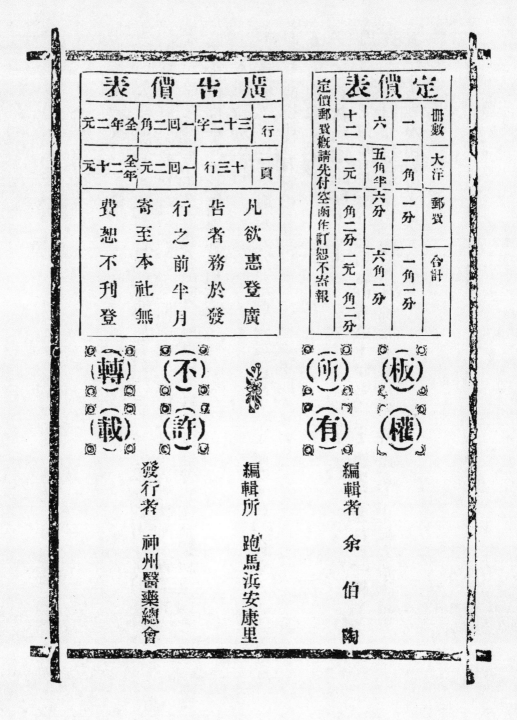

本報徵文

本會同人組織學報期以研究眞理集思廣益爲宗旨自本年陰歷四月十五日發行出一期以期交換智識溝通中西見聞倘蒙　海內文豪不吝教誨如有鴻篇雅著及先賢前人遺集經驗良方務希隨時　賜寄以便按期選登俾得匡助醫林遺餉同志無任歡迎企禱之至惟原稿概不寄還

本報特別廣告

本報爲推廣風氣起見倘蒙　諸君惠[illegible]一期[illegible]能全年贈閱本報一份藉答雅誼其能撰佳構月寄稿件並得將[illegible]至[illegible]下期入本報[illegible]文[illegible]也[illegible]務勿[illegible]觀而之報也

施診貧病贈集驗方廣告

周小農又署伯華受業張聿青氏旅申行道十餘載已酉入醫界爲醫員七載辛亥冬予告回籍待養診所無錫西門外棉花巷貧病送治幷贈新刊集驗方治家格言釋義等外埠函索附郵票三分卽寄

中華民國郵政局特准掛號認爲新聞紙類
民國二年八月十六號發行歸舊歷
癸丑七月望日每月一册月望出版

神州醫藥學報

（第四期）

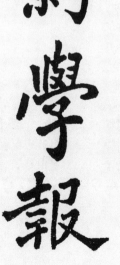

醫藥學報第四期目次

會員題名錄

（上海）余伯陶（主任兼經濟）王問樵（總幹事）李搢臣　陳粟香

陳根儒　顏伯卿　宗瀾夫　趙叔惠（以上文牘員）葛吉卿　杜子良

王祖德　王子松　葉晉叔　陸晉笙　馮逢伯　徐相宸　張禾芬　徐宗揚

楊聞川　錢華嶺　姚純書　隨仲卿　高子波　毛玉書　沈琢如　熊晉翔

朱遜景　谷幼香　黃杏卿　李韻標　華祥品　鮑承良　梁達樵　應鶴峯

柯春蓀　丁仝（以上評議員）包識生　葉心如（幹事兼交際）

林渭川　朱堯臣（交際員）沈智民（書記兼會計）桑楚臣（書記員）

沈葆聯　倪銘三　楊鐵珊　楊靜山　樊發元　楊季明　徐少甫　曹仲銘

徐錦裳　王佐才　陸慕君　張頤卿（以上調查員）丁甘仁　錢庠元（名

譽會員）楊丹霞　葉星如　傅春波　雷復生　郁聞堯　許鶴丹　凌永言

陳希曾　王立才　沈仲芳　張頌清　徐小圃　沈綬臣　毛幼安　周誠齋

侯堯夫　朱明德　董鯉庭　王雨香　俞佑蓀　葉鑑清　余小鐵　高甲三

張始生　蔡濟忱　周濟平　周湘閬　陸瓚甫　宋雲蒸　臧繼陞　郭子相

陸稼軒　陳次山　楊辛孟　蔣雲洲　臧璉舫　莊澄廉　王覺初　潘蓉齋

王海樓　黃少岐　杜靜仙　汪雨田　胡恩甫　陳久香　朱少坡　王舜卿

一

二

張鈞瑩 鄭少卿 許春山 張瀛奎 鄒鈞嬉 吳介卮 盛在餘 華詠淇
馬鏡濤 應體玉 王益之 姜渭棠 俞得騫 翟蘭齋 馮天頤 孔斌章
裘錫九 丁祿生 杜翼如 詹清如 汪靜陶 楊筱宋 李麓門 徐棠芬
沈如耀 劉月亭 沈伯珩 徐天池 楊伯寅 岑吉人 程梅卿 華丹卿
陳漢洲 黃筱堂 張炳輝 余文標 徐利兆 吳愛人 章經記 沈仲裕
葛仁勇 董瑞庭 舒行生 張菊池 陶慶雲 錢治安 宋梧岡 武威三
沈玉珊 馬頤之 呂濟川 程菊似 徐敏丞 朱慎先 鄭金寶 劉九皋
汪耀如 金萬伯 王夢魁 忻國瑞 邱小亭 黃時泉 應馥庵 賀鴻樹
楊藎誠 朱紹蘭 張宏昇 方吟香 余守仁 巢志仁 華祝三 任際逵
陳芝庭 樂錦泉 鄭靜潮 金品三 倪鑫南 李秩吾 吳梅巖 楊紹甫
郭杏村 謝彭齡 吳金彪 俞騰夫 王潛盦 宋金澄 王啓沅 史騰蛟
胡瑞芬 戴耀臣 孫花農 歐秉直 俞執夫 周滋生 崔礪山 楊景堂
李樸勤 林梓庭 劉松山 翁久齡 童芝蓀 徐瀾祥 吳涼澄 丁洪祥
陸鏡清 顧濟川 黎庶棠 童懷清 黃頌淵 羅榆舟 陶葆珍 劉子良
丁爾昌 黃曉初 秦文甫 孫溥泉 張芳坪 程文彬 端伯馨 程可均
陳叔英 羅子卿 劉韵良 黃貫良 姜成一 （江蘇） 王筱石 李晉丞

郭寅康　鄭嵩匡　濮鳳笙　刁星軒　陳培卿　徐賓如　錢受之　楊伯雅
嚴富春　任桐軒　接之彬　蔣雨塘　藍月恆　戴穀孫　王葆年　錢杏蓀
梅詠仙　袁桂生　馮箴若　衛企封　賈瑞甫　錢縉甫　王仲蓀　聶毓芳
查貢夫　詹鴻恩　錢大經　周澤儒　周登元　陳彩芳　陸子安　包鴻藻
劉世傑　朱吉生　朱振華　葉華農　劉國安　顧紹濂　孫汝謙　陳冠勛
金純伯　鄭清彥　朱文標　呂汝勛　顧紹幸　姚小陶　蔣少春　吳通甫
徐謹權　狄志一　陳祥聲　姜兆熊　湯逸生　錢達夫　徐石生　陸少玉
王仁夫　許鐵山　陸華榮　蔡萱懷　郭鄧奎　潘少岐　程文卿　張敬甫
唐濟之　陸夢熊　陳珀龕　孫漢庭　趙視禹　俞本立　馬　鼎　沙柏青
李雲卿　莫幼棠　沈南良　沈仰塀　甘頌川　甘康伊　金子淇　甘卓甫
周香谷　金緝卿　王聞喜　馬九皋　徐勤安　湯回春　秦少蓮　金鳳石
李瑩玉　馬良臣　戴寶山　呂齊眉　范卓齋　何俟清　袁价人　張書堂
楊燧熙　董英亞　張漱溪　張紹曾　汪星源　張鎔經　何望達　張友仁
張契同　楊梅汀　倪式如　顧視三　翁元順　施星珠　方爾甘　徐子謙
金儒生　陳飛喬　潘潤清　吳致遠　盛志聽　湯子謀　徐甸侯　周漢舫
蔣煥舟　沈桂莘　施湘三　施寄芳　葉憲成　徐慶廷　朱守仁　王偉明

三

陸宗彝 （浙江） 杭辛齋 葉漱六 李雲年 張熲元 馮銘三 謝旦初
張韻生 胡蓮玉 李□洲 都敬齋 陳子康 柴鑫伯 黃璉溪 何子香
王香巖 莫尙古 宋梅卿 朱俊甫 沈吉人 陳柏亭 沈少珊 徐秉山
杜馥春 詹子翔 周服聖 魏天柱 胡寶書 韓漸逵 汪星槎 周肖彭
羅烽彤 金惠卿 陳壽民 邵少棠 葉倚春 胡錫齡 何廉臣 包月瑚
宋偉臣 朱庚身 沈萊臣 張藝成 周　渠 陳蓉堂 楊蓀階 陸屛侯
張壽綸 汪竹安 何穉香 施次吾 沈書天 胡東阜 嚴巘廖 駱保安
陳麗川 王坤元 陳樾喬 高杏林 錮純泮 高純生 兪卿三 李欽一
徐琬笙 李純蓀 劉達人 傅鞠生 姜顯承 沈仰峯 張時遜 盧弦庵
胡作屛 時海珊 曹樹棠 李韻笙 繆可櫟 嚴海葆 林芝書 曹桂舫
李曙東 李清輝 林志遜 王振文 陸光亮 楊景松 張織孫 范文甫
繆杏春 杜志瀛 鄔琴譜 葉水薌 沈藕卿 陳月峯 李仲樞 李孟蓮
戴芷馨 郎耘莘 勞心田 張樾上 徐燮堂 吳開泉 范鹿賓 鄔幼石
鄔蘭孫 兪筱山 鄔慕純 蔡鏡清 沈錦章 胡瀛嶠 杜同甲 潘文濤
顧錮棠 楊厚栽 何幼廉 何肖廉 高德僧 羅錦棠 太和堂 駱靜安
陳心田 李守初 陳幽清 沈柏棠 徐仙槎 張丙揚 大元堂 錢少堂

錢少楠　嚴紹歧　杜荷墅　蔣宗濂　范炳如　沈瑞康　徐品棠　顧壽堂
葛子貽　徐閒菴　談韻泉　陳醉亭　陳鴻波　單懋清　洪菊泉　蔡謹齋
胡念祖　朱豫才　陳冠春　畢寅生　張琴甫　任芳笙　王成鑫　(福建)
鄭肖巖　劉甫川　劉杏村　藍佳葵　雷典如　孫組璿　包德瓊　方澍桐
陳剛鈞　陳元賡　陳英如　陳紀西　何幼阜　蔣麗水　丁仲洸　林綺賡
方雪村　林心齋　王菊初　何名藩　陳燮藩　陶炳璋　吳懋功　林直候
盧幼竹　陳穀貽　林俊銳　陳瑞齡　陳利隆　鄭兆斌　柯寶瓊　翁清如
林良慶　危慶烈　嚴厚森　胡元烺　包德輝　翁良安　賴佩瑜　高潤生
鄭益年　林世瑛　林佑賢　鄭幼蘭　林少玉　林劍冶　鄭得銓　(河南)
石炳南　楊又笙　鮑新芙　周淑猷　李調鼐　杜仲蕃　田陶濱　張相臣
劉輔辰　孟震九　曾謹權　魏雨亭　魏仙波　王恩齋　陳性全　謝君亮
汪芸蓀　袁述之　曾慎齋　金受伯　周少廷　茅伯康　毛潤康　石琴甫
馬子和　趙仲敏　郝稚軒　張欽之　(廣東)　黎天佑　趙偉菴　陳子實
翟松年　吳柳灣　林映輝　陳晤初　張壽堂　陳公鐵　温伯慈　陳三省
蘇佛影　蘇志雄　黃芝泉　温勤生　何國經　盧小苑　左森南　蔡均池
梁洛儔　何華廷　陳惠南　左　禮　梅雨田　陳惠普　陳春畋　吳可觀

劉筱雲　陳子芳　黃錦凡　黃鵠儔　何　熗　何少經　康晉卿　陳逸漁
傅耀門　廖竹南　盧國華　鄧熾南　廖廷光　陳而壽　陳　琦　何少泉
溫日南　黎景南　溫致中　溫幹廷　左杞南　溫歡宜　溫景鏗　陳謂川
謝滌莪　（廣西）　黎肅軍　陽萍農　（江西）　羅嘉琫　羅志清　徐寶卿
張銘卿　陳雨辰　郭壽羣　王慶雲　（安徽）　甘少農　祁平軒　楊子寬
崇小葵　魏漢川　湯立夫　李竹溪　（巢縣）　羅雲谿　楊燮廷　蘇雨田
胡馥生　胡德森　解碧潭　蔣筱溥　李竹溪　（蕪湖）　葛錦章　王蘭遠
王廷傑　方止逸　楊文欽　戴雪舫　（直隸）　陳春園　張振聲　田瑞泰
王廷鐸　齊如璟　吳廷耀　閻亞愚　王文裕　楊鑄園　楊育忠　楊育曾
蕭九韶　韓旭東　金汝瑛　管雅泉　銳健福　王殿垣　易　衛　李崑浦
王守誠　胡振聲　趙　珍　李文屏　方　增　王　利　劉雲鵬　潘振方
楊崇欽　崔振軍　黃汝枬　福　文　李介臣　薄永和　（四川）　戴伯興
黃壽萱　姜選臣　劉冠三　譚懋祿　羅全章　羅勉難　（湖南）　羅國壽
（湖北）　陳渭漁　楊小川　法小泉　陸慕班　楊小階　楊秉三　張樂隱
蔡籽誠　（陝西）　曾毅齋　朱銘九　楊倬雲　（甘肅）　陸錦紋　惠恩甲
（新疆）　劉崇鼇　（山東）　姚鎔村　（日本）　衛鶴儔　（新嘉坡）　陳紫波
吳翹雲　陳芷馨　黎北海　（越南）　陳伍之　吳季純　（暹邏）　陳鶴巢
（香港）　趙藻階

六

論說

論說

中西醫學平議

王奇鷗

泰西醫學入中國其始國人莫之信也厥後醫院漸開治或有效人乃稍稍用之迄今日而大盛喜新者遂至黜中而崇西說者曰西法治外則可治內不可恃也習醫者曰中醫明氣化而得其精西醫究形質而得其粗者也吁此豈深知醫理者哉夫人身之氣化與形質相附麗者也有氣化而後生形質有形質而後成氣化必先知形質之何以生氣化之何以成與夫平人之氣化形質若何病人之氣化形質若何而後可以治病不知形質則藏府之接搆經絡之表裏瞢然莫辨何從而識氣化之原不知氣化則陰陽五行之幹運寒暑燥濕之變遷冥然罔覺何從而識形質之用故治病之理非合形質氣化而兼通之不可也何以徵之岐伯言八尺之士皮肉在此外可度量切循而得之其死可解剖而視之藏府血脈經氣皆有大數此形質之學也岐伯以標本中氣明治道仲景以六經正變察病情此氣化之學也維其形質

氣化本末兼賅故能決死生而察百病謂中法講氣化而疏形質可乎西醫辨腦氣筋血管網油微生蟲細菌此形質之學也用寒熱表以測熱度聽聲筩以測藏府更用藥水以驗小溲此氣化之學也其操術異乎中醫亦并氣化形質而察病狀謂西醫究形質而舍氣化可乎夫中西人之氣化形質同也治病之理宜亦莫不相同然中國神聖代興洞觀天人合一之理以氣化馭形質故治法神奇變化技而進乎道矣西國競尙智巧囿于機械測驗之習得形質之精而無從進求氣化之元妙故治法雖巧捷精能其道終限於技耳嗟乎古聖醫經前賢醫籍昭如日星苟得好學深思之士講明而切究之復加以多診爲實驗通變爲應用良醫輩作民無夭札又何妨我用我法豈必舍所學而從西邪

醫法如兵法論

李竹溪

西醫專尙形迹而於正本清源之理想神明變化之精微一概棄置而毫無成分之表示惟我中華醫學名家凡一病入手必如兵家用兵知已知彼不使毫有遁情而後以法撲滅無不神且驗也古諺有云用藥如用兵誠哉是言也然而用兵之道其

論說

優勝貴在先探賊情賊情既知而後可以用將用將當知將之所長亦必知將之所短取其長而去其短然後殺賊而不擾良民用藥亦然治病之法須先審病情病情既確而後可以用藥用藥當知藥有優劣用其優而避其劣所以治病而不傷元氣至於賊情虛者易知實者易知惟虛而示實實而示虛者難知病情亦然水極似火火極似水二者最易溷淆設非詳探確驗鮮不爲所誤矣然而病情既得則三審又當亟講三審者何一審天時二審地勢三審人宜如兵家之察天時地利人和也春夏秋冬病隨時異用藥各殊其時是也而一時之中復有雨晴寒燠風雷晦蝕之不同南北高深地有分野用藥各殊其勢是也而一邑之中復有山林陂澤原濕斥鹵之不同強弱老少稟賦所在用藥各殊其宜是也而一人之中復有盛衰喜怒饑飽勞逸之不同消息變通一毫不可拘泥三審之外又有三宜一宜專病有標本藥有先後病在一經當以一經爲主治如診斷不精又雜以各經之藥勢必牽制而無功如宦者監軍十節度俱敗是也一宜平藥不求奇方不避熟寧守正以紆遲毋行險以僥倖如武侯不用魏延子午谷之計是也一宜愼人之智術有窮病情多幻稍不

加察毫釐千里昔李東垣治一病已煎黃連石羔之劑復換桂附用至十數劑而愈可見病情難測所以武侯如此神明只認定謹慎二字然治病動關成敗豈可暴虎憑河將欲熱之必先溫之將欲寒之必先涼之淺學之輩未免訾爲模稜豈知古人用心誠有所愼乎立方如布陣逐病如搗巢忌過劑如戒窮追扶元氣如謀善後至若五臟六府之應五色六味之別五運六氣之宜以及寒熱互施補瀉反用分標本於因緩因急治子母於隔二隔三一切機宜俱關緊要如兵法之六韜三略不費窮搜深討參伍會通何以成爲名將也若夫提綱挈領則斷推仲景一書凡素問靈樞難經既沉浸而含咀則其源太深而以仲景達之其流乃沛然而莫禦也百病皆生於感仲景以傷寒發之通其義而百病受治矣故感之由於暑濕溫熱雜病者輔之以河間天士感之由於陰虛陽虛者輔之以東垣丹溪感之由於眞陰眞陽虛者則仍以仲景之六味八味加減之類治之而綱舉則衆目斯張領挈則全裘悉振此亦如左氏一書如兵家提綱挈領之要也

稗官野史雖小道其中所含之意義頗可喚起醫林理想之優點是篇之作

已多借箸僕不過詳加編輯成爲篇幅雖無補于宗工亦有功於後學並可見醫雖小道實與大道無多區別也自記

論說

論用大手術治臟病之危險

袁桂生

近世醫術進化不特外科病以手術療法治之而內臟病亦得施用剖割之技西人講學之勤手術之巧誠有令人驚歎者然夷考其實則凡剖腹割腸者殆無不死就最近新聞紙之記載言之若陳純昭女士之患腹疾（前鎮江軍政使鄭權之夫人據民國新聞）國債局稽核員龍伯之患腸炎（見中報時報）熊季廉之患脇痛山陰俞姓女之患胃痛日本千葉專門醫學校學生陸欽文之患腸癰（見神州醫藥學報第二期）皆經西醫剖腹而死其明徵也他如鎮江郵政局某西員之患腹痛亦經剖割斃命此外凡不知姓名雖死而未經新聞紙之揭載者更不知凡幾嗚呼西醫殺人之手段固若是其慘酷耶夫東西醫家皆受完全教育多有得博士學士等學位者其心豈眞欲殺人哉理有所蔽而不明則雖陷於殺人之境而終不悟也考腹痛脇痛胃痛腸癰等病中醫學家皆有藥物療法可治而無需施用手術也試

觀金匱外臺證治準繩景岳全書等書羅列內臟病之治法詳盡靡遺而名醫類案暨續名醫類案古今醫案按洄溪醫案等書且備載內臟病實驗之成績卽就不佞平日之經驗言之每年所治內臟病亦甚繁夥從未需用剖割者盖內臟病無論其爲腦筋痙攣（按胃痛脇痛腹痛等病皆有寒熱虛實之分然皆牽涉腦筋之知覺作用故以此四字包括之）爲腸內生癰皆不外氣血形質之變化亦皆有相當之療法而無待乎剖割也且剖割之理多有捕風捉影以命爲嘗試者試問肝胃之腦筋因起痙攣而作痛有何物可割乎腸癰爲腸內生癰釀膿腐爛似當割矣然初起時病毒猶淺可以藥治卽非割不可者亦須審其人之元氣能勝與否仲景之用汗藥下藥尙有脈弱者不可下尺脈遲者不可發汗亡血家不可發汗瘡家不可發汗之例而況剖腹剮腸其剝奪元氣之力有十百倍於汗藥下藥者哉觀於六月十六日各報所載路透電謂龍伯於本月九日開割後忽於今日因內陷逝世又觀陳純昭女士剖割後卒然大喘而逝可以知吾言之非妄矣蓋彼之所稱爲內陷者非內陷也元氣傷失盡淨而不得不死也而卒然發喘尤爲元氣虛脫之明證由是觀之

大手術與內臟病之接近實有莫大之危險殺人有餘治病不足而世界醫家卒不聞有起而變革者何也或者曰近世外科之醫術已大改良消毒止腐之法突飛邁進迥非三十年前可比剖腹滌腸有如去一瘡蓋不知消毒止腐祇有對於局所之效用免瘡口之釀膿而已不能使人之元氣不亡也今之因剖腹而傷生者何一不用最新之消毒法哉而其死亡如故可知死活之原因在此而不在彼也若徒恃消毒止腐之局所療法而不計其人之元氣存亡是不揣其本而齊其末惑之甚者也夫西人與日本醫吾何責焉吾惟望吾國研究醫學之青年暨此後患內臟病之病家於此生死關頭宜稍稍顧慮焉勿徒以有價值之生命供醫師手術臺上之犧牲也

又按焯自髫齔時卽聞西醫外科之手術通神截骨換腿有如工匠之脩理機器心慕之及爲醫十年來猶時時聞此語然足跡所至未見有一換腿截足之人行於途居於家者心竊訝之於是細爲調查乃知凡截足換腿者歸家後或半月或數日而卽斃命也然則不獨內臟病不可輕用大手術卽肢體之病亦不可孟浪

鋸截也附誌之以資研究著者識

學說

學說

閱時疫醫院衛生必讀所論痧症議

毛幼安

六月初四日爲中國紅十字會時疫醫院正式開幕之期來賓甚衆各贈衛生必讀一册所論痧症甚詳有云華人治痧往往不先延醫而傳剃頭者挑刺名曰挑痧其針未經過消毒藥每多不潔遽以刺胃部或臍部至五六寸之深病者當時不死三日後必然針孔發炎作膿常見病者胸脹腹腫欲吐不得欲瀉不能雖投之以重瀉劑亦不見效不久卽死是非死於病實死於針也等云噫此正一偏之論矣夫剃髮匠不知病情罔識兪穴亂挑亂刺固足以誤人然間有因挑而見效者否則不見其效卽死從未有針孔發炎至三日後始死者蓋時疫乃至急之症命在呼吸迫不及待者也又云患霍亂症者其中腸內有一種微生物侵入全體遂成霍亂症凡西醫論病大半皆謂微生蟲爲害殊不知天有六氣降生五味發爲五色彰爲五聲人身一或不愼皆足致疾豈盡屬微生蟲哉夫夏日炎威天氣之熱疾病之所由生也何

也夏至以後天之熱氣下降地之濕氣上騰人在氣交之中受其蒸變及至三伏之後加以尸氣穢氣諸多惡毒不正之氣一旦感觸其病卽發俗所謂痧氣是也其氣由鼻而入者肺經受之由口而入者胃經受之大都肺經之病必歸於胃以胃爲五臟六腑之海故也患此者不曰暑病僉曰痧氣攷痧氣一症內經未載卽古昔聖賢亦無正論既無其論諒無其症想是後人妄造想像而成者或曰既無其症何以患此者一經挑剌輕者卽愈重者亦可稍減此非痧氣之證據乎不知非也仍是暑濕爲患耳蓋暑濕穢毒之氣襲入肺胃流行三焦瀰漫胸腹橫竄四肢當其邪之中人也初入陽明則寒熱頭脹乾嘔泛噁賊及太陰則手足痠麻腹痛瀉利甚則火動風生風火相煽胃汁已枯邪火復熾身中之氣隨風火上升常度盡失形若尸厥正內經所謂血之與氣併走於上則爲暴厥卽霍亂轉筋入腹者也此症者針藥可以並進以針通絡脉流利氣血藥則芳香泄濁扶正袪邪靈樞本有九針之法失傳已久後世所用者惟毫針而已然識其病知其穴尙可一針而愈但不可專恃剃髮匠耳聞之父老曰乾嘉以前霍亂甚稀兵燹以後此症盛行醫者不識病情針藥亂投死

亡接踵殊可歎也細考痧氣一症方書祇有風痧痧疹之病並無所謂痧氣之名蓋痧卽暑也以痧字新奇夏天不論何症總以痧字括之眞覺可笑猶之小兒患熱痰風驚之症後人不便立名卽以驚字領頭風字煞尾以爲危險驚奇之症最易惑人今之痧氣毋乃類是今姑從俗卽以痧氣而論夫痧者總由正氣爲邪氣所阻濁氣不能呼出清氣不能吸入陰陽相亂清濁相攻遂成閉塞之症清氣最和能養人濁氣最熱能殺人西人名濁氣謂之炭氣炭氣不出人卽昏悶而死上海人煙繁萃地氣愈熱室廬稠密穢氣愈盛所患痧氣之症較多於他省西北人以柳枝蘸熱水鞭其腹謂之打寒痧東南人以油碗或油錢刮其胸背手足兩腑謂之刮痧以碗鋒及針刺舌下指尖曲池委中出血謂之鍘痧是皆通達氣血引邪外出之法也鄙人少時游幕山東遇一友以刺痧方見示云痧症宜專刺三焦蓋三焦司一身之氣血外邪之侵必由三焦出入上焦則見頭脹眩暈宜刺素髎風府兩穴一在鼻柱上端準頭刺入三分一在項後入髮際一寸大筋內宛宛中針入一寸中焦則見胸脘脹悶或腹痛嘔吐宜刺上脘中脘兩穴一在臍上五寸一在臍下四寸各針一寸下焦則

見疠痛泄瀉轉筋縮甕宜針下脘丹田兩穴一在臍上二寸針入一寸一在臍下二寸針入一寸兩足痠𤸇宜刺承山穴在腿肚間離地一尺針入一寸兩手抽掣宜刺尺澤紫筋上出血則已穴在肋中橫紋上若腹痛而吐者刺上脘腹痛而瀉者刺下脘腹痛而欲吐不吐欲瀉不瀉者刺中脘若牙關緊閉宜刺人迎穴在結喉兩旁一寸五分大脈動應手處刺之卽開若神昏不醒刮刺不鬆爲邪入心包絡須撑開病人之口看舌底有黑筋三股男左女右用竹箸嵌瓷鋒刺出惡血一點血出卽醒若指甲發白神色呆滯宜刺少商穴在大指甲向裏如韭葉許所有一切痧症照法施治無不立效云然病之變化不一是在臨症者神而明之耳

論經絡之關係

戴谷蓀

五臟六腑之在人身異其體異其色異其用除肝與胆合腸與胃連餘則上下左右各有畔界苦欲補瀉各有攸宜彼此之間若無干涉焉而內經論五臟之所主六腑之所合子母之相生寒熱之相遺乃如彼此其故殆無一不由於經絡間也經絡其交通全體之輪電與靈蘭秘典論曰主不明則十二官危使道閉塞而不通形乃大

傷所謂使道蓋指經絡而言經絡通布全身而匯於一心故心爲出血迴血之總司雖同在十二官之列而獨推爲出令之主其職務卽以支配養料吸收炭氣溫煖身體輔助腦筋爲目的而周身經絡實爲其行政之機關心失其職則經絡中血不得循環而百體皆失其養故曰使道不通形乃大傷也調經論曰五臟之道皆出於經隧以行血氣血氣不和百病乃變化而生是故守經隧焉今人但知百病之生由於血氣血氣不和由於五臟不知五臟血氣皆不自病其病皆由於經絡也丹溪謂經絡隧道以通暢爲平和予以爲不特平和而已經絡一通則全體皆得以除舊布新而隱受天然之補益蓋全體之養料由經絡以灌輸全體之廢料由經絡以運送故經絡一通雖蔬食水飲而皆足以養生經絡不通雖妙藥靈丹而適足以助壅然則非疏通經絡何以爲補養哉人之老且死也皆由經脈變小絡脈變微細絡變無故全體漸形緊密覈硬一切器官不能運用卽使道不通形乃大傷之謂也英醫愛凡司論之最詳且言人老血管愈細必稀血物如水菓等方易通入丹溪曰老人飲食如好酒膩肉濕麪油汁燒炙煨炒等皆在所忌可見延年別無妙術首宜注意食物

之能通入經絡與否而甘旨養老殊與生理不合也至於病者氣血兩虛其經絡亦必變細故病退其體常瘠調理復原亦不能舍疏通經絡以圖功五常政大論帝問病去而瘠奈何歧伯曰經絡以通血氣以從復其不足與衆齊同養之和之靜以待時又曰化不可代時不可違必養必和待其來復今人於病後以爲大虛輒與守補不知氣血不能驟生經絡轉受阻滯邪得補而復熾正得補而反虛釀爲痼疾延成損怯者比比此正內經所謂代化違時也豈知經絡疏通血氣流暢自有天然來復之機而揠苗助長何爲耶

治喉痧說

錢治安

凡治一病必先審其脈之虛實斷其病之輕重舍輕而治其重其輕者隨之而自愈此之謂能審能斷如治喉痧人每謂治喉當用寒治痧當用温用温則不利於喉用寒則不利於痧最難着手殊不知表裏無並熾之理痧透則喉證不治而自愈矣治喉痧如此推而至於治內外百證亦無不如此呂新吾云水千流萬派始於一源木千枝萬葉出於一本身千病萬證根於一臟睦於千萬舉世之大迷也直指源頭智

者之獨見也昧乎斯言思過半矣

學說

駁中華醫學白話報（續第三期）

包識生

第二期第二節太陽病發熱汗出惡風脈緩者名爲中風○沈註云風者冬令之賊風也其風自西南方來由皮膚直入肌腠古人避之如矢石故名曰中此風爲陽邪其氣主爲弱故發熱汗出惡風脈緩也○按經云風爲百病之長是空氣已有挾寒挾熱挾濕挾燥之別總稱雖曰風分之則有六淫之殊矣無論何時何地中於人身皆可爲病沈註指爲冬令之賊風傷人爲中風實千古之所未聞按冬令之風出自西北者多若云其風自西南方來受之則爲中風豈東南東北西北之風不病人耶又云此風爲陽邪既云冬令又云陽邪不通已極若如沈註所解除冬令之西南風外則四時皆無中風病矣有是理乎○又淺註沈評云頭項强痛太陽傷寒之症也此節論中風不得以傷寒之頭項强痛解中風之太陽病○按脉浮頭項强痛惡寒爲太陽經之本症論中凡言太陽病者省其文字故耳若不指是症其論中言太陽病者不知是指何症沈註所云誠百思莫得其解如論中云太陽病下之後此太陽

病三字是空的試問不指頭項强痛惡寒之症當指何症（未完）

駁醫學世界續刊之宣言（續第三期）（錢縉甫）

云中醫診病僅憑切脈檢舌爲抉病之秘訣作者之意似以二事爲可廢余按舌爲心竅舌苔乃病情之著於外者能辨其色症自顯然固無可訾至於切脈一道神而明之存乎人操術既精靈驗無比况有時亦棄脈從證並不全憑乎指下此等處正吾道之所長而西醫之所短奈何妄加評議哉

云西醫於無法施治之症死後必解剖其體以探索其病源所在作者之意蓋謂中醫不能然余謂此等殘忍之事吾輩豈宜效法孔子歎作俑者無後何况甚於作俑有十百倍者乎

云吾國論藥物之書所論藥性半多謬誤甚至以色味强配五行荒誕離奇又云人參僅有平胃功用石膏僅可作器黃連龍胆草實爲補品余按人參石膏黃連龍胆皆係常用之品論其性者何至荒誕離奇如果荒誕離奇何以千餘年來直至今日始有人駁正况謂人參平胃黃連龍胆皆補品此固可實驗者請以後遇胃

學說

實之人進以人參遇久病延虛之人投以黃連龍胆看其效力則是非立見矣〇白虎湯爲常用之品奇效所著不能殫述而云不堪入藥豈非妄斷

云白入肺赤入心以色味配五行其謬尤不足辨余謂白入肺赤入心等義乃同類相引之理如火就燥水流濕云爾其實亦未嘗膠泥如黃芩色黃而醫家皆知其入肺卽此可見吾道之通也此不得謂之謬亦無所用其辨中醫治病全憑五行實因歷代沿傳確有成效故也著者幷此而不可信則中醫眞可廢矣請平心察之〇五行之說始於河圖洛書而昭著於尙書洪範此古聖人相傳之法非小道也彼輕於訾議者多見其不知量耳

云中醫之藥既不能奏大效於是西醫之聲價益高須急急謀挽回之策說自不錯然急欲挽囘而全廢中醫將來吾國所出之藥品何人問信是中醫之當保全也明矣〇保全之法在整頓在研究若偏信西法而妄詆中醫則爲吾道之敵矣吾輩皆中國人借西醫以圖厚利可也必欲滅亡中醫請平心審察能不造孽否〇余未嘗不心服西法意謂當與中法並行或融合爲一如內外科之例

神州醫藥學報

十一

醫書

醫書

世界歷代名醫傳略（續第三期）

（許昭）

醫和

醫和者秦人也晉平公有疾求醫於秦秦伯使醫和視之曰疾不可爲也是謂近女室疾如蠱非鬼非食惑以喪志良臣將死天命不祐公曰女不可近乎對曰節之先王之樂所以節百事也故有五節遲速本末以相及中聲以降五降之後不容彈矣於是有煩手淫聲慆堙心耳乃忘平和君子弗聽也物亦如之至於煩乃舍也已無以生疾君子之近琴瑟以儀節也非以慆心也天有六氣降生五味發爲五色徵爲五聲淫生六疾六氣曰陰陽風雨晦明也分爲四時序爲五節過則爲菑陰淫寒疾陽淫熱疾風淫末疾雨淫腹疾晦淫惑疾明淫心疾女陽物而晦時淫則生內熱惑蠱之疾今君不節不時能無及此乎出告趙孟趙孟曰誰當良臣對曰主是謂矣主相晉國於今八年晉國無亂諸侯無闕可謂良矣和聞之國之大臣榮其寵祿任其

大節有菑禍興而無改焉必受其咎今君至於淫以生疾將不能圖恤社稷禍孰大焉主不能禦吾是以云也趙孟曰何爲蠱對曰淫溺惑亂之所生也於文皿蟲爲蠱穀之飛亦爲蠱在周易女惑男風落山謂之蠱☶☴皆同物也趙孟曰良醫也厚其禮而歸之（左傳）

醫緩

醫緩秦秋時秦人也未詳其姓晉景公疾病求醫於秦秦伯使醫緩爲之未至公夢疾爲二豎子曰彼良醫也懼傷我焉逃之其一曰居肓之上膏之下若我何醫至曰疾不可爲也在肓之上膏之下攻之不可達之不及藥不至焉不可爲也公曰良醫也厚爲之禮而歸之（左傳）

醫話

素盦醫話（續第二期）

余伯陶

古銅束骨

交河黄俊生言折傷骨者以開通元寶錢燒而醋淬研爲末以酒服下則銅末自結而爲圈固束折處曾以一折足雞試之果接續如故及烹此雞驗其骨銅束完然此理之不可解者銅末不過入腸胃何以能透膜至筋骨間也惟倉卒間此錢不易得後見張鷟朝野僉載曰定州人崔務墮馬折足醫令取銅末酒服之遂痊平及亡後十餘年改葬視其脛骨折處銅末束之然則此本古方但云銅末非定用開通元寶錢也（槐西雜誌）

攷此錢鑄自唐初歐陽詢所書其旁微有偃月形乃進蠟樣時文德皇后誤指一痕因而未改也其字當迴環讀之俗讀爲開元通寶以爲元宗之錢誤甚矣

按吾國傷科一門夙稱絕技惜乎精斯藝者往往賫爲衣食秘不示人遂致經驗

良方不知湮沒多少錄此以俟哲者

新炭下釘

蔡葛山先生曰吾校四庫書坐誤字奪俸者屢矣惟一事深得校書力吾一幼孫偶吞鐵釘醫以朴硝等藥攻之不下日漸尫弱後校蘇沈良方見有小兒吞鐵物方云剉新炭皮研末調粥三碗與小兒食其鐵自下依方試之果炭屑裹釘而出乃知雜書亦有用也此書世無傳本惟永樂大典收其全部余領書局時屬王史亭排纂成帙蘇沈者東坡與沈存中也二公皆好講醫宋人集其所論爲此書云（同上）

不辨錫餳

諺云心肝脾肺腎尋得一手錢心肝脾肺腎問亦無人問蓋深有慨乎其言之者金臺紀聞載金華戴元禮國初名醫嘗被召至南京見一醫家迎求溢戶酬應不間元禮意必深於術者注目焉按方發劑皆無他異退而怪之日往觀焉偶一人求藥者既去追而告之曰臨煎時下錫一塊麾之去元禮始大異之念無以錫入煎劑法特叩之答曰是古方爾元禮求得其書乃餳耳噫今之不辨餳錫者比比皆是安得如

醫話

元禮其人者一一而往觀之哉

人類死亡之比較

人類之生存及死亡之關係實爲近時歐美統計學上之一大原則據倫敦醫學雜誌所載有足供吾人參考者茲錄於下一每歲對於產出百人死亡有八十一人之比例二男子之產出較女子多每女子百人男子有百六人之多三幼年中男子之死亡較女子多四由青年以迄五十歲女子之死亡較男子多五十歲以上則反是五由全體言之男子之死亡較女子多六孤身之死亡較匹配者多七夏季之死亡較冬季多八熱帶及寒帶地方之死亡較溫帶多九都會人之死亡較田舍多十災難及罪人之死亡較無故死者多十一貧者之死亡較富者多十二凶歲之死亡較豐年者多

麻醉藥之砲彈

奧斯地亞國從軍某醫士製成砲彈中含臭氣能供尋常大砲之用放時祇須曳動火信管彈卽飛墜於豫先測定之處迨觸物爆裂聞者立時眩暈失其知覺其化學

之精進實足驚駭已

科學家發明人身凍死時之狀況

美人史可德氏探險南極與同人凍死於途因惹起泰西一班科學家之研究據彼理想所推測謂其凍死時之狀況當未死以前始則僵臥思睡繼則體温轉增長眠不起似絕無痛苦者然嘗取畜類試之以畜類所處之温度降至零點以下一百二十五至一百五十度之間卽見其呼吸急促脉浪迅疾熱度大增一若全身機體竭力抵禦以保其固有之體温須臾力盡而斃斃則體温驟降至法倫表七十一度推求所以熱度反增之故大抵物極必反陰陽消長之機理固然歟

醫話

醫　話

景景室醫話（續第三期）

陸晉笙

二便不通

顧緝庭先生引余爲忘年交詩酒往還過從甚密自卸招商局事後僑居吳鄉之木瀆鎭蹤跡稍稀然偶來城必晤面見其行步蹇遲語言錯亂知其老衰矣閱一年歲首聞其病二便不通臥則小便又自遺少腹有瘕塊心嘈雜饑欲食食至又不欲食醫用通利二便之劑不應余曰攷金匱眞言論云北方黑氣入通于腎開竅於二陰趙獻可醫貫云腎氣虛則大小便難宜以地黃蓯蓉車前子茯苓之屬補其陰利水道少佐辛藥開腠理致津液而潤其燥又難經云腎之積名曰賁豚發於少腹上至心下若豚狀或上或下無時又經脈篇云腎足少陰之脈是動則病饑不欲食又玉機眞臟論云冬脈不及則令人心懸如病饑張注謂腎爲生氣之原不及則心腎水火之氣不能交濟張潔古活法機要云壯人無積虛人則有之若遽以磨堅破結之

藥治疾去而人已衰故治積當先養正今病大小便不通少腹有瘕塊非腎病而何腎氣虛則滯故有瘕塊滯而下墜阻塞隧道故小便不通臥下氣升則阻塞爲開故小便又自遺時時欲食者不關乎胃乃心腎不交所致所謂心懸如病饑非眞饑也治宜補腎氣以交心佐以散滯升墜之品擬用交泰丸先服以交其心腎續用遠志茯苓蓮子沙苑子肉蓯蓉巴戟天枸杞子枳殼升麻地黃丸等方交鄧局寄鄉不及服而已殞此方應否不可知姑誌於此以俟高明評騭

神昏譫語

葉天士曰溫邪上受首先犯肺逆傳心胞又云舌色純絳鮮澤者胞絡受邪也平素心虛有痰外熱一陷裏絡即閉非菖蒲鬱金等所能開須用牛黃丸至寶丹之類以開其閉恐其昏厥爲痙也吳鞠通云太陰溫病汗出過多者必神昏譫語淸宮湯主之牛黃丸紫雪丹局方至寶丹亦主之又云溫毒神昏譫語者先與安宮牛黃丸紫雪丹之屬繼以淸宮湯又云手厥陰暑溫身熱不惡寒淸神不了了時時譫語者安宮牛黃丸主之紫雪丹亦主之又云夜寐不安煩渴舌赤時有譫語暑入手厥陰也

醫話

清宮湯主之舌白滑者不可與也王孟英說亦大略相同於是後之醫家因陋就簡据此數書遂以爲道盡於是一遇神昏譫語爲葉吳輩印定眼目便以爲治溫熱病在手經而不在足經一若人身果分兩截漠然不相關者於是羣以爲心包絡病矣詎知其不專屬心包絡乎王晉三云病起頭痛而後神昏不語者此肝虛魂升於頂當用龍骨牡蠣救逆以降之非至寶丹等所能甦也此則神昏屬諸肝李東垣云熱入血室晝則明了夜則譫語夫血室者肝藏也既曰晝則明了夜必不明了可知不明了卽神昏之謂此則神昏亦屬諸肝但王說魂升於頂之神昏乃肝虛李說熱入血室之神昏乃肝實此則有異內經熱論云陽明者十二經脈之海其氣血盛故不知人金匱中風篇云邪入於府卽不識人趙以德注謂胃爲六府總司諸府經絡受邪必歸於胃胃熱甚津液壅溢結爲痰涎閉塞隧道堵其神氣出入之竅故不識人徐忠可註謂將頸兩人迎脈按住其氣卽壅遏不識人人迎者胃脈也夫所謂不知人不識人者非卽神昏而何此則神昏又屬諸胃裴兆期說更明晰其言曰人謂神昏之病原於心心清神乃清余謂神昏之病原於胃胃清神乃清胃氣一有不清卽

不能攝神歸舍是神之昏不昏專在乎胃之清不清不觀酒醉之人乎酒醉之人醉胃不醉心也何以神昏而言語無倫也不觀飽食塡息之人乎飽食之人飽胃不飽心也何以神昏而一時瞀亂也不觀痰涎壅塞之人乎痰塞之人塞胃不塞心也何以神昏而瞑眩無知也以上諸說豈醫者未之見耶抑以爲不足信耶他書姑勿論至內經金匱而未之見不復信則何必爲醫然近人亦非無知之者余伯陶云陽明之火蒸騰入腦神卽昏矣則神經之昏明明是神經受熱究其神經之所以熱仍由陽明而來卽經所謂悍氣上衝頭也余說與徐忠可說當互參蓋人迎胃脈由胃過頸後入腦悍氣卽循此脈上衝然則臆攷諸說神昏屬胃者多屬肝者亦有之安得專屬諸心包絡哉再論讝語內經厥論云陽明之厥妄見而妄言張仲景云三陽合病腹滿身重口不仁而面垢讝語遺尿白虎湯主之雖曰三陽合病而六腑之邪盡歸於胃此則讝語屬諸胃仲景又云陽明病其人多汗以津液外出胃中燥大便必鞕鞕則讝語小承氣湯主之又云陽明病讝語有潮熱反不能食胃中必有燥矢宜大承氣湯下之此則讝語亦屬諸胃惟內經論厥而妄言統胃經胃府言之仲聖論

醫話

用白虎湯者屬胃經之熱用大小承氣湯者屬胃府之實此則有辨而其讝語屬胃則一也故崔尙書云胃有燥糞令人錯語邪熱盛亦令人錯語若秘而錯語者宜承氣湯通而錯語者宜黃連解毒湯錯語語言錯亂之謂與讝語義同是崔說亦分胃府胃經以論治然亦有不屬胃者內經厥論云厥陰厥逆譫語張隱庵註謂肝主語譫語者肝氣鬱也（傷寒論中讝語千金方俱作譫語可見二字音義並同）王肯堂云下血譫語頭汗出者熱入血室也葉天士云熱陷血室與陽明胃實多有譫語如狂之象當辨之血結者身體必重非若陽明之輕旋便捷此則讝語又屬諸肝然則臚攷諸說讝語亦屬胃者多屬肝者間有之安得專屬諸心包絡哉余上年治城內和尙浜馬姓兒病神昏譫語當時以伊父亦知醫理與之辯論後開方而未列案卽就肝胃兩經用藥爲羚羊角石決明陳胆星枳實汁鮮竹瀝生瓜蔞打元明粉等參參數味乃諸醫見之羣譁爲非因補一案曰病交十二日矣初起發熱咳嗽或有外感辛以散之理原不謬但辛熱以治風寒辛凉以治風熱已自有別以辛温治風熱以致引動木火也已屬醫家之用藥不細三四日間案中有左脇痛嘔吐環脣青等

候脇屬肝之部分脣屬脾胃部分青乃肝色全屬肝邪犯胃見症此時何猶因其咳嗽未止而純用肺家開泄藥耶內僅一方加用鈎籐是肝藥矣然鈎籐雖清肝熱而息肝風爲主肝熱而不至熱極生風者與夫肺表外感風熱者早用之反足以引動內風醫家曾知之否此時之咳嗽未止已屬木火刑金所以愈開泄而愈劇也洎乎木火熾盛爍胃液而成痰復挾痰以上蒙遂致神昏譫語理當援仲景胃熱之例兼凉肝降痰以清之以其又大便久不通滿腹脹痛拒按轉矢氣也當兼參仲景胃實之例以下之何諸醫於辛散泄肺而後一變而卽用清宮陽至寶丹耶前者失諸不及後者失諸太過其爲誅伐無過則一也余方不用白虎承氣而另撰一方者以其病不獨在胃而肝邪特甚故用仲聖之法而不用仲聖之藥師其意不必襲其方也質諸高明以爲然否

按前之寒包暑熱條阮某譫語卽屬胃熱如誤用牛黃丸至寶丹等領邪入內必然不救並無繞臍痛按之有物轉矢氣等候倘用承氣亦不救胃熱之中又有兩法其不兼溼者則用白虎湯其兼溼邪者則用三黃石膏湯黃連解毒湯以苦能燥溼也上期醫學報袁桂生劄記與予說同余君伯陶之論神昏屬陽明袁君桂生之論神昏譫語不可祇用清宮湯紫雪丹至寶丹可見世固不乏高明之士殆所謂鐵中錚錚庸中佼佼者歟　附識

醫案

隱溪醫案（續第三期）

顏伯卿

陰疽兩則

甬東門內丁永明珠寶店東次子壬寅春三月時十三歲患左邊上自項際中及肘臂下至臀尻腿膝內臁結核始起不紅不痛數十日後則軟疼色灰黯而潰膿水灰塵色極薄瘍醫易數人一瘡未歛一核又起潰痛如前據渠父云三載臥床不能起坐往來寒熱自盜汗形瘦胃納呆滯自分必無生理託友人潘謹安君延余診之診其脈濡濇細微左弦細右遲細舌無苔聲息皆微察其病源是由先天不足氣血兩虧飲食失節脾胃先傷六淫之邪乘間而入風寒濕由經而絡蓋肝木主諸筋藏血而通血絡肝病則筋絡拘攣肺金主皮毛又主諸氣六淫所傷諸氣憤鬱則氣不能率血灌輸周身絡道風寒濕與痰涎結聚於手足少陽厥陰之道路血亦隨之而聚結核流注之疾職是故耳治擬逐瘀開結活血調氣去頑痰追風濕爲入手佐以補

血培元通絡託毒用加減逍遙散柴胡當歸赤芍半夏橘紅絡於术炙草紅花桃仁香附川芎合大活絡丹連進五帖潮熱惡寒稍減脉之濡濇者轉爲遲緩此久病元氣虛憊之徵以陽和陽加減生黃耆熟地當歸爲君鹿角膠炮薑爲佐蜜炙麻黃桂枝各四分殭蠶橘絡各錢半仍入大活絡丹連進三十帖其結核未潰者貼陽和解凝膏加北芥子末已潰不收歛者以鋒珠膏加參蘆末月餘瘡口轉紅潤膿水轉黃厚胃口比前大佳脉象右三部緩而有神左弦遲細以人參養營湯仍入大活絡丹六十餘帖已能起床前所潰之瘡已歛與好肉平均手臂之結核漸消惟項下結核仍如李子大而硬舌絳口燥此陽巳回陰仍虧肝木失養少陽相火用事換服六味地黃湯加西洋參麥冬白芍昆布海藻川貝母桃仁當歸間日服湯劑間日服天眞丸三錢外貼秘鍼膏又兩閱月項上結核全消肌肉大長已在冬至後矣

次年癸卯江北岸富商吳某之孫自六歲臀左環跳穴腫痛不紅足不能任地瘍科易十餘人醫治六年潰後膿水浸淫一瘡未歛一核又起委中外臁左脇下臂項一起一伏延余診已十三歲矣病者獨子驕養性情縱肆口腹百無禁忌因是知其病

醫案

之難治也診其脉右三部弦細左三部勁數尺尙有神舌白苔其母云六歲出痞後則左臀疼痛足不任地屬痞毒流入足三陰爲環跳疽兼流注當時若能忌口善治之以調養氣血淸解餘毒何至延綿至今而成流注陰疽乎每夜潮熱盜汗眞陰大虧相火內熾擬當歸六黃湯法以歸地凉血滋陰芩連瀉五藏相火黃耆托毒扶元服三帖盜汗止潮熱退換當歸補血湯入大活絡丹兩月後膿血稍厚病容稍差肌肉漸充胃口已進再以歸脾湯常服外貼巴膏藥線以八寶生肌散每星期用老酒炒麩皮煨披瘡口葱歸湯洗之次年春二月能扶筇緩行瘡口收歛其二以八珍湯間日服之病十全七八矣奈何病人畏藥祇便口腹有妖僧來自遠方自稱能符咒治人百病妄誕之言欺彼婦人孺子渠母溺愛不敢拂其子意請僧醫治敷以降藥服以毒草不數日瘡口決裂血流如注大熱煩喘而歿嗚呼迷信悞人人自不悟可勝悼哉

戴陽症

閩漳金順發船夥沈某年四十五歲甲辰仲冬船由乍浦瀉僟駛甬病發熱惡寒七

八日曾服香蘇飲九味羌活湯之類而羌防每帖用至三錢忽壯熱面赤大汗煩躁延余診之按其六脉浮大而弦重按則豁然如絲他醫有擬白虎湯者西醫檢熱表含之云在百十二度已上咸謂實熱症的確余曰夫熱有虛實之不同治法大異檢熱器無論虛實但口內熱者則度必高未足爲憑察其舌灰白滑膩並無芒刺厚黃口煩渴與之冷湯不欲嚥曾服辛涼温散熱不爲汗衰若以白虎下咽必斃此證與仲景戴陽證吻合倘再遷延一線眞陽散如遊絲恐非藥力可挽救矣擬白通加人尿膽汁法附子三錢干薑三錢炙草錢半葱白四莖煎成入童便一盃猪膽汁半匙凉服丑刻服藥少頃卽欲蓋被至午未時凜凜惡寒戰慄之狀畢現又欲加被安臥至酉刻面赤退色轉黃熱淨汗止但惡寒將二煎温服至次日神識清爽但身痛不能轉側脈弦細而緊上越之陽初囘脾腎之氣大虧用眞武湯加高麗參二錢以鎭攝雷龍之火茯苓四錢於术三錢白芍三錢附子二錢生薑錢半服兩劑病愈以六君子湯加歸芍收全功

雜　俎

雜　俎

神州醫藥學報校勘記（第三期）　（錢縉甫）

醫科應用論　作者於內經確有心得故下筆時能大含細入多所發明言神農本草經或出於依託即以漢志不載爲斷亦徵卓見惟中間言握手不及足俗醫爲所非笑曰曰字當去言脈會所在便於驗氣淺之盈虛氣淺字有訛誤言河魚腹疾必呼山芎藭麥鞠山芎藭應作山鞠窮麥鞠應作麥麴至於述素問處言二便利治其標二便不利治其本此則大誤當作二便不利治其標二便利治其本

中西醫學異同說　前半篇溝通中西語皆樸實後半篇謂西人治熱病以冷水澆灌然熱甚者猶以火伏於心而死不若中醫用表裏兩解之方又謂中醫用藥迂緩寡效由于富貴之家輕病多而重病少故市醫之保盛名以求厚利者流于闒滑久成習慣說俱平正絕不偏重

衛生說　說得透闢周到遵而行之於衛生眞大有益也願世之重衛生者共寶貴

焉

駁中華醫學白話報　逐節辨駁皆有精確理由蓋作者於仲聖書不知費幾許研究矣誠沈君之畏友也

中西藥學匯參　說甘艸歷引傷寒論而結穴於內經甘補甘瀉甘緩六通四闢名理却俱在眼前妙不可言

習醫箚記　第三條云午後熱甚者名温温字下照原文少一病字應補　第四條云熱性病與傷寒小青龍湯暨華葢散證不同與吳又可所論之温疫尤有天淵之別此等說皆贅華葢散證四字亦夾雜桂枝湯之誤王孟英謂當易以葱豉湯極穩何必再駁胸膈悶加鬱金藿香此本無弊若用橘皮半夏蔻仁橙皮則涉温燥矣於濕温門可用於風温温熱例不合又橙皮字可删非常用之品也

景景室醫話　辨噎吐法清晰以尋常物爲藥心思靈敏餘兩則言用藥之法先温後凉亦吾道應有之理

隱溪醫案　兩案俱見才識

雜俎

祝辭　云方是藥非或歸咎於醫之不善豈得爲平偉哉平偉二字必有訛誤

白話演說　熊晉閣

呀　現在出了一種最奇的事　列位知道麼　甚麼最奇的事　就是那教育部裁汰中國醫藥的事　你想那中國醫藥　數千年以來　經了多少聖賢　治了多少疾病　救了多少性命　今一旦不用　豈不眞是希奇古怪嗎　在教育部的意思　以爲中醫不會解剖　不會化驗　所以不如西醫　殊不知中國難經一書　早將五臟六腑　畫出圖形　稱出斤重　量出短長　分出水谷　一一註明　若非剖解試驗　何以能知道如此的確　只以中古以後　仁人孝子不忍令死者屍身暴露　是以解剖之學　漸漸失傳了　列位想想　那一個至親至戚　到病死之後　肯令人剖開看看呢　卽路死貧人　亦須報知地方官驗明掩埋　誰敢用刀割他　此是中國習慣的道理　并非中醫毫無能幹不會剖驗　至於治病之法　中國與外國不同　他們肚皮厚　我們肚皮薄他們吃的是麪餅牛肉　我們吃的是米谷蔬菜　他們常用下藥　我們常用補

神州醫藥學報

藥、即如西人治感冒 用涼水洗灌 試問列位發熱 能洗涼水否 西人治虛癆、須空氣透風 試問列位弱症 敢見冷風否 西人治傷科瘡科 動輒刀割 試問列位體弱之人 敢一律用刀否 西人在我國甚多 從未聞有西人來請中醫、亦未見有西人來買中藥 外人既不求教於我 我們何苦求教於他 如謂我們醫藥不好 從前他們未來時 難道說我們都病死了 即現在鄉下人 難道說都短命了 教育部他們是有錢的 所以能請西醫 能吃西藥、我們窮百姓 何以能比的上呢 他偏偏將中國醫科編窃了 將來中醫失傳 有病無人來看、豈不是置窮百姓於死地嗎 雖係如此說法 我們務要打起精神 結成團體 先上一個請願書 求教育部將中國醫藥學 加入其內 後開一個醫學堂 培植人材 又設一個大醫院 實地練習 不怕不能勝人 只要苦心做去 總有成功的時候 我們自從開會以來 入會的也實在不少了 贊成的也實在很多了 此就是發達的現象 惟藥家尚觀望不能 不懂得是個甚麼道理 我想藥家必以爲將本求利 各自管各 誰能

問我　此話却也不錯　諸位仔細想想　上海這幾年　添了多少藥房　售了多少藥水　皆是奪我藥店生意　倘不就此改良　恐怕十年之後　各藥水越賣越多　即鄉間村鎮　亦有提小包去賣的　買了他一瓶藥水　即少賣了你一單子　這個漏巵　實在不小了　諸位如再固執　你們肯讓他　我們是不肯讓他的　也只好聯合公司　多集股本　開一爿大藥房　也賣藥水　也賣飲片　也賣膏丹丸散　約會各醫家　開出方單　均向公司取藥　不特抵制外人　又要抵制同行　豈非同室操戈嗎　我們惟願大家聯絡一氣　不分畛域　醫家不能出錢　藥家當輔助之　藥家不能出人　醫家當擔任之　待到爭得囘來　彼此均有光彩　就算功程圓滿了　我們開個演說團　隨時隨地都有人演講　這一篇白話　是第一次編的　日後再有新聞　又要編出白話來　告於列位知道　有不是的　還請列位指教　更感激不盡了　演說已畢　請列位休息休息罷

神州醫藥學報

六

問答類

問答類

賴佩瑜

問一

弊邑有孔某者年二十許自十四歲以來得一鼻衄奇症（似婦女月經狀）每逢月之上旬七句鐘時其鼻血源源而來投之截血諸藥終不能禁止其流迨至次日呼吸始通衄血亦時來時止三日後其衄血自然而愈測量其血多至五磅有奇察其病時病後神識俱清兼無別病但此症自發生以來月累一月毫無過期誠世界最新發明之一大奇症也所延醫治已閱百人投諸藥石俱無效驗延至今春邀僕診視切其脉大而且沉察其面色非像失血之人兼無寒熱煩欬惟不得安眠檢前所服之方不外瀉心地黃柏艾等湯均歸無效僕采擇古今醫書研究斯症皆係眞陽不足之弊故先擬服獨參湯加附子五錢連服數劑至後月復作如前再擬早服加減歸脾湯晚服黃土湯至三閱月衄復如是其或藥不對症歟抑或四五劑不能中病歟究竟是何理由敢以質之高明家

問二　　陸頌頤

隱溪醫案中載慢胎一則內有經云三月爲始胚肝之氣養之四月爲始胎脾之氣養之二句是否有誤嘗讀醫經原旨疾病胎孕門註中有巢元方氏所言養胎之氣甚詳始於春木終以冬水姙娠三四月當是少陰少陽脈養之愚見如此敢請顏先生明以教我曷勝幸甚

問三　　同上

景景醫話中草頭方一則載范某治走馬牙疳用草頭研爛貼山根取泡挑破卽愈非常靈驗惟不知其名不能傳諸遠方究嫌所濟者少今陸君旣與范某爲友可否請范君於綱目中按圖索驥詳載其名俾醫者得所施治病者可不藥而愈一舉兩得敢以質諸先進諸先生以爲然否

定價表

冊數	大洋	郵費	合計
一	一角	一分	一角一分
六	五角半	六分	六角一分
十二	一元	一角二分	一元一角二分

定價郵費概請先付空函作訂恕不寄報

廣告價表

一行	三十二字	一回二角	全年二元
一頁	十三行	一回二元	全年二十元

凡欲惠登廣告者務於發行之前半月寄至本社無費恕不刊登

編輯者　余伯陶
編輯所　跑馬浜安康里
發行者　神州醫藥總會

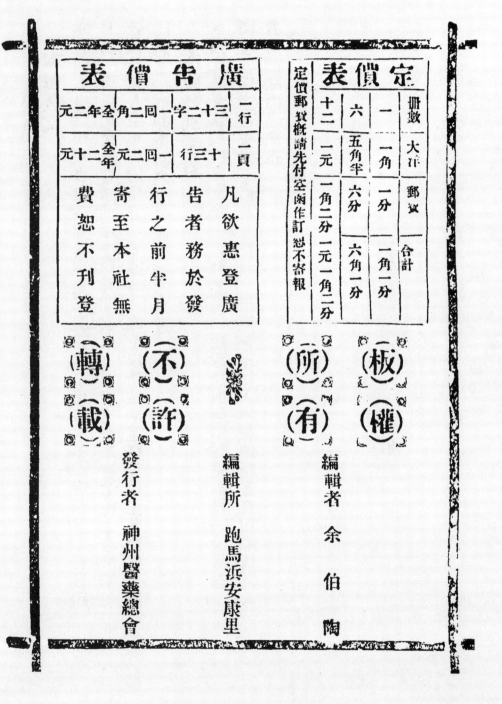

本報徵文

本會同人組織學報專以研究眞理集思廣益爲宗旨自本年陰歷四月十五日起月出一册以期交換智識溝通中西見聞倘蒙 海內文豪不吝教誨如有鴻篇雅著以及前人遺集經驗良方務希隨時 賜寄以便按期選登俾得匡助醫林遺餉同志無任懽迎企禱之至惟原稿槪不寄還

本報特別廣告

本報爲推廣聲氣起見倘蒙 諸君惠稿一經選登則全年贈閱本報一份藉答高雅其能擔任按月寄稿者並得將 玉照寄下印入本報俾讀是文而心儀其人者勿憾覿面之艱也

中華民國郵政局特准掛號認爲新聞紙類

民國二年九月十五號發行即舊歷
癸丑八月望日每月一冊月望出版

神州醫藥學報

（第五期）

醫藥學報第五期目次

特別通告

敬啓者本會准于陰歷十月初一日開成立大會已正式函請各省代表到滬蒞會選舉正式會長釐訂會章以期完備會畢後即推舉定之請願代表出發凡我同人務請屆期惠臨籌商一切不勝盼禱

籌辦神州醫藥總會公啓

會員題名錄

（上海）余伯陶（主任兼經濟）王問樵（總幹事）李搢臣　陳粟香
陳根儒　顏伯卿　宗洞天　顧叔惠（以上文牘員）葛吉卿　杜子良
王祖德　王子松　葉晉叔　陸晉笙　馬逢伯　徐相宸　張禾芬　徐宗揚
楊聞川　錢華嶺　姚純青　隨仲卿　高子波　毛玉書　沈琢如　熊晉閣
朱述景　谷幼香　黃杏卿　李韻標　華祥品　鮑承良　梁達樵　應鶴峯
柯春喬　于今（以上評議員）包識生　葉心如（幹事兼交際）
林渭川　朱堯臣（交際員）沈智民（書記兼會計）桑楚臣（書記員）
沈葆聯　倪銘三　楊鐵珊　楊靜山　樊發元　楊季明　徐少圃　曹仲銘
徐錦棠　王佐才　陸慕君　張頤卿（以上調查員）丁甘仁　錢庠元（名
譽會員）楊丹霞　葉星如　傅春波　雷復生　郁聞堯　許鶴丹　凌永言
陳希曾　王立才　沈仲芳　張頌清　徐小圃　沈綬臣　毛幼安　周誠齋
侯堯夫　朱明德　董鯉庭　王雨香　俞佑喬　葉鑑清　余小鐵　高甲三
張始生　蔡遜忱　周濟平　周湘園　陸瓚甫　宋雲蒸　戚維陞　郭子相
陸稼軒　陳次山　楊辛孟　蔣雲洲　臧蓮舫　莊澄廉　王覺初　潘蓼齋
王海嶠　黃少岐　杜靜仙　汪雨田　胡恩甫　陳久香　朱少坡　王舜卿

張鈞堂 鄭少卿 許春山 張邁荃 郤鈞疇 吳介臣 盛在餘 華永祺
馬鏡清 應韞玉 王益之 姜渭棠 俞得琈 翟蘭齋 馮天頤 孔斌章
裘錫九 丁祿生 杜翼如 詹清如 汪靜陶 楊筱宋 李麓門 徐棠芬
沈如耀 劉月亭 沈伯珩 徐天池 楊伯寅 岑吉人 程梅卿 華丹卿
陳漢洲 黄筱堂 張炳輝 余文標 徐利卅 吳愛人 章經記 沈仲裕
葛仁勇 董瑞庭 舒行生 張菊池 陶慶雲 錢治安 宋梧岡 武威三
沈玉珊 馬頤之 呂濟川 程菊似 徐敏丞 朱慎先 鄭金寶 劉九皋
汪耀如 金萬伯 王夢魁 忻國瑞 邱小亭 黄時泉 應馥庵 賀鴻樹
楊藎誠 朱紹蘭 張宏昇 方吟香 余守仁 巢志仁 華祝三 任際遥
陳芝庭 樂錦泉 鄭靜潮 金品三 倪鑫南 李秩吾 吳梅巖 楊紹南
郭杏村 謝彭齡 吳金彪 俞騰夫 王濟盦 宋金澄 王啓沅 史騰蛟
胡瑞芬 戴耀臣 孫花農 歐秉直 俞執夫 周蓀生 崔礪山 楊景棠
李樸勤 林梓庭 劉松山 翁久齡 童芝蓀 徐潤祥 吳涼澄 丁洪祥
陸鏡清 顧濟川 黎庶棠 童懷清 黄頌淵 羅榆舟 陶葆珍 劉子良
丁爾昌 黄曉初 秦文甫 孫溥泉 張芳坪 程文彬 端伯馨 程可均
陳叔英 羅子卿 劉韵良 黄貫良 姜成一 （江蘇） 王筱石 李晉丞

郭寅康　鄭嵩崖　濮鳳笙　刁旦軒　陳培卿　徐賓如　錢受之　楊伯雅
嚴富春　任桐軒　接之彬　蔣雨塘　藍月恆　戴穀孫　王葆年　錢杏蓀
梅詠仙　袁桂生　馮箴若　衞企封　賈瑞甫　錢縉甫　王仲蓀　聶毓芳
査貢夫　詹鴻恩　錢大經　周耆儒　周登元　陳彩芳　陸子安　包鴻藻
劉世傑　朱吉生　朱振華　葉華農　劉國安　顧紹濂　孫汝謙　陳冠勛
金純伯　鄭清彥　朱文標　呂汝勛　顧紹辛　姚小陶　蔣少春　吳通甫
徐謹權　狄志一　陳祥聲　姜兆熊　湯逸生　錢達夫　徐石生　陸少玉
王仁夫　許鐵山　陸華榮　蔡萱懷　郭鄧奎　潘少岐　程文卿　張敬甫
唐濟之　陸夢熊　陳珀龕　孫漢庭　趙祝禹　俞本立　馬　鼎　沙柏青
李雲卿　莫幼棠　沈南良　沈仰墀　甘頌川　甘康伊　金子淇　甘卓甫
周香谷　金緝卿　王聞喜　馬九皐　徐勤安　湯同春　秦少蓮　金鳳石
李瑩玉　馬良臣　戴寶山　呂齊眉　范卓齋　何俟清　袁价人　張書堂
楊燧熙　董英亞　張漱溪　張紹曾　汪星源　張鎔經　何望達　張友仁
張契同　楊梅汀　倪式如　顧祝三　翁元順　施星珠　方雨甘　徐子謙
金儒生　陳飛喬　潘潤清　吳致遠　盛志聰　湯子謀　徐旬侯　周漢舫
譚煥舟　沈桂莘　施湘三　施奇芳　葉宣成　徐賡廷　朱守仁　王仲明

三

陸宗彝（浙江） 杭辛齋 葉溆六 李雲年 張頌元 馮銘三 謝日初
張韻生 胡蓮玉 李正洲 都敬齋 陳子康 柴鑫伯 黃璉溪 何子香
王香巖 莫尚古 宋梅卿 朱俊甫 沈吉人 陳柏亭 沈少珊 徐兼山
杜馥春 詹子翔 周服聖 魏天柱 胡賓書 韓漸逵 汪昇槎 周肖彭
羅煒彤 金惠卿 陳壽民 邵少棠 葉倚春 胡錫齡 何廉臣 包月珊
宋偉臣 朱庚身 沈萊臣 張藝成 周　渠 陳蓴堂 楊蓀階 陸屏侯
張壽綸 汪竹安 何穉香 施次吾 沈書天 胡東皋 嚴繼廖 駱保安
陳麗川 王坤元 陳樾喬 高杏林 錮純泮 高純生 俞卿三 李欽一
徐琬笙 李純蓀 劉達人 傅鞠生 姜顯承 沈仰峯 張時遜 盧弦庵
胡作屏 時海珊 曹樹棠 李韻笙 繆可櫟 嚴海葆 林芝書 曹桂舫
李曙東 李清輝 林志遜 王振文 陸光亮 楊景松 張織孫 范文甫
繆杏春 杜志瀛 鄔琴譜 葉水蘋 沈藹卿 陳月峯 李仲樞 李孟蓮
戴芷馨 鄖耘莘 勞心田 張樾上 徐燮堂 吳開泉 范鹿賓 鄔幼石
鄔蘭孫 俞筱山 鄔慕純 蔡鏡清 沈錦章 胡瀛嶠 杜同甲 潘文濤
顧錮棨 楊厚栽 何幼廉 何肖廉 高德僧 羅錦棨 太和堂 駱靜安
陳心田 李守初 陳幽清 沈柏棠 徐仙槎 張丙揚 大元堂 錢少堂

錢少楠　嚴紹歧　杜荷墅　蔣宗濂　范炳如　沈瑞康　徐品榮　頤壽堂
葛子貽　徐閒菴　談韻泉　陳醉亭　陳鴻波　單懋清　洪菊泉　蔡蓮齋
胡念祖　朱豫才　陳冠春　畢寅生　張琴甫　任芳笙　王成鑫　（福建）
鄭肯巖　劉甫川　劉杏村　藍佳葵　雷典如　孫組瑨　包德瓊　方澍桐
陳剛鈞　陳元賡　陳英如　陳紀西　何幼臯　蔣麗水　丁仲洸　林綺賡
方雪村　林心齋　王菊初　何名藩　陳燮藩　陶炳璋　吳懋功　林直候
盧幼竹　陳穀貽　林俊銳　陳瑞齡　陳利隆　鄭兆斌　柯寶瓊　翁濤如
林良慶　危慶烈　嚴厚森　胡元烺　包德輝　翁良安　賴佩瑜　高潤生
鄭益年　林世瑛　林佑賢　鄭幼蘭　林少玉　林劍冶　鄭得銓　（河南）
石炳南　楊又笙　鮑新芙　周淑猷　李調鼐　杜仲蕃　田陶濱　張相臣
劉輔辰　孟震九　曾謹權　魏雨亭　魏仙波　王恩齋　陳性全　謝君亮
汪芸蓀　袁述之　曾慎齋　金受伯　周少廷　茅伯康　毛潤康　石琴甫
馬子和　趙仲敏　郝稚軒　張欽之　（廣東）　黎天佑　趙偉菴　陳子實
翟松年　吳柳灣　林映輝　陳唔初　張壽堂　陳公鐵　溫伯慈　陳三省
蘇佛影　蘇志雄　黃芝泉　溫勤生　何國經　盧小苑　左森南　蔡均池
梁洛儔　何華廷　陳惠南　左　禮　梅雨田　陳惠普　陳春畋　吳可觀

劉筱雲 陳子芳 黃錦凡 黃鵠儔 何　煊 何少經 康晉卿 陳逸漁
傅躍門 廖竹南 盧國華 鄧熾南 廖廷光 陳而壽 陳　琦 何少泉
溫日南 黎景南 溫致中 溫幹廷 左杞南 溫歡宜 溫景鏜 陳謂川
謝滌莪 （廣西） 黎肅軍 陽莘農 （江西） 羅嘉珪 羅志清 徐寶卿
張銘卿 陳雨辰 郭壽羣 王慶雲 （安徽） 甘少農 祁平軒 楊子寬
崇小葵 魏漢川 湯立夫 李竹溪 （巢縣） 羅雲峯 楊燮廷 蘇雨田
胡馥生 胡德森 解碧潭 蔣筱溥 李竹溪 （蕪湖） 葛錦章 王蘭蓀
王廷傑 方止逸 楊文欽 戴雪舫 （直隸） 陳春園 張振聲 田瑞泰
王廷鐸 齊如璟 吳廷耀 閻亞愚 王文裕 楊鑄園 楊育忠 楊育儕
蕭九韶 韓旭東 金汝瑛 管雅泉 銳健福 王殿垣 易　衛 李崑浦
王守誠 胡振聲 趙　珍 李文屏 方　壇 王　利 劉雲鵬 潘振方
楊崇欽 崔振軍 黃汝椨 福　文 李介臣 薄永和 （四川） 戴伯輿
黃壽萱 姜選臣 劉冠三 譚懋綠 羅全章 羅勉難 （湖南） 羅國壽
（湖北） 陳渭漁 楊小川 法小泉 陸慕班 楊小階 楊秉三 張樂隱
蔡村誠 （陝西） 曾毅齋 朱銘九 楊倬雲 （甘肅） 陸錦紋 惠恩甲
（新疆） 劉崇鼇 （山東） 姚鎔村 （日本） 衛鶴儔 （新嘉坡） 陳紫波
吳翹雲 陳芷馨 黎北海 （越南） 陳伍之 吳季純 （暹邏） 陳鶴巢
（香港） 趙藻階

論說

論說

中國醫學不能偏重西法必中西合參乃臻美備

趙師鼎

中國各科學發明皆後於東西各國惟醫學則開化最早始則有靈樞素問以立其體後則有傷寒金匱以善其用循是以降時賢輩出卷牘紛陳名言至理發人所未發者固不少然或好談元妙或互相駁詰或專講方術或炫事新奇以致學者莫宗一是今設專門學校以定規程固正本清源之策然病理內科診斷各學不參用中醫則其中困難之處不能不爲我國慮者約有三端

當今日而驟然改法首重西文西語必須中學校畢業生方能入校若中央以及各省各縣同時興辦學校我國固少此學生卽有其人必待四五年而卒業其間舊學已遭吐棄新學尚待發明我國人心已偏重西醫而中人之冒充西醫者遂獵取西書之病名借西藥之輕賤者以漁利西人之狡猾者亦襲西醫之皮毛招搖以惑衆我國人抱病淺者其元氣猶能戰勝於病氣而愈若病重者而必待愈於醫者反倒

懸於名爲西醫實不如中醫者之手其可慮者一也於此而設專門學校四五年內之畢業生既難普及全國且所學之病名病理皆西語西文與我國之病者相見如以西人就中醫言語不通名詞不同醫者病者相對茫然若重道德而有學問者猶能於望色聞聲切脉中探其病變而收治療之效果倘粗暴而不以司命爲重要者其爲禍尤甚於盜賊此其可慮者二也我國自改革後經濟之空荒已達極點今特設專門學校中國既乏教員如一一聘請西醫不特難籌鉅款精良者且未必爲我國用倘以上等重聘而得中人以下之教育由是沿訛襲謬以西人之皮相掩中醫之眞理其爲害必更僕而難數此其可慮者三也

一醫學改良法　由中央以及各省各縣先立醫學改良會設法甄別文理清通持論明正之醫士介紹入會乃蒐集中國有用之醫書與西書之繙繹中文者互相參考始言病名次及受病之原因經過之時候終論預後之良不良治法之是否編爲中國醫學會誌每星期一册凡中國入會之醫士必須購閱如有得失異同之處隨時投函會中更正其立說以明白易曉形跡與氣化兩不相悖爲是如此則合今古

於一堂集中外於同室中醫之實習未深者取西法以明之西醫之理論有缺者取中學以補之蓋中醫以理生法而法活西醫則以法爲法而法呆由是參考講習遠近一致中醫固不得妄談是非西醫亦無由謬加訕笑守舊與好奇兩派均可弭患於無形矣（會章與取締法另訂）

一藥學改良法　中醫用藥注重配合以君臣佐使爲法西醫雖重原素亦有正副藥之作用然西人之藥粉藥丸藥水藥酒皆棄渣滓而擷菁華中藥之丸散多用物質煎劑則病家難於合法如遇急症又迂緩而不及待惟用中人經驗之藥方純正之藥品仿西法以製造則中國之習西法者不盡用西藥以爲治療吾國天然之物產不至委棄而無量之財政可不虞外溢矣

醫科應用論（續第三期）

（沈經鍾）

中國藥醫之學大別有二一曰本草一曰方術漢書平帝紀元始五年舉天下通知方術本草者所在軺傳遣詣京師樓護傳護少誦醫經本草方術數十萬言蓋就艸木之本性而言謂之本草是藥之未經成方者也就古人之方案而言謂之方術是

藥之已經成方者也不習本草而稗販古方是謂無本之學猶文士但研聲病而不講保氏六書之義徒讀本草而不究方術則有面牆之慮猶幼童識字而不能行文書生讀律而不習裁判此本草方術所以相倚也觀夫西京之末軺車徵引如跂經師則世俗已不盡通曉流離世變本草之學遂與炎祚俱微及魏晉之交有神農本草經出經陶隱居之表彰歷代奉爲玉律然著此書者不過摭採古方望文生義見某藥入於某方卽以此方所治之病爲此藥所主之功所以牽綴拉雜不能確得主名觀其書中所載有後漢州郡之名雖陶氏之深信篤好不能爲之曲諱（名醫別錄自敘云漢獻遷徙晉懷奔迸文籍焚燬十不遺一今之所存有此三卷其所出郡縣乃後漢時制疑仲景元化等所記）若陶之名醫別錄於本草之外增多至倍亦未嘗深論藥性蓋旣非親身攷驗而惟搜輯漢魏以來名醫之所用則摭拾古方正與本草同病然本草之眞傳已失而方術之流傳尚多苟能深通其意義而不膠其形迹則方術之中又大有可以推見本草者也蓋嘗求諸仲景所用之方吾國自周以前上工可治十全故應驗之方傳世甚多然後漢時代關羽之金瘡曹操之頭風治療不患無人而張長沙與華陀並世卽云建安以來親族之以傷寒死者十居

論説

七八可見當日情形正與今日西國相同亦苦夫內症之傳變也仲景惟引以爲憾故肆力研究獨崇湯液觀其列案之後不曰以某藥某藥治之而曰以某方主之其以一方加減或兩方各半或兩方一奇一偶者從不沒其本方之名則仲景所用之方皆古方也夫名醫確守古方既不敢師心自用而古方取材本草亦豈有任意指揮所怪者仲景力闢傷寒開宗明義既首載麻黃桂枝二方乃今人視麻桂皆若禁臠則是日誦師法而展卷即廢而不用原其故蓋由傷寒傷風發汗止汗之說解者既未能了徹讀者遂相率疑懼（鄙俗皆言麻黃桂枝宜於北人不宜於南人不知仲景生長南陽久宦長沙南國之人也豈有立方治病懸然爲北地計乎）不知麻桂二湯之使用其分別全在營衛若使傷寒一起營衛兼實則法當用麻黃發汗以祛衛分之邪而別用桂枝以兼顧營分是麻黃爲主而桂枝爲策應此麻黃湯之意義也若營分本虛汗能自出則陰虛者陽必湊之陽邪內竄既麻黃所不能祛抑且犯其自汗故法宜用桂枝以充其營分使邪不內湊而別用生薑以散邪是桂枝爲主而生薑爲任使此桂枝湯之意義也惟麻黃爲氣分之藥故佐之以手太陰之杏仁惟桂枝爲營分之藥故佐之以足太陰之芍藥惟虛實有辨故桂枝湯用大

裏而麻黃湯無之則二方之分別可以了無疑義矣纔麻黃桂枝二方之後者青龍湯是也太陽證久而不愈則治法宜防傳變蓋太陽傳陽明又與少陰爲表裏凡留邪不去者其陽明必熱其少陰必虛故大青龍湯合麻桂二方而特加石膏者意在陽明也小青龍湯合麻桂二方而特加細辛者意在少陰也此立治於機先者也若太陽循經而下與陽明合病而下利則用葛根湯與少陽合病而下利則用黃芩湯與少陰合病而脈沉與發熱相反則用麻黃加細辛附子湯蓋系統仍屬太陽故加減仍宗麻桂也若太陽之界限已清而爲陽明證也則白虎湯主之爲少陽證也則小柴胡湯主之柴胡專主少陽能以凉藥而得發汗升清之用其施之於少陽正無殊石膏葛根之施於陽明世俗不識小柴胡湯之意義竟以柴胡爲通常之表藥故其用之也初不問其爲太陽證爲陽明證迨至引入少陽即與厥陰爲表裏所以內陷禍作肝風立動而流言孔多柴胡轉蒙其恐懼矣若三陰經則少陰發汗仍用麻黃麻黃附子細辛湯是太陽兼少陰證麻黃附子甘草湯是少陰證兼表邪未解淺深不同故一則用細辛以發汗一則用甘草以存陰古方用意之精如此而以芩連清熱爲主太陰發汗仍用桂枝而以苓朮利水爲主厥陰有久寒暴寒之別傳經四逆用當歸吳萸者徹前後而治之不主一經也直中四逆用乾薑附子者專主腎經病直中則藥亦直中也蓋六經之綱領既明則錯綜變化加減各有依據矣（未完）

論說

駁醫學世界續刊之宣言（續第四期）

錢緖甫

云醫學係物質之學不可從理想以立言夫人之生也氣而已矣形體爲物質而形體之活動憑乎氣氣無質又附在吾身勢不可以實驗旣不可以實驗而病之生也由乎此則爲之究其所以然不憑理想而何憑乎然則謂醫爲物質之學不可從理想以立言者妄斷也至云以生理學解剖學培其本更以病理學藥物學致其用此自可信但人至於解剖則久無生氣矣吾輩爲醫所治者生人所扶助者生氣覺西人解剖之學不足以傲我中醫

云西醫學一病名列一病症其原因其症候其經驗其療法不知經若干人之實地研究互相討論始垂爲定程安有如中醫之妄逞臆說此說揚西抑中竟似中國醫道非全變西法不可眞是狂言夫中醫自有高明者每治一病開一方必列醫案必用古今通驗之藥所定治法所加減之湯頭何嘗不經若干人之實地研究互相討論始垂爲定程乎何嘗全憑臆說乎作者於吾道直未深考耳

云素靈傷寒金匱諸書多屬憑空懸想之談施諸實用又多扞格何如東之高閣嗚

呼昌言無忌至此乎我國數千年醫學界人才輩出莫不崇奉此數種書不但用以治病往往奇驗而且病情千變治法千變均莫能出其範圍眞聖法也乃謂當束之高閣是明明教人廢去中醫論語云夫子之牆數仞不得其門而入不見宗廟之美百官之富作者自問於吾道果已得門而入乎於素靈傷寒金匱諸書曾細心讀過爲之研究其得失乎嗚呼何昌言無忌至此

云古今人死於三指下者如恒河沙數以齊民無醫學智識一旦有病惟醫是賴遇名醫則生遇庸醫則死此乃要論吾中醫之受詬病多由乎此雖然習西醫而其術不精其弊亦相等且爲害更大更速以近來鄙人耳目所及受西醫西藥之害者不一而足也是烏可以獨詬中醫

學說

學說

論微生蟲

杜子良

西醫論微生蟲大有礙於衛生其說似是而未可盡信西醫云飛埃之中流水之內菓蔬之品血肉之質莫不含有微生蟲惟視之不見必得顯微鏡以測之方可辨識其形之細不啻巢蚊睫之蟭螟微乎其微者也以予意斷之微生蟲絕不致有礙於衛生何者此等微生蟲遠不若朝生夕死之蜉蝣不過濕化而生旣無血肉又無性質人卽誤食之入口當已消滅於無形何害衛生之有推而言之大於微生蟲者灶上之蟻米中之蛀家家有之誤食者不一其人未聞致病也木菓蔬菜之蟲可見者去之其不可見者誤食之者不知凡幾亦未聞致病也若蝦若蟹若蛆子若泥螺皆大於微生蟲者世人每喜醉以酒而生啖之其甚者粵人之嗜魚生蜜唧蛇肉之類均未聞有害於身體也區區之微生蟲反足以害人吾不信也信如西醫所云飛埃中有蟲入口卽應立化流水中有蟲湯沸自可潛消水菓蔬菜中之蟲一經烹煮咀

嚼之後早已形質無存與飲食同歸消化何致害及衛生且尋常人家安得顯微鏡時時照之富貴人家飲食付諸庖人庖人又安肯一一辨其有無微生蟲而後爲之製食也西人雖善衛生恐亦空言不能實行其事由是而觀世間之人日日食微生蟲而不聞致病也西醫未入我中國以前而我國林林總總之人亦從未聞有微生蟲之病西醫狃於形質之推求言之鑿鑿其實空言無補至若人之身體內而臟腑外而肌膚七竅二便涕唾糞溺之中西人亦謂有微生蟲害及衛生是說也更難憑信夫五行之內生蟲莫過於木水土六氣之中生蟲莫過於風暑濕植物之外以血肉之質生蟲尤易蟲之害人生命者莫如勞蟲蠱蟲其次則狐惑之蝕臟蝕肛寸白之在腹蚘蟲之入膈瘤中之虱疽中之蛆風癘之蟲蝕肌疥癬之蟲作癢再其次則處頭之虱蛀齒之齲皆足以病人擾人至若微生虫中國未之前聞有之自西醫始然未聞釀有何等之病見有何等之症信如西醫所說有害衛生則必終日閉其口鼻以絕飛埃中之虫日食乾餱以絕流水中之虫豈其可哉總而言之衛生之要不外飲食宜潔居處衣履勿任汚穢以釀疫氣雖有微生虫不足慮也且微生虫天地

之間無物不有安能一一搜尋而去之無病而先自擾擾何有益於衛生此等空談吾所不取

學說

倒視考證

王葆年

讀本報第二期景景醫話有倒視一則歷引古賢醫案証明其病因爲痰火與虛立論固是惜文義簡單其說未能暢申殊爲闕憾不佞在位謀政敢綮合中西學說略陳梗概或有背謬之處深願有道之士一駁正焉

夫視物顚倒之證攷諸中醫書籍謂氣血不正則陰陽反覆眞元損傷陰精虛弱而陽邪上干則運掉神光墜沒則視物顚倒別其因風因虛因痰因火而治之他如神光自現黑夜睛明視正反邪視定反動視一爲二視赤如白等證亦皆不外乎以上各條之立法耳復攷全體新論合信氏曰眼無腦氣筋則不能視又有云腦筋衣在眼球之內源由腦出卽目根蒂又有目系俗名目根爲一目之綱前連睛球如瓜之蒂透過目窠骨孔兩系卽相交貫然後入連於腦此三者有視物之作用卽希蒙博士所謂視神經者也(以下卽以視神經三字爲三者之代名詞)按西醫之著眼在

腦中醫之着眼在氣血此物質與哲理之分也夫視神經正則視物自無乖戾視神經亂則視物無不變形設氣血上壅則視神經被逼忽離原位或挾痰火視神經爲其所壓而不能還歸原位視力於是乎錯亂矣試以無目病者用手指按捺其眼球使側於一面則視物必變一爲二矣更試將身作急促之旋舞目必不能舒張停止後物皆旋轉而身亦顚倒不能自主矣蓋旋舞則氣血大亂視神經亦不能鎭定故也呂滄洲案陳吉老案論治當矣論因則猶未也攷九靈山房集病者因醉而吐因吐而成倒視呂仍以吐法治之蓋吐則氣血上壅視神經爲氣血所迫遽離原位再吐之則氣血復壅激刺視神經使之復其原位而其病自愈矣豈眞倒其胆腑遂能使視物亦顚倒耶又攷雲麓漫抄乃視正反邪之症也富人之子情志必極經云五志過極皆爲火火有餘便是痰况嗜酒之人氣血必因提激而紊亂醉後便臥則痰火更乘其紊提之氣血上壅於腦壓住視神經則視正爲斜視斜反正矣吉老設樂開宴正所以娛其志使氣血平和也氣血平和則火自消熄痰自運行矣其使之醉坐轎中傾倒展轉者亦所以激刺其視神經與呂滄洲案異途而同歸耳肝葉倒搭

於肺之說本非定論何足爲訓靈樞有云目之系上屬於腦後出於項中適與合信氏所言切合然則華醫論目亦何嘗不以腦爲主體哉第發展腦之作用在乎血運行血之機杼在乎氣故治此症者要當以調和氣血爲主而相其風虛痰火而損益之則根本之氣血既順則標末之視神經自正而種種正反顛倒之視力又何患其不愈哉西醫僅知腦而不知氣血中醫祗知氣血而不究其所以然合中西學說而貫澈之斯兩得之矣

學說

駁中華醫學白話報（續第四期）

包識生

原文太陽病或已發熱或未發熱必惡寒體痛嘔逆脈陰陽俱緊者名曰傷寒○沈註云太陽傷寒之爲病或已發熱之後或未發熱之先其人必惡寒寒邪外束裏氣不得外達故體痛氣不外達而上越故嘔逆脈陰陽俱緊者關之前後皆緊也緊主寒故曰傷寒○按沈註此條祗隨文敷衍惟金鑒註沈評云此承首條傷寒推廣言之也首條但言惡寒未言發熱但言頭項強痛未言體痛嘔逆但言脉浮未言脈緊云云○按此條與首條絲毫不紊沈註云推廣首條而言可謂不解傷寒二字按首

條是太陽爲病二條是太陽中風爲病三條是太陽傷寒爲病首條是總綱二條三條是陰陽邪之總目也譬如一人得病醫生未診時不知其何病無從懸斷診其脈則浮問其證則頭項强痛而惡寒始知其爲邪在太陽經也知其邪在太陽而不知其何邪則必於六淫中再揣測其病狀焉若脈浮而緩頭項强痛惡寒而兼汗出發熱則是風邪傷太陽也若脈浮而緊頭項强痛而及身體疼痛惡寒發熱嘔逆者則是寒邪傷太陽矣沈註云首條但言惡寒未言發熱者眞正門外漢也按仲聖作書多一字少一字皆有深意首條不言發熱者以六經六淫皆有發熱一症也况初傷邪時往往經半日有未發熱者有祇頭額微熱者若脈浮頭項强痛惡寒三症是一定不易之太陽病也無脉浮則邪已在裏不得謂之爲太陽病無頭項强痛則邪不在表亦不得謂之爲太陽病無惡寒則外症已罷或熱將歸府更不得謂之爲太陽病矣此爲言惡寒不言發熱之理由也若頭痛與體痛嘔逆亦不能牽涉有脈浮頭痛惡寒而身體疼痛嘔逆者乃可謂之爲傷寒若除去太陽症但體痛嘔逆者又不知變爲何病矣若脈浮與脉緊更有分辨浮與緊俱見固是傷寒若但浮不緊或緊

學說

而不浮則又不知作何治法也沈註所云毋乃張冠李戴乎

原文傷寒一日太陽受之脈若靜者爲不傳頗欲吐若躁煩脈數急者爲傳也○沈註云傷寒一日太陽受之二日當傳陽明脈若不數急而靜者爲不傳陽明也頗欲吐胃氣逆也若躁煩脈數急者陽明燥熱之脈症故傳入陽明也又云少陰之欲吐煩躁屬陰陽明之欲吐煩躁屬陽若症屬少陰則當現微細沉緊之陰脈不當見數急之陽脈脈已數急是傳陽明無疑○按傷寒一日太陽受之者卽是起先得病第一日寒邪卽在太陽也脈若靜爲不傳也者傷寒陰陽俱緊之脉靜而不變爲不傳他經也按脈靜非無病之脈也靜者猶言不更動之意若強指無病則不通之甚況未施治法斷無自去之邪更不能對爲不傳三字解說既曰爲不傳其邪未去可知若邪已去則當謂爲脉平也按論中有病愈之脉二條云吐利發汗脈平小煩者以新虛不勝穀氣故也又云病人脈已解云云曰脉平曰脈已解可知脉靜非無病之脉也頗欲吐指邪已入裏由嘔逆而變爲吐逆若躁煩指邪入少陰之裏邪由軀殼而傳入藏府也脈數急者由一息八九至之脉而減爲一息六七至邪若盡入卽減

爲四五至也沈註以數爲陽明誤矣按陽明脈大少陽脉弦以數脉爲陽明不知根據何書按數與緊較相去已遠况邪在傳經之候未盡入陰耶○又淺註沈評云此節明承內經傷寒一日巨陽受之二日當傳陽明意在言外若傳少陰脈當微細沉緊不當數急也又金鑒註沈評云脈靜是言二日脈靜非一日脈靜也○按傳經之理內經一日二日之言是定其經氣相傳之次卽下節傷寒二三日陽明少陽症不見爲不傳之意沈註指表裏傳爲經氣傳可謂摸著皮者也按傳經之候當觀其脈證之動靜不可執其日數若日數有必傳之理何以論中有十餘日不解之文可知當活看也更有旦受病而夕傳經者午惡寒而未惡熱者豈可拘定一日二日乎原文傷寒二三日陽明少陽證不見者爲不傳也○沈註云此與上節均論太陽病之傳不傳一辨之於脉一辨之於証也○嗚呼沈註可謂有眼無珠上節已言頗欲吐若躁煩何得獨謂辨之於脈卽此條之証字不過仲聖省文耳証中豈無脈在內耶恐聲色亦包含在內矣嗚呼仲景之學吾恐將亡於沈註悲夫悲夫（未完）

藥物學

藥物學

鄭肖巖

中西藥學匯參（續第三期）

草類

草烏頭 本經下品名烏喙即兩頭尖日華名土附子吳普名毒公拾遺名獨白草綱目一名鴛鴦菊吳俗名僧鞋菊日本名雙蘭菊其汁煎成名射罔

中國學說

本經主治中風惡風洗洗汗出除寒濕痺欬逆上氣破積聚寒熱其汁煎之名射罔殺禽獸別錄云消胸上痰冷食不下心腹冷痰臍間痛不可俯仰目中痛不可久視又墮胎甄權云主惡風憎寒冷痰包心腸腹㽱痛痃癖氣塊齒痛益陽事强志時珍云治頭風喉痺癰腫疔毒

日本學說

據猪子氏之實驗云烏頭究非如漢醫所稱道之貴重品若於病床用之則從來所謂適宜之症宜有制限者不過用於神經痛內服或外用而已

英美學說

草烏頭產中國歐羅巴印度等處高約一尺六寸至五尺根則頭大而末削及多橫彊長約三四寸其根與葉均可爲藥品內含一精有蛤蜊之味卽厄哥匿顛稽野生者較家種烏頭尤毒其根之功力比葉尤峻故凡釀作藥酒者或用根或用葉亦須聲明西國古時原入毒品人所鮮服其用以作服劑僅百有餘年耳

爲止痛寗睡藥平腦藥平脈藥又爲解熱藥解炎藥第有最烈之毒能徑平知覺腦筋如欲用減熱氣之藥則此藥有大用如以根少許入口嚼之則發口津必多口中發熱而癢唇舌覺有針刺服後則能平腦令遍體腦筋麻木不寧四肢如觸叢針肉筋亦隨減力若服稍多則必眼簾收縮又令人昏蒙癱瘓因暈絕而死如或服至殺人之分兩則覺喉刺熱肚痛甚作渴作吐作瀉遍體麻木而愈形軟弱惟不至昏蒙抽搐〇又如腦氣筋疼風濕及心病用此藥均有益凡腦氣筋疼或服飲劑或以搽酒頻搽甚驗〇又如牙部腦筋作痛宜先用搽

藥物學

酒搽腮頰俟數日不愈方可內服○又如牙痛以綿花蘸酒塞入牙穴其痛卽止○又如初患風濕每日宜服此藥三四次連服數日可愈○又如跌打損傷以搽酒搽之有奇驗○又如胃不消化及舌有白苔宜與發汗藥或瀉藥同服此藥以火酒浸之能提出功力尋常用者則以所浸之酒入藥第藥性酷烈用者宜慎至解藥之解此毒須先用吐劑後用內外行氣藥

鄭肖巖案草烏頭辛苦大熱卽烏頭之野生者搜風勝濕開頑痰治頑瘡以毒攻毒頗勝於川烏頭然至毒無所釀制又未可輕投故泰東西醫士製爲藥酒除外搽外其用量內服每次只用五滴誠恐用藥稍多便不穩妥讀甄權藥性論所言蘄州郝知府自負知醫因病風癬服草烏頭木鱉子藥過多甫入腹而痲痺遂至不救可不慎乎張石頑有云草烏性悍烈僅堪外治此說與泰東西搽酒之法適合可見昔賢亦有體驗之功已

又按四川所產烏頭卽附子之母氣味辛甘大熱有毒功同附子而稍緩附子性重峻回陽逐寒烏頭性輕疎溫脾逐風寒痰宜附子風痰宜烏頭恐與草烏相混故以川烏別之蓋烏頭如芋魁附子如芋子其實一物也吾國各家本草

烏頭有川草兩種每多混雜註解貽誤後人不少泰東西亦未考驗川烏頭之性味功用故書缺有間余恐來者混草烏爲川烏故併論及之 （未完）

醫　書

醫書

傷寒序（續第二期）

包識生

太陰篇凡一例

曰太陰病總論例凡一章所論表病傳入太陰脾臟者也

曰太陰病總論章凡八法以桂枝湯桂枝加芍桂枝加大黃諸湯治太陰表裏虛實之病者也

少陰篇凡二例

曰少陰病總論例凡一章所論表病傳入少陰心腎者也

曰少陰水火總論例凡二十法所論心火腎水諸病之總論者也

曰少陰水火虛實例凡四章所論心腎虛實之病者也

曰水火標本病章凡五法以麻黃附子細辛湯麻黃附子甘草湯黃連阿膠湯附子湯治其水火表裏之病者也

曰水火三焦病章凡八法以桃花湯吳茱萸湯猪膚湯桔梗湯苦酒湯半夏散及湯治其水火傷三焦諸病者也

曰水火涉經下利章凡六法以白通湯白通加胆眞武湯通脈四逆湯四逆散猪苓湯治其水火傷六經之病者也

曰水火竭滅章凡六法以大承氣湯四逆湯治其水竭火滅之病者也

厥陰篇凡三例

曰厥陰病總論例凡一章所論表病傳入厥陰肝臟者也

曰厥陰病總論章凡十二法所論肝臟諸病之總論也

曰厥病出入熱厥例凡三章所論肝氣爲病出熱入厥者也

曰熱厥生死章以烏梅丸治厥病出入熱厥從本者也

曰熱厥六經章凡六法以白虎湯當歸四逆湯四逆湯治六經熱厥之病也

曰熱厥三部邪水血章凡三法以瓜蒂散茯苓甘草湯麻黄升麻湯治上中下三部邪水血厥之病者也

曰厥病下上利嘔例凡四章所論肝氣爲病下利上嘔者也

曰厥陰下利六經總論章凡七法以乾姜連芩人參湯治厥病下上利嘔從中者也

曰五臟利脈生死章凡五法所論厥病下利生死脈症也

曰六氣爲利章凡六法以四逆湯白頭翁湯小承氣湯梔子豉湯治其厥病下利六經者也

曰上逆嘔噦章凡六法以四逆湯吳茱萸湯小柴胡湯治嘔噦虛實之病也

霍亂篇凡一例

曰霍亂總論例凡一章所論風寒傷後天之病者也

曰霍亂總論章凡十一法以四逆加參湯五苓散理中丸桂枝湯四逆湯通脈四逆加胆湯治霍亂虛實之病及傳太陰少陰厥陰者也

陰陽易差後勞復篇凡二例

曰陰陽易總論例凡一章所論風寒之邪由交媾傳來傷先天者也

曰陰陽易章凡一法以燒裩散治交媾傳染之病者也

曰差後勞復總論例凡一章所論病愈復病者也

曰差後勞復章凡六法以枳實梔子豉湯加大黃小柴胡湯麻黃承氣牡蠣澤瀉散理中丸竹葉石膏湯治六經三焦寒熱表裏虛實之病者也

觀上所論綱舉目張莫不井然有序先論頭項次論頸脇胸腹以至脾腎心肝由上而下之序也先論皮毛次論經脈肌肉以至筋骨腦髓由外而內之序也悲乎漢太守煞費無限腦力始成此千金一字之書不料道大莫容難行當世一班蒙蒙昧昧之徒各承家技顛倒經文肴亂後學遂使道術庸劣誤人性命生道殺人之咎誰實尸之而藥性賦湯頭歌奉爲枕中之秘經絡臟腑名識不齊三部九候尺寸莫辨朝習暮行終始順舊相對斯須便處湯藥而已甚有聾聵殘廢目不識丁亦皆爲醫草菅人命孰有甚於此輩也邇際五洲交集西學東傳改良醫科漸次普及國內趨時之士無不喜談西醫不知取人之長補己之短棄我之短從彼之長徒以市上庸者庸醫比校中西良劣一概棄之良可嘆也將來三十年後中醫中藥必至淪亡幸天道好還不絕我種海內保存國學之士頗不乏人各稱其能公諸宇宙而傷寒論靈魂再世漢家之國手重生凡此瀛海同人羣相研究斯競爭時代俾醫學日有進步實爲强種强國之助亦以光復我祖黃帝之學也務使掃盡醫魔同研至道共享康寧幸福樂哉吾民病夫弱子一變而爲世界健兒吾道西傳宏茲漢學區之愿也

醫書

習醫箚記（續第三期）

袁桂生

第十七條邪入心包舌蹇肢厥牛黃丸主之紫雪丹亦主之

此條證狀不完尤爲疏忽夫病至於舌蹇肢厥已屬危急萬分但憑此兩種證狀卽貿然主用牛黃丸紫雪丹殊非愼重之道此與上條同一意義學者苟欲深造宜取吳又可溫疫論戴北山廣溫疫論及劉河間傷寒直格江篁南名醫類案諸書細讀也而邪入心包四字不但今日不能成立卽傷寒論中亦無是種稱也又按自第二條至第四條爲輕淺之小病故吾以流行性感冒稱之自第十六條至十七條均係溫疫重病傳染病之最危者也內經傷寒論中之所謂溫病皆指此病而言非謂銀翹散之輕病也

第十八條溫病咽痛喉腫耳前耳後腫頰面正赤或喉不痛但外腫甚則耳聾俗名大頭瘟蝦蟆瘟者普濟消毒飲去柴胡升麻主之

此東垣之成法

第二十二條形似傷寒但右脈洪大而數左脈反小於右口渴甚面赤汗大出者名曰暑温在手太陰白虎湯主之脈芤甚者白虎加人參湯主之

此中暍之病當以仲景書白虎湯證及白虎加人參湯證原文爲主不必另立暑温之名目亦不必强派爲手太陰病口渴面赤何嘗是手太陰證耶

第三十條脈虛夜寐不安煩渴舌赤時有譫語目常開不閉或喜閉不開暑入手厥陰也手厥陰暑温清營湯主之舌白滑者不可與也

舌赤與舌白滑爲鑑别之緊要關鍵

第三十一條手厥陰暑温身熱不惡寒清神不了了時時譫語者安宮牛黄丸主之紫雪丹亦主之

此條證狀凡熱病中多見之恐係痰熱爲患尙宜旁条舌診脈診

第三十二條暑温寒熱舌白不渴吐血者名曰暑瘵爲難治清絡飲加杏仁米仁滑石湯主之

既有吐血現證方中當加地黄此古書不言之秘也

第三十三條小兒暑温身熱卒然痙厥名曰暑癇清營湯主之亦可少與紫雪丹

此腦筋衰弱感受暑熱之病清營湯最宜

第三十四條大人暑癇亦同上法熱初入營肝風內動手足瘈瘲可於清營中加勾籐丹皮羚羊角

肝風內動四字乃沿襲臨證指南之謬實則腦筋病也亟宜删改勾藤亦與此病不合

第三十七條頭痛微惡寒面赤煩渴舌白脈濡而數者雖在冬月猶爲太陰伏暑也

伏暑亦伏氣病中之一種

第四十三條頭痛惡寒身重疼痛舌白不渴脉弦細而濡面色淡黄胸悶不飢午後發熱狀若陰虛病難速已名曰溼温汗之則神昏耳聾甚則目瞑不欲言下之則洞泄潤之則病深不解長夏深秋冬日同法三仁湯主之

此溼病而兼胃病凡不講衛生者多得之尤盛於芒種節前後天熱地溼之時

老幼相類形同疫癘亦傳染病中之一種也余嘗稱之爲尿毒性發熱病以其病純由尿毒發生與傷寒熱病不同惟三仁湯爲最合拍蓋三仁湯有利尿制腐消釋胃臟暨汗溺中毒質之作用故爲此病之特效藥但發熱甚者須加柴胡黃芩身重舌白滑者加蒼朮茯苓胃液素衰舌乾津少者去厚朴若綿延數日證狀變更者則須另用他方不得死守一法也（按近世宗葉天士與吳鞠通者多不敢用柴胡於溼溫病尤忌其實柴胡黃芩爲普通外感病之退熱藥溼溫病尤爲相宜無庸過慮也）

第四十四條溼溫邪入心包神昏肢逆淸宮湯去蓮心麥冬加銀花赤小豆皮煎送至寶丹或紫雪丹亦可

此條證狀僅神昏肢逆兩種無乃太簡且此兩種證狀不獨溼溫熱病有之即內傷病陽氣欲脫時亦有之現今生計競爭至爲激烈而耗費腦力之事又十百倍於昔時內傷病尤多不獨內傷病爲內傷而傳染病中之暗兼內傷者尤不可勝數苟非多求鑑別之法鮮有不草菅人命者　（未完）

醫話

醫話

素盦醫話（續第四期）

余伯陶

大黃爲西北部日用品

西域聞見錄云（温都斯坦）亦西域回國之大者也大黃尤爲至寶以黃金數十倍兑換蓋其地之一切疾病瘡瘍得大黃即愈百不失一賈客來及大筵宴皆以大黃代茶若經年不服大黃則必死故雖貧苦小回亦必有一半兩大黃囊繫胸前舌舐而鼻嗅之又朔方備乘云俄羅斯新都在彼得羅堡濱海多魚舊都在莫斯科窪五穀較少惟魚是食須大黃以解魚毒其東偏錫伯利諸部本韃而靼舊壤風俗多同蒙古不食五穀惟嗜牛羊酥乳藏府火盛亦必須大黃以蕩滌之蓋西北部人素嗜肉食是以體質强盛所服藥品以瀉爲補宜其以大黃爲日用之至寶也

蛇虺涎毒

福州志載前明閩中田紳買一園亭掃除初就即宴邑令於園中花樹蔭翳之處飲

至夜午邑令忽憒憒不語疑爲沈醉急舁回署而死且縣素有蠱因鬨傳邑侯爲田紳所毒奏逮田紳遂成冤獄推鞫十餘年欽遣恤刑往閱仍設筵於故邑令會宴之所命諸士民雜坐盡飲卽令好事者升高拆毀墻垣內得毒虺盈數石恤刑曰砌古則陰沴積陰沴積則苔蘚生藤蘿附卽爲蛇虺窟穴之地矣設宴至於夜分則毒物遊行梁上吸其所欲而不得涎墜肴中誤而饜之焉不立斃若非斯園猶存冤何以白噫凡臺榭池館藤蘿花樹之下固爲賞心樂事騷人逸士之所取然而恣爲宴飪因此中毒者時有所聞明哲保身可不愼歟嘗憶前淸光緒間同里陳拜庚司馬於花塢中結棚爲亭宴客於中座客某飮後心腹驟痛須臾卽斃或亦受蛇虺涎毒歟諺云薜蘿藏虺於此益信

陌上三叟

應璩古樂府昔有行道人陌上見三叟年各百餘歲相與鋤禾莠住車問三叟何以得此壽上叟前置辭量腹節所受中叟前置辭室內嫗麁醜下叟前置辭暮臥不覆首要哉三叟言所以能長久此詩意旨深遠耐人尋味鍾嶸詩品謂應侍中詩祖襲

醫話

魏文善為古語指事殷勤雅意深篤信不誣也

地黄詩二則

凌晨荷插去薄暮不盈筐携來朱家門賣與白面郎與君啖肥馬可使照地光願易馬殘粟救此苦饑腸（白居易）

地黄飼老馬可使光鑒人吾聞樂天語喻馬施之身我衰正伏櫪垂耳氣不振移栽附沃壤蕃茂爭新春沉水得穉根重湯養陳薪投以東阿清和以北海醇崖蜜助甘冷山薑發芳辛融為寒食餳嚥作瑞露珍丹田自宿火渴肺還生津願餉內熱子一洗胸中塵（蘇軾）

杞菊賦

天壤之間孰為正味厚或腊毒淡乃其至猩脣豹胎徒取詭異山鮮海錯紛糾莫計苟滋味之或偏在藏府而成贅惟杞與菊微勁不苦滑甘靡滯非若它蔬善嘔走水既瞭目而安神復沃煩而滌穢橋南陽於西河又頹齡之可制隨寓必有約居足恃雪消壤肥其茸葳蕤與子婆娑薄言掇之古銚瓦盆啜汁咀虀高論唐虞詠歌書詩

嗟乎微斯物孰伺先生之歸于是相屬而歌殆日晏以忘饑(張甯軒)

蓼腸反胃

楊雄作賦有蓼腸之談曹植爲文有反胃之論(金樓子)

金鹽玉豉

五茄一名金鹽地榆一名玉豉可以煑石(同上)

以意用藥

歐陽文忠公嘗言有患疾者醫問其得疾之由曰乘船遇風驚而得之醫取多年柂牙爲柂工手汗所漬處刮末雜丹砂茯神之流飲之而愈今本草注別藥性論云止汗用麻黃根節及故竹扇爲末服之文忠因言醫以意用藥多此比初似兒戲然或有驗殆未易致詰也予因謂公以筆墨燒灰飲學者當治昏惰耶推此而廣之則飲伯夷之盥水可以療貪食比干之餕餘可以已佞舐樊噲之盾可以治怯嗅西子之珥可以療惡疾矣公遂大笑(志林)

雜　俎

雜　俎

神州醫藥學報校勘記（第四期）　（錢縉甫

論大手術治臟病之危險　云西人手術之巧令人驚歎然夷考其實凡剖腹割腸者無不死又云西醫能爲人截足換腿然未見有一換腿截足之人細爲調査知凡截足換腿者歸家後或半月或數日卽斃命然則內臟病固不可輕用大手術卽肢體之病亦不可孟浪鋸截也所論皆確苦口婆心有功人道不淺

時疫醫院衞生必讀所論痧症議　言痧症仍是暑濕爲患針藥可以並進針通脈絡流利氣血藥則芳香泄濁扶正祛邪但不可專恃剃髮匠說俱平正但斷定是火動風生恐有弊痧之屬溫熱者固多亦有因外受寒邪內傷生冷者用藥之間毫釐有差生死立判臨症者不可以不審也

治喉痧說　此篇似少發明云治痧當用溫此說未知何本若誤信之而動投熱藥必有害矣

駁中華醫學白話報　駁得痛快

二便不通　案引經義俱切惟引腎積奔豚一條與少腹瘕塊併爲一談尙待研究愚意瘕塊與賁豚不能無別也

神昏讝語　此篇推論甚詳其實神昏讝語證有由於陽明有由於厥陰篇中所論亦不外乎此但此間係生死關頭審症者萬不可誤當以他證參驗爲要

陰疽兩則　此兩則見作者之用藥變化從心下一則戴陽症又可見作者之識膽俱勝固是可傳

攝生要言

周伯華

戒飲　酒性皆熱熱氣蒸騰久飲則傷神耗血腐腸潰髓成難治之疾如目盲鼻皶肺萎喘嗽勞瘵酒疸脚氣酒膈痔血等症常人酒後飲冷水成手振酒混敗血成酒癖醉浴冷水成痛痺酒之爲害不可勝言　酒能令血質變壞飲則心跳加速血管放大久則失血　血中千分有酒精二分已足害肺藏攝養之能并使炭養氣滋蔓全體故酒爲害肺之首惡　酒入於胃胃卽發紅久則胃變硬而縮小　肝受酒毒

日久則發肝癰　好飲者能將人體實質筋肉之類變爲脂肪且滲出血中蛋白質令人衰弱

雜俎

拒烟　洋烟助火傷氣凝血耗胃液猾賈桼以雜料廣人又桼以雜藥其毒不下於砒因倦吸烟成癮者至期不吸則思臥因色吸烟成癮者至期不吸則精滑壯人吸烟卽弱氣傷陽陷故也肥人吸烟卽瘦脾胃乾涸不生肌肉也癮深則肢體痿縮面黑肩聳腸脫不收鴉片之精名嗎啡服之爛肺成勞不治　洋藥爲醉藥之一中有烟精莫爾非尼大毒故能殺人凡吸洋烟者血質變壞面黧口穢皮燥筋縮腦敗骨露　烟草出建廣用火酒及素馨葉姜黃共製久吸則肺焦多成痰火肺勞水烟出蘭州以砒及香油炒成性尤燥烈吸煙後如飲火酒薰灼藏府煙性辛散上升素患咳嗽喉症肺虛易汗之人尤宜忌之　旱煙紙煙皆能令口津變臭血質變壞與血相混　年輕吸煙者常生肺勞尤以捲煙之害爲最　煙入肺藏溷合血液害身傷腦孩童食煙酒身必矮小不能充量長高　過吸雪茄則心藏鼓動不止害目力發耳鳴其弊不可勝言

愼食　肥濃煎炒之物甚難消化其熱毒入胃入血每發癰疽腸痔等症　猪肉小毒閉血脈弱筋骨助濕釀痰　胡椒辣茄丁香芥子等辛熱助火耗肺氣傷液破血昏目發瘡生痔血臟毒症　西瓜多食積寒傷脾助濕每患秋痢香瓜多食重則霍亂輕則瘧病　牛乳生飲令人洩熱飲口乾宜溫和飲之若和酒蒸食則令氣結多痰　肉經煎炒則失蛋白質且猪肉中亦有微生蟲也　胡椒芥子等大有害於人身如將芥末和水成漿貼於皮膚不久變紅稍久則發水泡如將胡椒末少許誤入眼中眼必大痛豈有此等熱味入胃而反不受其害者耶　西瓜切開少頃以顯微鏡照之已有微生蟲此爲霍亂之媒介　所食冷物當時不易消化必存於胃內逾時漸熱方能消化　汽水不潔多有微生蟲　人當急行大熱時如飲冷水則成肺炎症見咳喘痰血成肺勞險症　病牛牛乳中有菌毒易染諸疫

節慾　縱欲成患樂極生悲慾爍火升精髓易竭形神衰羸則早年夭折　褚氏云子弟童年鑿其未破之眞元陽斲喪壯年每多難名之疾　婚期過早筋骨未堅元神耗散更加慾勤精渙子女稟氣薄弱弱種多殀嗣續必艱　多慾色荒則元精耗

雜　組

竭虛陽上刑肺金易釀肺勞　節欲爲衞生要圖酷暑嚴寒犯則必致重疾　行房後揮扇飲冷水每釀險症　病後早犯變症反復　慾後勞力多行者病　胎前慾勤傷胎元毓兒有遊風驚痫牙疳重疾　產後百日內犯之婦必重病　狎妓易染惡瘡脫眉爛鼻即有子亦不育或異瘡惡痘非但傾家蕩產聲名敗隳　病體未復生子必腦弱而多病　酣醉後育子必好飲而類癲　受孕後忌忿怒悲哀有大驚而生兒則胎驚不育　手淫之害腦髓虧健忘耳鳴頭眩日光短口吐白痰面白而瘦時有遺精

明紅丸案平議

楊鑄園

明紅丸一案聚訟紛紜迄無定論竊嘗以意揣度之光宗之病起於鄭貴妃進美女四人遂罷免常朝軟脚致疾其陰虧體憊可知自八月初十日乙卯上不豫先召醫官陳璽等診視雖不知所患何症所用何藥觀御史王安舜疏謂先帝之脈雄狀洪大此三焦火動面脣靑紫滿面火升食粥煩燥爲滿腹火結宜淸不宜助云云其爲復受外感無疑夫體虛證實最爲難治所謂傷寒偏死下虛人也至十四日己未始

服內醫崔文昇大黃藥致一晝夜三四十起病在表而攻其裏其誤甚矣輔臣方從哲等赴宮門候安有數夜不得睡日食粥不滿盂身體罷軟不能動履之旨暨二十九日甲戌上再召羣臣等於乾清宮因顧皇太子諭曰卿等輔佐爲堯舜又語及壽宮輔臣以皇考山陵對則自指曰是朕壽宮諸臣言聖壽無疆何遽及此上仍諭要緊者再蓋己知病之不起矣雖無李可灼之紅丸其能久乎查李可灼紅丸不知爲何藥所製王安舜指爲紅鉛亦是臆度之辭蓋紅鉛雖紅雜他藥以成丸則未必仍紅愚意必方士所煉金石之品觀其自稱仙丹可見用藥後煖潤舒暢思進飲膳呼忠臣者再蓋熱則流通之效復進一丸而遂崩者豈陰虧之體誤下之後中氣虛餒不能勝其燥毒耶

問答類

問答類

答賴君佩瑜　倪銘三

讀本報第四期問答類載有賴佩瑜君診一孔某奇症鼻衄已七八年不愈（似婦女經水狀）每逢月之上旬其衄血源源而來服截血藥不能禁止其流至次日呼吸始通三日後衄血自然而止其面色不像失血之人兼無寒熱煩欬等症但切其脈大而沈惟不得安眠諸藥罔效不能中病問究竟是何理由云云

愚按血行清道從鼻而出古名曰衄與濁道之吐血咯血者不同清道即指至高之分由山根以上睛明之次而來也其穴乃手足太陽足陽明陰陽蹻五脈之會及衝脈交會其間衝脈爲血海即胃脈也陽明多氣多血鼻竅雖通於肺而實與胃爲切近吳鞠通云肺屬金胃之藏象亦屬金故呼吸相應肺胃並稱也讀其叙病不似眞陽不足之虛證宜從脉大而沈不得安寐八字著想大而沈陽明胃實之象胃不和則臥不安七八年失血之多並無形損色䠶之象非陽明之實症而何商治之法逢

血來時暫用葛仙翁花蕊石散(方見十藥神書)其功用能化血爲水也仲景云凡病年月日復發者當下之例陽明病本有蓄血之症六腑以通爲補葉天士云久病必入絡內經云陽絡傷則血外溢陳修園云血症諸藥不效者大黃瀉心湯主之大黃能有行瘀之妙用也蒭蕘之見未識當否質之諸大方家以爲如何

答賴君佩瑜　陸晉笙

素問曰邪客於足陽明之經令人鼽衄靈樞曰胃足陽明之脈起于鼻之交頞中下循鼻外所生病者鼽衄是衂病有屬胃者胃爲多氣多血之鄉故來多而無害攷蟲證必月初其頭上向安知此衂之來非即胃中蚘蟲爲患大約病者體必壯實嗜濃厚多溼熱鬱蒸生虫攻動其贏餘之血激而上衝其不得安臥亦胃不和之故經所謂胃不和則臥不安也觀其積久而面色如常決非虛症擬用生牛膝姜炒竹茹刺猬皮山梔子川楝子法半夏子芩琥珀等稍加以大黃末乾漆末逐月於病發時服之或能漸減而愈古本有胃蠱一症用使君子五穀虫雷丸厚朴以殺虫但不見其變病爲衂耳

答陸君頌頤　陸晉笙

姪女患走馬牙疳時歙友范某已故無從再索此草故以意會通而借用異功散

定價表

冊數	大洋	郵費	合計
一	一角	一分	一角一分
六	五角半	六分	六角一分
十二	一元	一角二分	一元一角二分

定價郵費概請先付空函作訂恕不寄報

廣告價表

一行	三十二字	一回二角	全年二元
一頁	十三行	一回二元	全年二十元

凡欲惠登廣告者務於發行之前半月寄至本社無費恕不刊登

編輯者　余伯陶
編輯所　跑馬浜安康里
發行者　神州醫藥總會

本報徵文

本會同人組織學報專以研究眞理集思廣益爲宗旨自本年陰歷四月十五日起月出一册以期交換智識溝通中西見聞倘蒙　海內文豪不吝教誨如有鴻篇鉅著以及前人遺集經驗良方務希隨時　賜寄以便按期選登俾得匡助醫林遺範同志無任懽迎金篇之至惟原稿概不寄還

本報特別廣告

本報爲推廣醫氣起見倘蒙　諸君惠稿一經選登則全年贈閱本報一份藉答高雅其能擔任按月寄稿者並得將　玉照寄下印入本報俾讀是文而心儀其者勿憾覿面之緣也

中華民國郵政局特准掛號認爲新聞紙類

民國二年十月十四號發行即舊曆
癸丑九月望日每月一冊月望出版

神州醫藥學報

（第六期）

醫藥學報第六期目次

本會開成立大會預啓

敬啓者本會籌辦以來着意進行而請願宗旨因正式政府尚未成立故遲未出發成立大會亦未舉行茲者正式政府業已成立國務員亦組織完全我輩當急起直追以達請願之目的茲經同人公議准於陰歷十月初一日二時開成立大會選舉正式會長釐訂詳細會章會畢後即推舉定之請願代表出發齊心協力一致進行以符保存國粹之初心而圖振興醫藥之進步務請

同志諸君熱心贊助屆期蒞會籌商一切不勝盼禱之至

籌辦神州醫藥總會謹啟

論說

論說

醫貴切病論

王寄鷗

童年習舉子業塾師授以程文令熟誦數年之後裒然成集文格大備取材亦多每課一題卽於所記誦中擇一格以定局聚一類以遣詞於是或散或整或散整並行段落可依樣也或學問或倫理或兵農禮樂掌故可運用也鋪敘剪裁卽成一藝呈之塾師師曰可矣又數年後讀經史漸多閱古人之文益廣自覺所記誦者之淺也更覺昔年課藝之陋也蓋作文之要在乎說理說理之精在乎切題自秦漢以迄近代無一無題之文亦無一不切題之文唯切題而後說理精說理精而後能爲法千古也醫學亦然以病爲題以方爲文素問靈樞難經純乎說理方治寥寥舉隅而已仲景諸書雖有方治而認題眞切加減先後絲毫不能出入定法中有活法實活法中之定法也自千金外台編爲類書而通治之方出矣後世漸趨捷徑博記成方轉疏經學太史公言人之所病病疾多而醫之所病病道少今則治病之方病其多而

切病之方病其少蓋病有萬變不齊之病古無萬變不齊之方方不切病豈能必效古人能決死生之期與夫所謂一劑知二劑已者識病切故處方精也對證發藥品物無多大熱大寒大毒與夫相反相激之性坦然用之而無慮者識病切故用藥神也欲方之切病先在識病識病之法在乎多讀古書多臨大證讀古書多則理法備臨大證多則識見廣有學有識是以一病當前批卻導竅莫不中理運用成法皆如已出一病有一病之方一人之病有一人之病之方夫是之謂切病也西昌喻嘉言與門人約定爲表格先議病後議方敎人切病以立方不許强題以就我由斯道也始於勉强漸造自然心以用而益精法以用而益熟則於治病之術其庶幾矣不然者學古未深蔽乎至理涉獵類書通治之方以爲泛應之具其智者詭遇以倖獲其愚者擿埴而索塗古人所以有人費之嘆也夫

醫科應用論（續第五期）

沈經鍾

若論夫治法之大綱則全書不外四術一曰汗一曰下一曰利一曰吐然發汗同而麻黄與石膏柴胡不同則化熱與未化熱殊也利水同而苓朮與甘遂大戟不同則

論說

疏導與排决殊也同一下而下氣與攻實不同故枳樸與硝黃不同同一吐而吐痰與吐食不同故瓜蒂藜蘆香豉有不同由此觀之使一切之藥但知其爲祛風勝溼行水止血殺蟲解毒削積軟堅則猶可以治雜病若傷寒則六經界限絲毫不容假借虛實輕重錙銖必較偶一顚倒生死判於反掌苟非有湯液經方胎臚藥錄等書言之綦詳卽仲景亦何所承受今淵源中絕而醫家憾焉是以張潔古之珍珠囊李東垣之用藥法象皆始創以分經論性而李瀕湖踵之以成綱目然於古人立方之意義與臟腑相關之理猶未深通故論性每未能劃一其實古人立方每取藥力之有餘者以爲主用至於所向之目的則別用一藥以引經而全體又往往相關故九竅之病治之於九臟下焦之病責之於上焦例如一藥入肺則膀胱胃腸俱受其影響焉故讀經方則貴知其嚴而解雜方則貴觀其通也

試更觀各家蒐輯之古方若葛洪肘後方孫思邈千金方王燾外臺秘要劉禹錫傳信方之類是也此等方術皆以簡單之藥具卓絕之功蓋藥之功用具於原質苟能中病一物已足而流傳既久一參以世俗之見於是慮平易之藥爲世輕藐則託之

於空虛如千金方多忘善誤者丁酉日密自至市買遠志著巾角中還爲末服之勿令人知又催生方蓮花一瓣書人字吞之即產下夫藥苟有效何必丁酉日買及書人字乎恐簡便之方爲人竊取則亂之以他藥朱端章集驗方云中貴人任承亮患惡瘡甚危尙書郎傅永授以藥即愈叩其方赤小豆也及予苦腦疽既至五藏醫以藥治之甚效承亮曰得非赤小豆邪醫謝曰某用此活三十口願勿復言至於脩合別有秘要則又隱匿佐使以示神奇三國志魏初平中有青牛先生常服芫花年百餘歲常如五六十人葛洪神仙傳言封君達黑穴公並服黃連五十年得仙論者皆疑其誕妄然范成大桂海虞衡志云廣西英州多仙茅其羊食之舉體悉化爲筋不復有血肉張杲醫說云一人中仙茅毒舌脹出口漸大與肩齊以刀剺之隨破隨合剺至百數乃有血出始知其可救以大黃芒硝瀉之而愈故李時珍引弘治間東海張弼梅嶺仙茅詩有使君昨日纔持去今日人來乞墓銘之句觀此則仙茅豈宜服食而蘇頌云仙茅方本西域道人所傳開元元年婆羅門僧進此藥明皇服之有效天寶之亂方書流散上都僧不空三藏始得此方傳與司徒李勉及路尙書齊給事張仲射服之皆有效按仙茅既成秘方必經脩製且與他藥相配合與單服一物者有別彼青牛黑穴服食芫花黃連正與此同特道家鄙吝隱而不言耳是以功用不彰利害相反方書之不盡可憑亦間有之今縱不能一一試驗然旁羅雜志取其信而有徵者如張乖崖之奏進豨薟丸唐愼微證類本草言江陵府節度使成納其表奏進豨薟丸又知益州張詠亦表奏此丸云臣因換龍興觀掘得一碑內載方藥一件名號火杴對節而生又云臣本州都押衙中風墜馬失音不語和尙智嚴中風口眼喎斜臣各與十服病皆即痊巴郡太守之奏三黃丸千金方云巴郡太守奏三黃丸療男子五勞七傷消渴肌瘦婦女帶下手足寒熱能瀉五藏火其方春三月黃芩黃連各四兩大黃三兩夏三月芩六兩連七兩大黃一兩秋用黃芩六兩大黃黃連各三兩冬用大黃五兩芩三兩連二兩蜜丸烏豆大每日三服每服五丸增至七丸米飲下一月後病愈常服使人加健忌豬肉崔承元之傳羊肝丸傳信方云羊肝丸治男女肝經不足風熱上攻頭目昏暗羞明及障翳青盲用黃連一兩研末羊肝一具去膜擂爛和丸梧子大每食後煖湯水下十四丸連服五劑即愈昔崔承元活一死囚後崔病內障逾年不愈囚以此方報德因傳於世云苦參能致腎病沈存中所自知沈括筆談載其自苦腰重久坐不能行有一將佐曰此乃病齒數年

論說

用苦參揩齒其氣味入齒傷腎所致後有太常少卿舒昭亮亦用苦參揩齒久亦病腰自後悉不用之腰病皆瘥按史記太倉公醫齊大夫病齲齒炙左手陽明脈以苦參湯日漱三升出入愼風五六日愈蓋倉公亦用苦參然但漱五六日中病而止無積重之患此其所以勝俗醫也

白芨能止肺血台州吏所目驗　洪邁夷堅志台州獄吏憫一大囚囚感之自言吾七次犯死罪遭拷傷肺至嘔血人傳一方惟用白芨爲末米飲日服效如神及因決後剖而視之見白芨皆填於肺色猶未變洪貫之聞其說赴任洋州一卒忽患咯血甚危用此方救之一日即止

木瓜收縮膀胱合乎經旨　靈樞五味論云膀胱之胞薄以懦得酸則縮卷約而不通水道不行矣本草綱目引羅天益云太保劉仲海日食蜜煎木瓜同伴數人皆病淋症又鄭奠一云有達官游金陵廣購木瓜舟中人皆苦溺不得出服滲利藥罔效予命擣去木瓜遂使溺如故

延胡索止心痛徵乎古說　李時珍自言荆穆王妃因食蕎麥麪著怒遂病胃脘當心痛不可忍醫用諸藥皆入口即吐大便久不通予思雷斆炮炙論有心痛欲死速覓延胡乃以延胡末三錢溫酒下即不吐少頃大便行而痛遂止

高良薑治胃寒垂乎碑志　時珍云千金方言心脾冷痛用高良薑細剉微炒爲末米飲服太祖高皇帝御製周顛仙碑文亦載其有效凡男女心口一點痛者乃胃脘有滯或有蟲也多因怒及受寒而起遂致終身不瘥世俗以爲心氣痛者非也用高良薑酒洗七次香附醋浸各微炒爲末各自封收因寒者用薑末二錢附末一錢因怒者反之寒怒兼者各半以熱米湯入生薑汁一匙食鹽一捻服之立止數次除根方書多傳其效

及夫麻油治髮瘕　南史宋明帝宮人腰痛牽心發則氣絕徐文伯診之曰髮瘕也以油灌之吐物如髮引之長三尺頭已成蛇形能動搖懸之擿壺惟一髮耳王燾外臺秘要云病髮瘕者欲得飲油宜煎香油一罌病人頭邊雖饑勿與俟其熟睡蟲當從口出急以石灰搽手捉取抽盡即是髮也初出時如不流水中濃菜形

蒼朮醫酒癖　許學士本事方云微患飲癖已三十年始因坐臥皆偏於左三五年後覺飲酒止從左下有聲暑月左邊無汗每十餘日必嘔酸水數升諸醫罔效後余專以蒼朮和大棗肉爲丸如梧子大從五十丸增至一二百丸三月而疾竟除初服覺微燥以沸湯下梔子末解之久服自不燥矣

升麻鬱金去蠱毒　范石湖文集李燾爲雷州推鞫官獄得治蠱方毒在上升麻吐之在腹鬱金下之或合二物服之非吐即下活人甚多也

梔子石榴埽三尸　二果並治三尸酉陽雜俎云石榴道家謂爲三尸酒言三尸蟲得此則醉也范成大詩云玉池嚥清肥三彭迹如埽梔子殺腹間大小蟲功同使君子尤治三尸東坡詩云驅除三彭蟲已我心腹疾

此皆紀載確切不涉虛誣

可見藥用自有可憑在乎人之善任觀夫生地本淸心血而瘍家與傷科並重崔元亮海上方治一切心痛無問新久以生地黃一味搗取汁溲麪作餺飥或冷淘食良久當利出蟲而肘後方骨碎及筋傷爛用生地熬膏裹之緊夾以竹板時時易之則瘥疔腫乳癰及一切癰疽並以生地搗敷卽消又治竹木刺及毒箭及猘犬咬傷則內與外相關係牛膝本治諸淋見肘後方及陳日華經驗方楊士瀛直指方並以牛膝濃煮服之而口齒與咽喉並治肘後方喉痺乳蛾用鮮牛膝根一握搗汁和以人乳灌入鼻內少頃有痰涎出卽愈又口舌瘡爛用牛膝浸酒合漱或煎飲又千金方牙齒疼痛用牛膝末含漱則上與下相關係況夫防風之於風半夏之於痰香附之於氣當歸之於血黃耆之於表皂角之於竅麝香之於經絡甘草赤小豆之於毒皆有無所不通之勢然則任不器之材啟專長之性行相通之理古人所以振疾苦於影響之間者胥此道也則方術之妙可以窺識而論性斯堪確切矣

（未完）

學說

學說

衛生原理論

田焜

夫人莫不樂生而惡死然死多不盡其天年者何蓋因衛生之失講醫道之晦塞也欲講衛生須明醫道欲明醫道當本內經不得襲取西人皮毛之研究也內經議論衛生極精其原委不外陰陽二氣誠以陰陽者萬物之根本也運行則爲五行對待而爲六氣人秉五行而生五藏秉六氣而生六腑故人身之氣化與天地之陰陽無甚歧異天地有此陰陽則有生長收藏之時人身有此氣化則有升降浮沉之候故春夏之氣主生長則人身肝心之經應之秋冬之氣主收藏則人身肺腎之經應之土位乎中灌養四傍升降浮沉之機關也人能順四時之氣而調之自無苛疾之患矣四氣調神論云春三月此謂發陳天地俱生萬物以榮夜臥早起廣步於庭披髮緩形以使志生此順發生之道也逆之則肝氣受傷不能生火以長夏氣至夏火氣內微則變爲寒病夏三月此謂蕃秀天地氣交萬物華寔夜臥早起無厭於日使志

無怒使華英成秀使氣得泄此順盛長之道也逆之則心氣受傷陽鬱不達至秋陰氣收歛陽氣欲泄陰陽衝擊而成疾瘧金不能收則水不能藏至冬必有重病秋三月此謂容平天氣以急地氣以明早臥早起與雞俱興使志安寧以緩秋刑收歛神氣使秋氣平無外其志使肺氣清此順收歛之道也逆之則肺氣受傷不能收歛以奉閉藏至冬陽氣不藏腎藏失其溫養腎者水也寒則侮土土溼卽爲飱泄冬三月此謂閉藏水冰地坼無擾乎陽早臥晚起必待白光使志若伏若匿此順蟄藏之道也逆之則腎氣受傷腎者陰也陰能歛陽陰衰則陽氣不歛薰蒸無息血液早受銷鑠至春陽氣發動內熱益熾血液枯槁筋失榮養而成痿厥厥者猶言逆也以冬時陽氣不藏至春必隨升發之令而上逆此只論四時順調之道耳若夫虛邪賊風感之皆足爲患尤當知而避之何謂虛邪賊風非時不正之氣是也如春天風從西北方來夏天風從東北方來秋天風從東南方來冬天風從西南方來者以其從虛鄉而至均能害人傷人故聖人避之如避矢石焉靈樞九宮八風言之甚詳此皆上古聖人敎民衛生之道人能遵而守之則外不受八風所傷害內無逆四時之藏氣加

以飲食有節起居有常自無致病之由防之至嚴謹之至密法至周道至備也乃今人之研究衛生者不外潔淨地方吸取空氣運動筋骨精調飲食斯皆居處服食日用常行之矩愚夫愚婦皆知豈足以盡衛生之理哉西人未諳氣化其專事支末之求無足怪也最可異者莫若吾中華聖訓煌煌人皆罔事率由反挾西法而訾議之究之西法拘於形迹中醫窮於理化形迹易知理化難明易知者人所共好難明者人所共畏因其好而就之因其畏而卻之此人之常情也今之舍中醫而習西法者豈非囿於常情乎而王君寄鷗衛生之說雖能知吾中人體質迥異西人然其議論多有味於西法而於吾中醫鮮所發明如言屋多牖戶有通而無塞地勤洒掃有清而無濁衣不待其污月必數濯身不待其垢月必數浴如是自無致病之由而不知此皆富貴家習慣之事奚足以當衛生萬一也余竊觀南洋土生子其所住之屋四面多開牖戶洒掃不缺時七日必大擧衣不終日而易身必早晚而浴如是者空氣可常吸收矣穢濁無虞著體矣擧凡衛生之術已畢萃於斯宜乎壽考而康强者盡屬此輩矣然而不終年而沒者比比皆然他如卒中暴疾而夭折與夫中風傷寒中

暑傷溼軟脚諸病亦無時無地而不有此又何說耶若我中國鄉僻野處者既困於貧寒又安識乎文化其所居屋裏汚濁門對厠所墻鮮窗牖晝如昏夜衣恒數日不易身沾汚泥不避如是者無一不與西人衛生之說相反宜乎疾病夭折者多生長而存全者少矣而何以有壽及百餘之人又往往耄耋老叟終身未嘗一嘗藥餌者耶由是觀之則知人之疾病不疾病不盡關於居處服食日用之形迹全在乎調攝之得宜不得宜也若必謂講求居處服食便可以卻病延年則如香港埠者豈可謂之不潔淨不通達乎何以瘟疫暴病死亡相枕籍亦不時而見耶以此推之更知王君之說尙不免仍囿於西法也

氣化原則論

沈守元

萬物之理原於氣化氣化之功用既大且廣復神而明廓言之固無可用其紀極淺言之自不難見微以知著有形不能生無形無形轉能生有形此乃天地化生之妙用卽萬物同歸之原則也乃今之談生理者動曰人之有生實受于精力之所蓄夫精之能生人盡人而知之而實則受生於精中之温氣不盡人而知也蓋人之生也

學說

當其交媾之時兩精相搏合而成形未形之先爰有祖氣則人以氣化而非以精化厥理彰彰譬之精如果中之仁氣如仁中之生意仁得土氣生意萌芽及至芽生而仁遂腐且精爲有形之物精無温氣則原助力已衰而精適成爲糟粕温氣既聚斯精之魄力以宏人之感此氣以生者乃能形成體其降生而後精便爲無用之胎衣不數朝卽成腐物因其氣已化生而所存者特其形也先師仲景有男子精氣清冷爲無子之訓則謂人以氣化而非以精化其理更昭然若揭也且夫氣之爲用大矣哉天地何以有風雲雨露山川何以有玉石金沙推之一草之微一木之細以及虫魚之暗長鳥獸之蕃孳原其發生之初何非本此氣以爲主動故形爲有限氣實無窮形無終久不滅之日氣有自然發生之期人物一理萬化同原古之至人所以貴寶嗇中氣以爲養生不易之至理者端在是矣試進譬之輪機焉機何以動原恃乎火力之炎騰與夫水氣之協濟而後動火力一失則機便停滯水力不濟則機仍難轉水火既濟而後陰陽和焉有陽則生有陰則長有陽無陰則能生不能長遠而天地近在人身均不可須臾離也然說者曰陰陽之不能偏廢固矣顧何以中西醫術

每多有同異之處者何也請再進而申吾說我國地處東方東方屬木主發生故萬物俱從氣化推想外國地處西方西方屬金主肅殺故萬物俱從體魄研究風土既異斯其理想因以懸殊耳然天下事有實必有虛有陰必有陽天虛地實女陰男陽乃千古不易之事理不明氣化不足以言醫不審乎氣化之原更不足以行醫吾國醫術全以五行生尅爲不二法門五行者卽從氣化立言實萬物代表之名詞皆有物質可證非徒托空言浮泛無根者可比近來西學派竟以五行爲迂闊之談曾亦知木生火火尅金相生相尅理有定衡若竟因噎廢食不思求其理之所至反欲沒其理爲無稽謬矣況人身之病如外感內傷醫書所載雖有經絡臟腑之分而總其原實由氣病究非形病故得借一劑藥氣以奠安康若云形病夫豈數分湯藥入咽之氣所可得而愈乎則謂人以氣病非以形病是又愚之所敢斷也然則欲言知醫不可不先知氣化明甚若西醫則不然西醫賴以爲治病者恃有顯微鏡以洞見其形至于氣之所在則不能無憾焉我國名醫諸大家悉憑此脈理爲貫通凡外感內傷或安或危或生或殺一經診視絲毫無差以視西醫之以耳聽者大有霄壤之判

夫診視而能卽知其病之何若非純乎氣化之工夫入手不爲功蓋人身之氣血有病聲音色脉卽隨之變遷四診之法若精斯病情莫遁古人所以有飲上池水能見隔垣人之喻者胥是道也嗟嗟我國醫學之不明久矣揆厥原因皆由于學無專門醫無考驗既失教授之道復無等級之分而稍具一知半解者卽欲售其所能以圖生業及一叩其所學之何在或則忘本以逐末或則棄精以就粗卒致衆議沸騰難免庸醫悞人之誚而中醫名譽凡于一舉掃盡言念及此可爲隱憂更何怪西醫之橫加訾議耶鄙人不敏忝屬醫界一份子自不能不疾首而痛心祇恨學淺才微無力挽救是所望我同道先覺諸君極力提倡振興學校庶我國醫學得由此以大放光明而我四萬萬同胞前途之幸福更可無限量矣方今中西醫界競爭日劇果使我振興有日効果宏收行見蒸蒸日上向之輕我而侮我者今且轉而敬我重我矣向之鄙我而棄我者今且進而服我尊我矣水不激不流人不激不憤物極必反此其時矣吾於是且額手而拜西醫之所賜不尠矣於西醫乎何尤

駁中華醫學白話報（續第五期）

包識生

原文太陽病發熱而渴不惡寒者爲温病若發汗已身灼熱者名曰風温風温爲病脉陰陽俱浮自汗出身重多眠睡鼻息必鼾語言難出若被下小便不利直視失溲若被火者微發黃色劇則如驚癇時瘈瘲若火熏之一逆尙引日再逆促命期○沈註云温病者冬日之温病非內經所謂冬傷于寒冬不藏精之春温病也又曰中風爲西南風所傷風温爲東南風所傷○按温卽是熱熱卽是暑發熱而渴不惡寒正是暑熱見症無論春夏秋冬何時何日有發熱而渴不惡寒之症卽是熱病卽當用清法沈註指爲冬温而非春温按春温雖無明文而冬温究有何証沈註必以傷寒論爲冬日治病之書不能治春夏秋之病宜其指爲冬温也嗚乎如此作註何異刻舟求劍耶又曰風温爲東南風所傷更不通之極按風温二字在發汗之後始變風温因温病誤汗而身灼熱者名曰風温沈註指爲東南風所傷豈汗後再中東南風耶○沈註又云此節言温病是與傷寒比較之文非太陽病中有温病也温病是温病風温是風温不得謂温病誤治變爲風温也○按温病固是與傷寒比較但此温病確是太陽病所化也風温又確是誤汗所變也諸君細辯原文便知沈註文理都

不通何況其他又云汗即濕也風濕在表故身重又云肝熱傳之于脾故多眠睡種種臆說駁不勝駁悲乎傷寒新註一出吾道又多一魔障仲景有知能無痛哭流涕耶

學說

論秋傷於濕冬生咳嗽喻嘉言改濕爲燥之誤

杜子良

秋令主燥而傷于濕濕者燥之反面也秋令應燥而反雨濕流行是濕傷秋燥致燥金之令不行至冬而寒水司令寒傷肺水流濕肺金一傷再傷焉有不生咳嗽之理此伏氣之咳嗽非時邪之咳嗽也四時皆有伏氣皆有所傷第有反正之不同耳冬傷于寒春傷于風夏傷于暑此三者是正言其所傷也經文簡奧喻嘉言不達此旨將秋傷于濕改爲秋傷于燥承上而言於經文似順其如未達反言之理轉使經義不明而於病情亦昧夫秋傷於燥之咳嗽乃燥傷本臟其咳嗽應在秋天不應遲至冬令此理不待辨而自明予意秋傷於濕冬生咳嗽之經旨質言之即濕氣伏肺而成飲至冬又復形寒傷肺伏濕應之而咳嗽作矣

藥物學

藥物學

中西藥學匯叅續第五期　鄒竹巖

○附子　其母名曰烏頭卽川烏頭也陝西出者爲西附四川出者爲川附川附體鬆而外皮多細塊以川產爲勝

中國學說　本經云氣味辛溫有火毒主治風寒欬逆邪氣寒濕痿躄拘攣膝痛不能行步破癥堅積聚血瘕金瘡別錄云腰脊風寒肺氣冷弱心腹冷痛霍亂轉筋下痢赤白溫中强陰堅肌骨又墮胎爲百藥長元素云溫煖脾胃除脾濕腎寒補下焦之陽虛李杲云除臟腑沉寒三陽厥逆濕淫腹痛胃寒蚘動治經閉補虛散壅好古云督脉爲病脊强而厥時珍云治三陰傷寒陰毒陰疝中寒中風痰厥氣厥柔痓癲癇小兒慢驚風濕麻痺腫滿脚氣頭風腎厥頭痛暴瀉脫陽久痢脾泄寒瘧瘴氣久病嘔噦反胃噎膈癰疽不斂久漏冷瘡合葱涕塞耳治聾本草述云治腹痛痿痺拘攣腰脊膝痛脚疼頭痛又曰立止寒疝痛極又曰除水腫滿

日本學說　藥學雜誌第百六號云白川附子爲草烏頭之老根猪子氏和漢藥論

未評論其可否因尚未精密試驗也治療上之價值甚少故附子究非如漢醫所稱道之貴重品而自毒物學上觀察之如彼蝦夷人之箭毒卽草烏頭也草烏頭之効用前已述之而附子之效用與之大同小異故從略

二

鄒肖巖案川附子一名黑附子藥學雜誌混稱爲白川附子誤矣陶隱居云白附子久絕無復眞者今出涼州根如草烏之小者皺紋有節藥學雜誌强指爲草烏頭之根又誤矣至所謂蝦夷之箭毒卽草烏頭大抵卽本經所云其汁煎之名射罔也胡得誤認爲附子之毒乎若夫附子之功用與草烏頭大不相同吾國自神農本經而下諸家本草皆從精心試驗得來故言附子辛甘大熱其性純陽浮多沈少其用走而不守通行十二經無所不至能引補氣藥以復散失之元陽引補血藥以滋不足之眞陰引發散藥開腠理以達在表之風寒引溫煖藥達下焦以袪在裏之寒濕熟用則峻補配麻黃則發中有補如仲景麻黃附子細辛湯麻黃附子甘草湯是也生用則發散配乾薑則補中有發如仲景乾薑附子湯通脉四逆湯是也王訒庵有云附子味甘氣熱峻補元陽陽微欲絕者起死囘生非此不爲功其有功於生民甚大彼試驗尚未精密者故不知附子爲貴重之品大有價值者矣

醫　書

世界歷代名醫傳略（續第四期）

許　昭

文摯

文摯者宋人也齊王疾痏使人之宋迎文摯文摯至視王之疾謂太子曰王之疾必可已也雖然王之疾已則必殺摯也太子曰何故文摯對曰非怒王則疾不可治怒王則摯必死太子頓首彊請曰苟已王之疾臣與臣之母以死爭之於王王必幸臣與臣之母願先生之勿患也文摯曰諾請以死爲王與太子期而將往不當者三齊王固已怒矣文摯至不解屨登牀履王衣問王之疾王怒而不與言文摯因出辭以重怒王王叱而起疾乃遂已王大怒不說將生烹文摯太子與王后急爭之而不能得果以鼎生烹文摯爨之三日三夜顏色不變文摯曰誠欲殺我則胡不覆之以絕陰陽之氣王使覆之文摯乃死初龍叔有疾使文摯治之文摯乃命龍叔背明而立文摯自後向明而望之既而曰嘻吾見子之心矣方寸之地虛矣幾聖人也（呂氏春

秋）（列子）

漢 淳于意

太倉公者齊太倉長臨菑人也姓淳于氏名意少而喜醫方術高后八年更受師同郡元里公乘陽慶慶年七十餘無子使意盡去其故方更悉以禁方予之傳黃帝扁鵲之脉書五色診病知人死生決嫌疑定可治及藥論甚精受之三年爲人治病決死生多驗然左右行遊諸侯不以家爲家或不爲人治病病家多怨之者文帝四年中人上書言意以刑罪當傳西之長安意有五女隨而泣意怒罵曰生女不生男緩急無可使者於是少女緹縈傷父之言乃隨父西上書曰妾父爲吏齊中稱其廉平今坐法當刑妾切痛死者不可復生而刑者不可復續雖欲改過自新其道莫由終不可得妾願入身爲官婢以贖父刑罪使得改行自新也書聞上悲其意此歲中亦除肉刑法意家居詔召問所爲治病死生多驗者幾何人主名爲誰詔問故太倉長臣意方伎所長及所能治病者有其書無有皆安受學受學幾何歲嘗有所驗何縣

醫書

里人也何病醫藥已其病之狀皆何如具悉而對臣意對曰自意少時喜醫藥醫藥方試之多不驗者至高后八年得見師臨菑元里公乘陽慶慶年七十餘意得見事之謂意曰盡去而方書非是也慶有古先道遺傳黃帝扁鵲之脉書五色診病知人生死決嫌疑定可治及藥論書甚精我家給富心愛公欲盡以我禁方書悉教公臣意卽曰幸甚非意之所敢望也臣意卽避席再拜謁受其脉書上下經五色診奇咳術揆度陰陽外變藥論石神接陰陽禁書受讀解驗之可一年所明歲卽驗之有驗然尚未精也要事之三年所卽嘗已爲人治診病決死生有驗精良今慶已死十年所臣意年盡三年年三十九歲也齊侍御史成自言病頭痛臣意診其脉告曰君之病惡不可言也卽出獨告成弟昌曰此病疽也內發於腸胃之閒後五日當癰腫後八日嘔膿死成之病得之飲酒且內成卽如期死所以知成之病者臣意切其脉得肝氣肝氣濁而靜此內關之病也脉法曰脉長而弦不得代四時者其病主在於肝和卽經主病也代則絡脉有過經主病和者其病得之筋髓裏其代絕而脉賁者病得之酒且內所以知其後五日而癰腫八日嘔膿死者切其脉時少陽初代代者經

病病去過人人則去絡脉主病當其時少陽初關一分故中熱而膿未發也及五分則至少陽之界及八日則嘔膿死故上二分而膿發至界而膿腫盡泄而死熱上則熏陽明爛流絡流絡動則脉結發脉結發則爛解故絡交熱氣已上行至頭而動故頭痛齊王中子諸嬰兒小子病召臣意診切其脉告曰氣鬲病病使人煩懣食不下時嘔沫病得之少憂數忔食飲臣意卽爲之作下氣湯以飲之一日氣下二日能食三日卽病愈所以知小子之病者診其脈心氣也濁躁而經也此絡陽病也脈法曰脈來數病去難而不一者病主在心周身熱脈盛者爲重陽重陽者遏心主故煩懣食不下則絡脈有過絡脈有過則血上出血上出者死此悲心所生也病得之憂也齊郎中令循病衆醫皆以爲蹶人中而刺之臣意診之曰湧疝也令人不得前後溲循曰不得前後溲三日矣臣意飲以火齊湯一飲得前溲再飲大溲三飲而疾愈病得之內所以知循病者切其脈時右口氣急脈無五藏氣右口脈大而數數者中下熱而湧左爲下右爲上皆無五藏應故曰湧疝中熱故溺赤也

（未完）

醫話

醫話

素盦醫話（續第五期）

余伯陶

動植飛走之比類

邵康節曰動物自首生植物自根生自首生命在首自根生命在根又飛者棲木食木鷹鶚之毛猶木也走者棲艸食草虎豹之毛猶草也飛之類喜風而敏於飛上走之類喜土而利於走下在水者不瞑在風在地者瞑走之類上睫接下飛之類下睫接上類使然也水類出水卽死風類入水卽死然有出入之類龜蟹鵝鳧之類是也（席上腐談）

毋食馬肝

馬病死者不可食食之殺人而肝爲甚醫書云馬大畜有肝而無膽水藏不足故食其肝者死（同上）

虛實相反

二

肝屬木當浮而反沉肺屬金當沉而反浮何也肝實而肺虛也石入水則沉而南海有浮石之山木入水則浮而南海有沉水之烏木虛實之相反也（同上）

雪蓮

雪蓮產積雪中一莖並蒂浸酒色碧性熱人稱其功同仙茅拘杞而不知其乃砒石鴆毛也（西北域記）

醉馬艸

羌地產艸名醉馬艸馬食之輒作駊騀狀有至死者灌以醯或淅水始醒醒則見此草不復齧也（同上）

酪考

考酪之屬質與精氣俱存曰酪酪之精曰酥酥之精曰醍醐精去而氣與質猶存熱而茗之曰酪生而存之曰醷（音億濁漿也）醷取其氣曰䣜（音桑乳酒也）氣去而質獨存曰䣝（音哯乾酪也）醷（音歷酪滓也）（西北域記）

金線釣芙蓉

醫話

豬肺壹個淨水洗三次以硃砂叁分川椒每歲壹粒灌入再將肺戳七孔每孔嵌桃仁壹粒蒸自然汁連肺服治癆證吐血無不神效（經驗十四方）

白玉鎖鴛鴦

豬腰壹對淨水洗叁次用白茯苓貳錢切片嵌入蒸出自然汁連腰帶藥並汁服治腰痛奇效（仝上）

芒茅瘴

芒茅枯時瘴疫大作交廣皆爾也土人呼曰黃茅瘴又曰黃芒瘴（南方艸木狀）

畜蠱之害

舊傳南方行蠱始於蠻獠蓋彼族狉榛成俗不通文化異方人之作客閩粵者往往迷途入洞中蠱而死近如漳汀之間此風猶未息也考蠱類不一名亦各異閩中曰蠱鬼粵中曰藥鬼又曰挑生粵西有藥思蠱狀似竈雞蟲滇蜀有金蠶蠱又名食錦蟲五岳游草有稻田蠱馮氏醫說有魚蠱雞蠱鵝蠱羊蠱牛蠱犬蠱蜈蚣蠱蜘蛛蠱蜥蜴蠱蜣蜋蠱科斗蠱馬蝗蠱艸蠱小兒蠱等稱通志六書略曰造蠱之法以百蟲

置皿中俾相啖食其存者爲蠱千金方云蠱者人取三蟲之類（蝦蟆蜈蚣蛇虺也）以器皿盛之使其自相啖食餘一存者名爲蠱而能變化人有造作敬事以酒肉祭之取出放毒於飲食中人中其毒心悶腹痛面目青黃或吐唾鮮血或下膿血病人所食之物皆化爲蟲侵蝕藏府蝕盡則死急者十數日便死緩者延引歲月死後病氣流注染着傍人故謂之蠱疰巢源云中蠱者面色青黃是蛇蠱面色赤黃是蜥蜴蠱面色青白若內脹滿吐出成科斗形者是蝦蟆蠱面色多青或吐出如蜣蜋形者是蜣蜋蠱瑣瑣錄云南方畜金蠶其蠶金色食以蜀錦取其遺糞置飲食中以毒人赤雅載獞婦畜蠱法云五月五日聚諸蟲豸之毒者並寘器內自相吞食最後獨存者曰蠱有蛇蠱蜥蜴蠱蜣蜋蠱視食者久暫卜死者遲速蠱成先置食中味增百倍歸或數日或經年心腹絞痛而死家中之物皆潛移去魂至其家爲之力役猶虎之役倀也其後夜出有光耀如曳彗是名飛蠱光積生影狀如生人是名桃（一作挑）生影積生形能與人交是名金蠶于是任意所之流毒鄉邑殺人多者蠱益靈家益富恭富昭賀蠱術公行峒官提陀潛得知其狀令巫作法厭之取婦埋地中出

醫話

其首澆蠟燃之以召寃魂魂不附獲婦代鬼返罵乃死否則不能置之法也鮑明遠詩吹蠱痛行暉盖飛蠱也按周禮土訓掌道地圖道地慝疏云地慝蠱事人所為也周禮荆楊不入職方王制南不盡衡山則西北亦有蠱矣國語曰宵靜女德以伏蠱慝謂女惑男如蠱使人形神雙喪精魂為其所攝也張衡思元賦咸姣麗以蠱媚兮增嫮眼而蛾眉則房中亦有蠱矣何必鴂舌雕題騷人羈旅始為惑哉

中蠱治驗法

鄺洮若云凡中蠱者顏色反美於常夭姬望之而笑必須叩頭乞藥出一丸咣之立吐奇怪或人頭蛇身或八足六翼如科斗子斬之不斷焚之不燃用白礬澆之立死否則對時復還其家予久客其中習知其方用參三七莖薺為丸又用白礬及細茶共為末每服五錢泉水調下得吐則止易簡方云凡有蠱之鄉見人家門限屋梁無灰塵潔淨者其家必畜蠱當用心防之○如入蠱鄉飲食即潛於初下筯時收藏一塊在手儘吃不妨少頃却將所藏一塊潛埋人行十字路下即蠱於其家作鬧蠱主必反來求救或食時讓主家先動筯或明問主家云莫有蠱麼以筯築桌而後食則

蠱不能爲害洗冤錄云凡頭面有光他人手近之如火熾者中蠱也用蒜汁半兩和酒服之當吐出如蛇狀卽愈○中蠱毒卽取蠱相制之蠱蟲曝乾燒灰服少許立愈如蛇蠱用蜈蚣蠱蟲蜈蚣蠱用蝦蟆蠱蟲蝦蟆蠱用蛇蠱蟲之類三因方云令病人朝起取井華水唾水中唾如柱脚直下沉者是蠱綱目云入蠱鄉遇飲食以犀角攪之白沫竦起者是蠱也否則非也本艸云欲知蠱主姓名取敗鼓皮燒爲末飲調服一錢病人須臾自呼蠱主姓名令取蠱去卽愈○中蠱毒下血如猪肝藏府敗壞惟待死蘘荷葉密安病人臥席下勿令知病者自呼蠱主姓名令取去卽愈入門云凡中蠱之人用藥已差自後飲食永不得食冷否則毒蟲復生竟不能救得效云人中金蠶蠱毒先嚼白礬味甘不澁次嚼黑生豆不腥者是也石榴根皮濃煎汁飲之吐出活蟲卽愈○嶺南有挑生毒乃挑毒於飲食中以害於人滿十日則物生能動在上則胸痛在下則腹痛在上者膽礬末五分投熱茶內化服探吐在下者鬱金末二錢米飲調服瀉之范石湖云李燾爲雷州推官鞫獄得治蠱方毒在上升麻吐之在腹鬱金下之或合二物服之非吐卽下活人甚多也

醫話

醫話

景景室醫話　陸晉笙

用藥分量

用藥分量之輕重鄙意當視其病以爲準初不能執定某藥必重用某藥必輕用卽古方流傳其分量固已酌定仍必賴用之者增損其間乃合病機不獨藥品之宜加減也所謂君臣佐使卽別之於分量故同一方也有見此證則以此藥爲君見他證復以他藥爲君者某方書云古方所謂各等分者非同一分量之謂謂審病以定藥之輕重耳斯言甚確余前治袁姓兒溼溫症案曰滿舌苔白而帶滑溼在肺胃之表也邊尖絳赤心肝營分有熱也中心獨灰微澁胃聚濕而欲化火也小便短赤大便秘火鬱濕滯而氣化不靈也濕爲火爍則生痰痰氣上蒙故欲昏睡也其有時能冷飲者則濕從火化已熱多濕少也有時足冷熱內迫也須防其熱厥新又咳嗽君相二火爍金也宜清心肝之火導以下行滲肺胃之濕以佐之斯熱解而濕亦去矣藥用淡竹葉燈心草石决明通草白茯苓生苡仁知母茅根蘆根碧玉散鮮竹瀝內以別無痰藥竹瀝用四兩分頭二煎冲入有訾余分量太重者匡予不逮幸甚幸甚錄

此方案以誌吾過猶憶去年鄒君鶴儔病譫語如狂時欲出門其力甚大余疑其痰火上壅而脈象沈細若無脈證不符欲用羚角竹瀝而不敢轉延余君伯陶决之余君亦疑不可乃商酌一方服之當日稍定翌日忽奪門而出至其相知家酣睡比醒診之脈忽變爲滑數而大乃知昨係熱厥伏匿之脈因用羚羊角以鮮竹瀝磨之隨磨隨進祇此二味計是日磨去羚羊角五錢許竹瀝十三四兩稍有狠戾亦復不少較此症用之更多病之輕重固異然至今思之治雖倖中究嫌孟浪懸壺應世誠不如以平易藥方輕微分量免爲庸流所詬病也

胎黃

五月十二日五孫欽尙生生而面目身皆黃此胎黃也以其小便淸長疑是虛寒然身體壯盛啼聲載路唇色紅紫察其瞳子黑而有神且伊父係木火體質伊母係濕痰體質因决其爲濕熱無疑但質小不能服藥思吳尙先云內服之方皆可移作外治遂用棉茵蔯赤小豆海螵蛸馬鞭草紫花地丁生草稍仙半夏大腹皮小靑皮炒白朮赤白芍赤苓白頸蚯蚓等共研細末酒調敷臍上日再易兩旬而全愈可見小兒之不能服藥者類推可以改外治如病在頭目則敷兩太陽病在臂腿則敷手足心病在胸鬲則敷胸間病在肺則敷肺俞等穴病在肝則敷期門等穴病在脾胃則敷臍腹視何病則用何藥溫涼攻補因病而施想亦有效也

醫案

醫案

隱溪醫案（續第四期）

顏伯卿

高年腫脹治驗（二則）

先祖騰芳公年七十一於前清丙子春督建住屋備嘗風雨因素體健不慮其致病中秋後患瘧痢間作至重陽差後腹脹大如箕十餘日足跗面目浮腫及四肢陰囊玉莖欬嗽痰多上氣喘急先祖本知醫始用治瘧痢清理暑温之劑以苦寒淡滲和解如柴苓芩連枳朴二陳滑石五苓五皮之屬病益劇自謂必無生理囑先考及諸父偕理後事當時不肖盛周年十九歲受業於吾邑鄭仕芳先生之門習醫已五載未敢問世因診先大父脈沉結而伏兩尺遲細右關更遲呼吸之間謹三至內經曰病生於內者陰氣內盛陽氣竭絕脉必沉伏爲水腫夫津液者水精之源也陰精損削於內則濁陰內盛陽氣耗減於外三焦閉溢水道不通水邪上泛於皮膚故四肢浮腫陰邪蓄於內則脹滿上攻於肺肺氣孤危腎爲水害子不救母故動則喘急而

欬逆遲脈爲寒屬陰水無疑矣擬金匱桂枝去芍藥加麻黃附子細辛湯然未敢擅主私草方按延請業師仕芳夫子診察定方先生至診畢觀僕案曰子知其然仍未知其所以然也論治陰寒水腫用温熱之劑並合開鬼門之旨此知其然但既云肺氣孤危子不救母豈可再用麻黃開其肺以竭其氣乎此未知其所以然也夫腫與脹古昔本分兩途然有腫而兼脹有先脹後腫有單獨腹脹而不腫此症是先脹後腫由夏令暑濕所傷秋後瘧痢日久正氣日虧暑濕凝滯經絡高年命火已衰脾胃困弱傳道失職伏邪停食積聚不能消化而爲脹滿經曰諸濕腫滿皆屬於脾脾虛不能温化脹滿由此而作又曰濁氣在上則生䐜脹此言清濁相干爲脹蓋胃中積寒命火衰憊脾失温養則乏上輸之力以通調水濕下輸於膀胱州都之官失職水邪因之泛濫而爲腫滿腎者胃之關關門不利故水溢皮膚今小便不通大便溏薄其下部之虛寒可知積水陰邪壅遏非温補下元兼補命門之火則小便何能得利人之脾胃如釜甑然釜下火旺則蒸炊易熟若徒用利水之劑雖曰潔淨府反竭其津液傷腎氣究何益哉治法宜温熱補虛使火旺土温則脾陽蒸而胃中温煖水穀

易化宿積自消脹滿亦寬清氣升濁陰自降濁陰降小便自利小便利則腫亦消蓋地氣上而爲雲天氣下而爲雨天人一理可不究乎方用壯元湯加減合附子細辛法高麗參二錢炒於术三錢帶皮苓三錢厚附片二錢清花桂一錢後入淡干薑二錢春砂仁一錢陳皮一錢半薑半夏三錢北細辛四分炒白芍三錢炙甘艸四分服四帖喘急略平欬嗽稍減腹仍脹滿不知饑用原方去細辛加厚朴木香以去中焦脾胃之滯服六帖脹滿稍減胃納稍動小便略通而下部之腫更大以前方去香朴加川椒目吳茱萸各五分加當歸木瓜以活血通肝絡補骨脂青鹽水炒二錢以溫通腎絡炒薏仁以理脾濕二十餘帖身半以上腫退淨惟足面至膝未退此上中焦得溫補之力脾胃升降復元命火仍未得力以葉氏炒枯腎氣湯加赤小豆五錢又進三十餘劑足心湧泉穴貼湧泉膏至始足腫均消小便清長次年丁丑行步如常面色轉童每於夏至前後服參附湯一星期冬至前後服茸附加參十餘次享壽至九十二歲捐館皆出業師所賜也

醫案

浙鄞洪某前清廣東督學章黎先生之長隨也年六十九甲午冬仲患大小便不通自大少腹至兩腿腫脹已月餘上氣喘急欲死最奇者冬至前天氣極寒之時棄被褫去上下衣加以扇風取凉周身凉面赤如珠煩急悶躁異常曾服淡滲化濕繼以五苓八正導赤不效又用疎鑿禹功病益甚有用大承氣者服之亦不瀉延僕診之

其脈革大兩尺至關弦牢舌灰白而滑膩四診細參迨非正式腫脹之候蓋高年不戒房室天稟雖厚陰精暗虧腎水虛不能濟陽以致眞陽上越肺氣不宣氣機秘塞小便癃而大便秘清濁混淆而致聚爲腫脹經曰膀胱者津液藏焉氣化則能出矣則是氣虛不能化故兩便皆秘塞耳且肺與大腸相表裏肺秘則幽魄闌門亦隨之而秘上升之陽向外陰陽反其常天寒惡熱面赤煩躁職是故耳丹溪云小便不通皆宜吐之但恐高年虛陽既升加之以吐若大汗淋漓勢必告脫爲之奈何舍此又別無妙法病者哀懇云若得大小便通死亦瞑目不得已先用甜瓜蒂十二枚參蘆三錢濃煎先服又用猪茯苓各三錢澤瀉通艸各二錢琥珀八分以上淡滲清肺之虛火麥冬北沙參各三錢以滋水之化源加金匱腎氣丸四兩絹包同煎以溫蒸腎中之水火引其歸原煎好待之而前劑瓜蒂參蘆服後一小時則傾盆大吐吐出積痰甚多又吐黃黑水數碗以前所服之水谷藥湯不化一概湧出卽與後方服頭煎少頃又吐幾口欲着衣盖被安臥二小時再進二煎至下午起欲更衣出燥矢十餘枚隨行小便如注又少頃則下溏黑糞極臭而多次日大少腹皆寬喘急亦止但微自汗神疲乏力復診六脈沉細而遲兩尺如絲此浮火退歸本位腎中元氣大虧用巴戟大熟地淮山藥淡蓯蓉川杜仲石斛兎絲子五味子附片桂心萸肉牛膝合四君子共十六味大劑日進一帖十帖後大小便調勻脹滿皆愈以金匱腎氣湯三十餘劑收全功

雜俎

知覺運動說

徐相宸

知覺運動之說中西紛爭不一中醫以爲皆屬於心西醫以爲皆屬於腦有調停者則謂知覺屬腦運動屬心於實際上亦無確據戰雲忽起人死無算刀傷槍死所在皆是軍民經此非常之浩刧而適予吾醫界以硏究之資料吁亦慘矣槍刀無目不擇人而施亦不擇處而施有破腦者有洞心者然傷腦則輕者可治愈後知覺亦能回復傷心則無輕重輒不救傷腦而死者猶或呼號跳擲良久而絕傷心則有不及動不及呼而奄然仆者矣由是觀之司知覺運動者果爲誰乎西醫之說是乎中醫之說是乎

鷄蘇考

楊鑄園

鷄蘇一名龍腦薄荷古方用之者甚少功用在蘇葉薄荷之間而芳香過之（故有龍腦之名龍腦香冰片也）劉河間六一散加減法本方入龍腦薄荷名鷄蘇散後

世不知龍腦薄荷爲何物則直以薄荷代之理雖無差而失實甚矣京師藥肆亦絕無此藥惟花圃中有一草氣甚芳烈形質略似薄荷俗呼爲矮康乃眞鷄蘇也

醫譚二則

周伯華

沈南軒者錫人爲漢口亞細亞火油公司經理前年冬患氣逆余爲治瘉去春由滬返錫患吐血就温明遠先生診治以玉女煎入童便服血亦漸止與善後法並勸以靜養詎沈縱欲如故至春末遂病腫脹以不節飲食屢愈屢劇改投西醫放水略鬆帶病如漢仍延西醫共放水三次病日綿惙竟以不起要知水爲涵濡百體之資料泛濫固病乾涸亦足傷生水病不治其本而以決逐爲事已屬險著刳破腹放水更喪失元氣不死何待故患病不可以耳爲目求急愈而反速其斃爲識者所悼惜耳

諸祖雲城西瘍科向患癲疝腫脹累墜圖治未瘉今春邂逅某戚從臾就城南某西醫院醫治將睪丸割去沈緜牀褥者數旬竟以潰爛日盛而殤家無恒產眷屬艱甚以諸患疝非必死之症謬治入慘斃之途聞其事者莫不爲之於邑紀文達公云巧妙之術中間必有不穩處如步步蹋空卽小有蹉失終不至於折肱傷足觀此益信

來函類

來函類

來函　　陳裕業

上略　貴報自發刊以來偉論洋洋各具手眼諷誦之餘尤深欽佩惟是管窺所及竊有一二不慊於心者不揣庸妄敬爲
諸大岐黃家約略陳之倘祈
鑒其狂愚曲加原宥夫吾中華醫學非一岌岌不保之時期乎彼西醫術乘新進之氣銳排斥吾中醫靡遺餘力不曰陳腐卽曰誕妄蓋見唾棄於外人者久矣猶不僅此也吾民國教育部亦從而視若敝屣然恫乎哀哉始旣遭斥於外邦終且見擯於本國四海之大匡贊其誰至道式微於斯爲極縱海內岐黃家大聲疾呼曰斯何可者然吾教育部視之蔑如也曰若輩殆飯碗主義耳於是
貴會乃崛起奮發組織同志刊行學報用事提倡是則此醫報者固代表我眞正中醫之精神者也西醫學家目光所及評論隨之吾道果足以自立與否卽於此覘焉

關係之大迥非一尋常科學雜誌所能比擬雖謂之救亡學報可也而
袞袞諸公其責任爲何如更當履薄臨深力擔艱鉅非僅僅爲一題名之會員也明
矣
貴會紀事有同分子遍十有六省區域不得謂不廣會員不得謂不多誠哉是言然
以吾國地大物博之十六省薈萃人才所辦之醫學報月出一册乃不過得一區區
至薄之册子投稿者十餘篇曾不及人數三十分之一如是而已不負責任未發一
辭者比比然也嗚呼
諸公何言之寡歟所謂神州之救亡醫報者固如是乎縱形式上猶不足以壯觀贍
他無論已試觀彼歐美種種科學雜誌有一星期一册者有月出三册者率皆搜羅
廣博材料宏富視
貴醫報多寡懸殊矧關係又較重哉此姑不具論卽以吾國之新刋孔敎會雜誌證
之亦提倡國學之一也其內容約三倍醫報而又過之嗟夫以
貴會人才濟濟若有人數三分之一肯負責任益以外來稿件月當可得二百篇不

來函類

難成煌煌鉅觀矣此不佞之所以不能無望於諸公也抑更有進者醫報之宗旨要不外三端一發揮二改良三會通是也發揮者取吾固有之精理良法推闡而廣大之也以有故必貢研究之價值者爲主若夫老生常談敷衍成章者則何取乎贅述改良者擇吾之不善者而改之擇其善者而從之也故凡於古人理論經驗所不及者無須拘泥諱飾必爲參考折衷以補正之至五行運氣之說在昔賢哲已有疑義雖不得指爲全非然究屬渺茫斷不能恃爲病理根本上之解決（按陰陽之理精微入化其用甚廣無所不包可補西醫之不及則正我病理之特長也）宜力求核實庶幾不以影響浮虛爲世所詬病孔子曰多聞闕疑愼言其餘則寡尤以孔子之資而尙虛懷如是則知不必徒震懾於神農黃帝之名以爲天生聖人莫可端倪句經字法勿或犯也姑闕疑愼言以免尤不亦可乎會通者取彼此病理上之奧義以及治療上之成績互資探討而左右逢源也蓋眞理無古今之別醫學無中西之殊太史公所謂同歸而殊途者是矣故不必墨守疆界之見恣肆攻擊之力宜相互提攜而底于大同夫能盡發揮改良之責更得其

會通吾中華醫學庶達乎完全之域然後彼西醫學家方恍然知中醫數千年來自有眞精神在未可一概抹殺獲匡贊之益無排斥之虞吾敎育部縱至冥頑不靈有不幡然改計者哉否則此而不能逞恤其他伏維貴會海內才俊所歸當不乏哲工宗匠苟能同負責任共襄盛舉會見醫界舞台獨樹一幟大放光明耳不禁馨香祝之不佞一門外漢也盲言塵瀆自知開罪良多然吾中華醫學旣一蹶不振至此千鈞一髮實有厚望於羣公用敢稍竭鄙誠敬爲蒼生請命倘祈進而敎之

問答類

問答類

答賴君佩瑜　周中人

第四期問答類賴君佩瑜問同邑孔某得鼻衄六載究竟是何理由夫此症累月如故咎在奇經失職無所謂世界最新發明之一大奇病也用參附湯歸脾湯黃土湯輩治病不求其本焉能中竅僕擬二方奉贈敬列方如下(一)回龍湯(二)龜鹿二仙膠原方合鎭陰煎原方爲丸（以上二方均以愈爲度）海內同道諸君以爲然否

答賴君佩瑜　周肅甫

閱神州醫藥學報第四期有賴先生佩瑜述醫孔某鼻衄奇症一節悉是恙現在猶未捐除斯症之原因大約由於氣滯血鬱恐寒凉温補澀截等品俱非所宜緣病時病後神識俱清察其面色迥與失血人異兼無寒熱煩咳其症不虛明矣且所服瀉心地黃梔艾等湯均歸無效其血非熱明矣脈大而且沉夫沉大裏實脈經已詳言

之

賴君所擬獨參加附子湯又加減歸脾黃土恐非對症藥石呡不得遂安知非氣血滯鬱而使之然乎鄙人以爲斯症治法手續當求諸下法以行滯開鬱爲宗旨其按期而鼻衄衄恙者鼻屬脾脾土也土信也故應期而衄歟質諸高明以爲然否

定價表

冊數	大洋	郵費	合計
一	一角	一分	一角一分
六	五角半	六分	六角一分
十二	一元	一角二分	一元一角二分

定價郵費概請先付空函作訂恕不寄報

廣告價表

一行	三十二字	一回	二角	全年	二元
一頁	十三行	一回	二元	全年	二十元

凡欲惠登廣告者務於發行之前半月寄至本社無費恕不刊登

編輯者　余伯陶
編輯所　跑馬浜安康里
發行者　神州醫藥總會

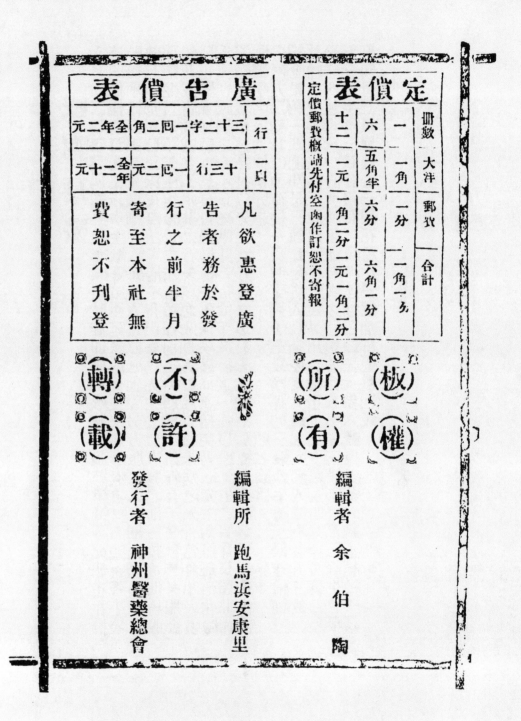

感謝良醫

八月初二晨賤荆偶觸臭穢寒噤頭眩旋即膚熱喉腫筋脹肢冷勢甚兇惡正在搶攘間適楊梅汀先生以事至敝藥房亟延診視先生決爲痧喉力提右頸痧著手朱殷提畢繕方鄙人見重劑之殊異於人也陰延他醫另方服之二方四服乃藥下罔效且似加劇時正深夜無法可治不得已如準先生之原方服之則一投而開再服而瘥翌日專請先生復診捉拔左痧項如前繕方服藥二劑外有子午發熱并服金銀花露青蒿露各二兩其病若失竊念賤荆體既結實當未病之先照常作事及其發也勢如風馳電驟莫可過抑稍一不慎勒擦而夕殆矣乃遇先生對証施治化險爲夷豈賤荆之命不該絕數抑天特借手於痧喉一症以顯先生之實爲良醫耶謹述顛末恭申感謝并錄先生原方於後以見先生抉治病標實亦治痧喉之良法尙祈醫學名家共同研究之

顧名義啓

○附方二初診○薄荷梗一錢半蔓荆子三錢淨連翹三錢炒牛蒡三錢玉桔梗三錢金銀花三錢肥知母三錢鮮金斛八錢揀麥冬八錢黑元參八錢花粉片三錢生甘艸六分加板藍根三錢建連心三錢另用冰硼散五分上犀黃四厘原寸香二厘珍珠四厘青黛少許共研極細末吹之○復診○左秦艽三錢老松節三錢生甘草五分炒牛蒡三錢金銀花三錢淨連翹二錢黑元參六錢揀麥冬六錢玉桔梗一錢肥知母三錢建連心三錢花粉片三錢加鮮金斛四錢

中華民國郵政局特准掛號認爲新聞紙類

民國二年十一月十二號發行即舊曆
癸丑拾月十五日每月一[illegible]出版

神州醫藥學報

（第柒期）

醫藥學報第七期目次

本會職員表

正會長

余伯陶

副會長

顏伯卿　朱堯臣　葛吉卿　沈葆聯

本埠醫界評議員十二員

包識生　葉心如　陸晋笙　徐相宸　華永祺　葉晋叔　倪銘三　柯春畬

應鶴峰　毛玉書　沈琢如　李搢臣

本埠藥界評議員十二員

李韻標　葉星如　楊丹霞　錢華嶺　羅榆舟　朱裕康　徐潤祥　湯以堯

邵明輝　沈錫康　童芝蓀　葛仁勇

外埠醫藥評議員二十四員

陳春園（北京）　劉筱雲（廣東）　何廉臣（紹興）　石炳南（河南）　鄭肖巖（福建）　任燦南（廣東）　陳伯壇（廣東）　錢杏蓀（呂巷）　李雲年（浙江）　王筱石（南京）　翁良安（福建）　周肖彭（甯波）　韓旭東（北京）　羅嘉珪（江西）　張振聲（北京）　張樂隱（湖北）　王菊初（福建）　蘇雨田（蕪湖）

一

鄔琴譜(臨平) 陳粟香(烏鎮) 王葆年(崑山) 袁桂生(鎮江) 胡錫齡
羅志清(江西)

經濟員四員

馬逢伯 陳根儒 姚純靑 鮑承良

文牘員四員

淩永言 程菊似 毛幼安 陸稼軒

幹事員四員

王雨香 傅靑波 錢治安 樊發元

交際員八員

濮鳳笙 雷復生 胡瑞芬 俞勝夫 應韞玉 王祖德 方吟香 楊閏川

調查員二十員

徐錦棠 杜靜仙 曹仲銘 吳介臣 陳久香 楊靜山 莊澄庵 臧維陞
張頌清 潘蓴齋 周湘園 黃頌淵 金萬伯 郭子相 周靑士 張頤卿
盛在餘 黃曉初 毛明華 陳仰喬

會計員一員

沈智民

書記員一員

楊鐵珊

名譽會員

丁甘仁 錢庠元 王問樵

祝辭

廣東宏中醫藥專門學校

上神州醫藥總會頌詞并序

維中華民國二年十月二十九日上海神州醫藥總會成立徧布海內外同志公舉代表克與斯會我廣東宏中醫藥學校於去年春間由九善堂發起設立籌辦處迭次電部立案未蒙允許是時貴會發起請願團交相函電均欲同赴大部邀求參入中國醫藥規程以免專西遺中國粹利權同歸澌滅奈烽烟未靖政務紛歧恐泥首瀝情終於無濟今幸正式總統履新之日正貴會成立大會之期同人等願附末光同勵善舉謹派代表仰瞻盛儀敬撰儷詞用伸祝悃

其詞曰

洪維貴會地處申江門多甲第爲直省東西之領袖當大江南北之要衝物產極其豐腴人才標其俊偉崇岡邃岫地利不豔其藏方趾圓顱人物特鐘其秀一朝發軔羣星仰北斗之光萬派朝宗衆水滙東流之壑所慮際競爭之時代處絕續之危機

風氣所趨羣醉歐洲之化潮流所至深貽漢族之憂國粹恐難保存利權終歸淪喪又豈僅醫源之眞緒後乏傳人藥產之銷場盡成棄地已哉是宜急起直追聯盟匹夫之責維持補救勿墮先聖之傳當國政統一之時正吾道進行之會諸君子得行其志萬彙皆生敝同人誓助其成千磨不折抱行仁之宗旨開請願之先聲編學報以正歧趨論說悉原於經籍擬科目以求公決支配隱合乎規程既無偏倚之功俻大部終難藉口况得完全之敎育頑石亦須點頭勿存傾軋之懷勿涉模棱之念勿謂請求未遂遽易初衷勿因意見多歧稍萌退志羣策羣力大叩大鳴矢以實心不得其時仍不懈持以毅力不竟其志誓不休衆志自可成城澄慮終能袪蔽泰山可移而此志不可奪黃河可濁而此見不可淆則運數終回作億萬姓無疆之福師承有自挽數千年將喪之文學以習而益精術以研而愈巧又何至承流襲謬終貽國際隱憂別戶分門致啓外人輕視也哉此則敝同人所爲旦夕以求而馨香以祝者也

神州醫藥總會成立祝詞

長沙楊逢辰

共和肇新正式統一緊衆仁慈具大願力養脈培元集思廣益濟世宏謨與國永立

祝辭二絕　揚州徐石生

維新異術各爭存今爲神州急返魂靈素本經醫鼻祖千秋病理法軒轅

方本千金藥萬全遙聞桶井湧香泉諸公同具媧皇手頑名石難再補天

祝辭

神州醫藥總會成立大會祝辭　葉爾度晋叔

大圜播物　靈類惟人　參兩造化　生命堪珍　嗜欲臘毒　災沴纏身　性斧

腸鍔　萬緒千因　膏煎薰銷　暑喘寒呻　羅茲荼苦　怨帝不仁　翳古黄農

睿智達神　憫茲橫目　修促殊倫　肇端仁術　卵翼斯民　區病標本　位

藥君臣　僵蘇枯茁　躄起傴伸　揲貫萬彙　斡補天鈞　代歷緜曖　遺法漸

湮　秘傳奥旨　未絕如縉　歐風漸染　萬喙一新　靈素舊籍　祝等芻陳

豈知先哲　早示推輪　讀華扁傳　軌迹堪循　解剖有術　既割且紉　麻醉

有劑　煥寒爲春　凡西儒說　舉可知津　誓期同志　鉤起舊淪　今茲盛會

和緩偕臻　齊發大願　墜緒重振

祝電 四

南通回春堂湯銘新

神州醫藥總會鑒保存中醫改良藥物力主進行南通回春湯銘新賛賀

論說

論醫藥學業與社會學科之關係

崇錫綬竹葵

社會間有學業焉其義理精微其方術神奇而勢力至鉅足以左右世界其藝巧其事鄙而責任至大能補造化之不逮凡震大地灼今古之名人悉此學業爲之原動力用之得其道則可以自强用之失其宜則可以亡種或永久得爲身體强壯之健兒或偶然變爲形容清癯之病夫或刹那而爲憔悴襤褸之修羅場或頃刻仍爲花團錦簇之莊嚴國噫嘻是何怪物具此偉大魔力是無他是卽吾耳目素所涉獵之醫藥學是卽吾國人素所忽視之醫藥業

藥胚胎於神農醫昌明於黃帝四五千年於茲矣當三代漢晋之際名賢輩出恒能洞見癥結力起沉疴而唐宋以來日見退化降至今日愈多庸流非惟不及古人亦若遜於歐西蓋政府以爲方伎而不提倡學者目爲小道而不講求習之者多因讀書不就商賈無資業之者只知衣食是謀不知精益求精之所致也彼歐西醫藥學

業雖造端於歇撲氏實則至千六百年以後始大發明日本醫藥學業亦至千八百六十年始派國民留學和蘭英法等國迄於今僅數百年數十年耳其進步之神速成效之卓著爲全球所稱許者政府提倡於上學者講求於下習之者以保衞生命爲前提業之者必經官府許可而後施行知其關係重要不敢漠焉而置之也

吾嘗謂醫藥關係在社會中比於他種學業尤爲重要其責任至大能補造化之不逮其勢力至鉅足以左右世界非特身體之健康家庭之安樂種族之發生軍政之救護慈善事業之擴充在在受厥支配卽吾人所硏究各種學科亦有絕大之關係焉東西諸國知其關係而崇視之故有進步吾國不知其關係而忽視之故覺退化若曰西醫學業良於中今人智識不及古豈弗謬哉且夫二十世紀者學業競爭之時代也處此學業競爭時代不可不講求學業尤不可不講求醫藥學業欲講求醫藥學業不可不悉醫藥學業在各種科學中究佔何等位置尤不可不悉醫藥學業與各種學科彼此相互之關係爰將各種科學列表於左以證明之

論說

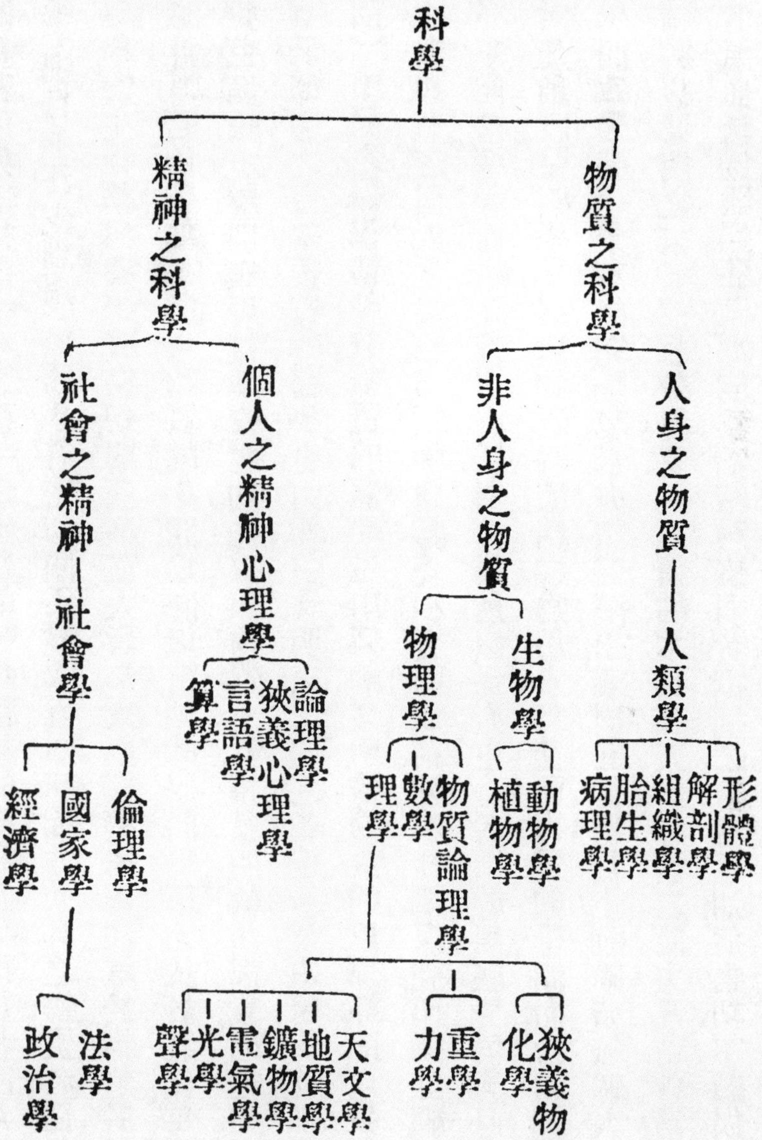
科學
物質之科學
精神之科學
人身之物質
非人身之物質
個人之精神
社會之精神
人類學
形體學
解剖學
組織學
胎生學
病理學
生物學
動物學
植物學
物理學
物質論理學
數學
理學
狹義物理
化學
重學
力學
天文學
地質學
鑛物學
電氣學
光學
聲學
心理學
論理學
狹義心理學
言語學
算學
社會學
倫理學
國家學
經濟學
法學
政治學

觀右表所列則科學約有二種一爲物質的一爲精神的研究人身物質者曰人類學（細目不沚少篇幅）與醫學有密切關係盡人皆知研究非人身之物質者曰物理學暨生物學與藥學有密切關係亦盡人皆知東西醫藥家專注重於物質者蓋以此耳吾國醫藥學業以物質的學問爲體以精神的學問爲用尤長於氣化每從聲色臭味上辨別病理暨藥物之功能以與物質上互相發明故江都袁君桂生焯嘗云德國之醫學物質的醫學也由物質文明以發明之者也（東西醫學首推德國）中國之醫學精神兼物質的醫學也由精神文明兼物質的思想經驗以發明之者也意若曰人之爲物乃精神與軀殼相合而成精神不能離軀殼而獨立軀殼亦不能捨精神而生存世之有醫藥學業所以保人生命者精神與軀殼均人身要素凡創設醫藥學業當以物質爲體精神爲用未可徒重物質的學問而捨精神的學問致醫藥學業不能完全也吾亦謂醫藥學業固宜從物質上討論苟無個人之精神以發明之未必能收效果且人之精神本具有天然却病之能力凡精神富足者氣血流通雖遇邪菌弗能爲病精神衰弱者抵抗之力不足却病之功不顯偶遇

邪菌則氣血壅滯而病不遇邪菌亦氣血虛損而病故保衛生命者對於疾病未萌之先每從精神上研究必如何可增進其抵抗力以保形體之健全當疾病已染之際亦從精神上着想必如何可復壯其抵抗力以爲藥物之輔助此心理療法之濫觴也近來東西醫藥家亦有發明心理療法以佐藥物所不逮者是醫藥學業與物質的暨精神的科學均有密切關係不待智者而後知矣

吾爲本論的目的蓋希望吾國各界之人知醫藥關係重要而對於醫藥界尊崇其職業注意其學說督促其改良贊襄其進步俾醫藥家因外界之激刺而精益求精不敢自暴自棄而已非專爲醫藥家必研究各種科學以助其學業而立言故右表所列之物質的科學暨個人精神的科學暫置弗論而述社會精神之學科與醫藥學業相互之關係者如左

（未完）

論西藥之缺點

徐相宸

西醫多以瀉爲補故以通利大便藥爲補劑不知其與生理病理大相剌謬也然通利之外亦另有補劑且重血肉有情之品亦頗與中醫吻合惟無論爲補爲瀉多燥

熱而少凉潤所以華人服西醫多有口燥舌乾而病益篤者皆燥熱太過所致吾華醫治法最多補瀉温凉特其大綱更有燥潤升降亦治法中犖犖大者近人每多忽而不講至種種細目有茫然不知者矣嗚呼辨症之陰陽表裏寒熱虛實治法之温凉補瀉燥潤升降吾華醫數千年相傳之精要賴以自立於世界者也而吾後人忽之以致物朽蟲生外力乘隙而入駸駸乎有反客爲主之勢寧非華人之自取哉而今而後吾中醫甘心淘汰則亦已矣若猶未也則亦於辨症治法盡心焉而已無事效颦學步爲也按世界進化必由簡單而趨複雜由直接而知間接今西藥多以功用命名而不能詳其性之温凉補瀉且配劑至多不滿十味喜用單獨品而自詡爲醫學程度高於中醫不亦傎乎

學說

學

左肝右脾釋疑

新會陳伯壇英畦

人身之左左而右也人身之右右而左也泥左泥右皆未識生成之奧者也夫君子立於方隅之上當陽而治大居正以爲天下則戴九履一背北面南麗於東者左之三麗於西者右之七此洛書定位實爲五大洲東西南北之權輿而不知河圖素始未有方隅其出現固竪焉者也竪以生者順而降竪以成者逆而升順逆往來萬象交泰天地遂成爲倒體其倒也乃對待往來之所自然天地無所用其平反也天地對看則天地俱倒兩人對看則兩面俱倒試對舉兩臥體而言面南者首北面北者首南對而倒也試對舉兩竪體而言首北者頂天首南者頂地彼不倒而此倒倒觀之而彼仍倒也觀於映相人未嘗倒而鏡中之相則倒形以順往影以逆來數往者順知來者逆易之爲數逆數也知此可以悟造物生人之變化莫測矣大哉乾元至哉坤元自成胎以迄誕降囫圇顚倒子母相對無方無隅以母腹爲方隅其體系之

所以差强於左者地不足東南脾故位中而就左天不足西北肝故位右而就中也而含生於母腹之中則左者右之所以受母氣之左右者左之所以受母氣之右此德流氣薄之順逆使之然天地亦無所用其平反也有時爲母氣所摩盪則胎或由逆而横斜有時爲母氣所噴翻則胎亦旋豎而旋逆要其象天地之倒形爲造胎之縮影乾坤六子同此對待之根荄則斷斷乎無以易也出世而後父天母地之胎元轉爲覆地翻天之赤子此又天造人工之一大順逆出震見離匹夫有責於是以立體之左右爲左右脾脫胎於右對於方隅則在左肝脫胎於左對於方隅則在右此遺形上之往來而脾稟地氣而旋右肝稟天氣而旋左又氣化上之往來皆先後天之勝復一一對待而流行者也是左右者乃先後天假定之詞若綱維之而主宰之者則別有在而爲生死順逆之一絕大機關非可斤斤於屬左屬右求也縱言及之恐嗤我者更掩耳而逃告非其人雖言不著良可嘆已雖然若執後天之方隅以駭先天之本體亦中醫之昧昧以致之顧徒斥其昧而不知其所以昧懸此右肝左脾之醫標爲摧撼中醫之馬前卒彼亦非解人哉況肝脾之散著爲聲爲色爲臭爲味

學說

爲情爲狀爲竅爲穴爲脈色爲病因固自有小部分之可循縱失肝脾之所在未爲拙也以五十步笑百步所持亦僅矣庸工雖語塞願異說其毋喙

眼科借鏡

沈守元

人之雙目一現時世界上所用之電燈也何以知之答曰肝開竅于目肝屬木生于腎水而傳于心火腎如電燈發原之火城中有水火因腎中有水火二氣肝如電燈所用引火之鉄籠因肝主筋其筋絡目心即電燈發光之處緣心屬君火光而明亮能見萬物故也比如火城之水不足以制火則其電燈必發炎亦猶之腎水不足以制腎氣（氣猶火也）則其目必赤痛火城之火不足以濟水則其電燈必黑暗無光亦猶之腎氣不足以濟腎水則其目必發瞖莫明火城之水火不偏能得其平則其電燈必照常光亮合度亦猶之腎中之水火不偏能得其平則其目光明如故矣水火既濟焉有目病云乎哉故治目病者首得其理而後能知斯病之從何處而生譬如修整電燈者必知電燈之黑暗乃從火城之火氣不足抑由電筒之破裂從其病處而修整斯其光明可期合度若不知其病原竟從燈之發光處多方修整是所謂

南轅而北轍也是所謂忘本以逐末也非徒無益反有損耳余因屢見世之患目疾就眼醫者輕則轉重重則失明百不愈十而察其用方純用一派寒凉緣其不知寒熱虛實之理徒執一二清凉之方便曰吾乃眼科聖手也良可慨歎先賢陳修園先生已先我而言之惜乎世人好奇不以爲意故習焉不察耳余有悟于此故作是篇以發明前賢之意旨並以其所未及言者而言之庶使眼醫與目疾者得以知所覺悟而不至背道以馳也夫兩目乃一身最要關鍵略受塵埃則眼簾便爲所蔽豈可不加審慎而亂以目藥抹之致使其暗即如電燈之玻璃乃最清亮一被塵坌便失明潔豈堪牽塗粉質任其汚染耶彼患目珠爲白翳所掩者欲收速効或有取于目藥亦當斟酌愼用其餘各疾則目藥之不足以愈目疾也審矣余自幼業醫初尚不得其理後復悉心研究乃洞破其謬而探其原由是出而應世罔不立奏奇効乃嘆世之業眼科者定未嘗從事于眼科之學問也夫未有能醫眼科而不能醫內科者亦未有能醫內科而不能醫眼科者即如修整鐘錶則曰我獨能修整鐘外之針而不曉修整鐘內之機器試問有是理乎須知針之行止關於機器之行止人之雙目

有病關乎腹內臟腑藏府之病氣平則目疾愈此理易明不待智者而知也竊願世之業眼科者須從內科入手勿以自欺欺人則善矣謹陳所見以質高明

學說

燥溼證新論

張禾芬

風寒暑溼燥火六淫之邪各有兼證而燥氣挾溼之病又爲秋深時最多如秋分後天久不雨此證更易劇發人烟稠密之處愈廣內經病機十九條不列燥證至劉河閒始補明於原病式篇自喻嘉言改內經秋傷於溼作秋傷於燥嗣後如張路玉謂肺燥脾溼章虛谷謂表燥裏溼吳鞠通謂脾伏溼邪肺感燥氣費伯雄分秋半以前爲溫燥秋半以後爲寒燥溫與寒皆挾溼亦是同義其實不如喻氏燥溼二字爲簡明切當也喻氏之論曰溼統居四時春曰風溼夏曰暑溼秋曰燥溼冬曰寒溼試問春有風溼證夏有暑溼證冬有寒溼證乎必曰有不獨醫家知之卽病家亦盡知之至如近時劇發之證直指其名曰燥溼證似乎罕見而罕聞矣不知喻氏之論具在試與前輩諸論核之便有明白印證至其病狀初起溼留陰分不知不覺自夏秋來未經發病直至秋分後天氣旱燥其人又津液素虧或濁痰素重或肝脾本有結氣

不能托邪外出神氣昏沈狀似溼熱有外形寒熱或間日往來竟似瘧疾者此是燥邪傷肺切忌誤作瘧治有兼伏暑者初起便是煩躁昏譫乾渴恣飲或閉悶無汗或汗雖泄而邪不解如初起先發咳嗽或作嘔吐者其勢較輕脈象多見沈部弦數甚者每兼細濇如有兼證者則見兼證之脈此又未可概論舌苔多見垢膩根間愈滯陰虛甚者或見光絳苔小溲多是赤澀大便或乾結或澼澼似痢或初起水瀉暴注逼迫而旋即乾祕者有金不制木厥陽化風筋脈抽搐肢臂勁直者有金不生水腎脂枯乏目瞪口噤舌卷囊縮者有咳血者有泄血者有小腹脹痛者有瘕聚成形者有傳變疥氣者緣燥爲陰邪多入血分昔賢所謂燥邪入於下焦金氣堅結是也故吳氏有化癥回生丹即是治燥氣留著瘀熱癥結之證其在年輕婦女適值經期應行而燥熱阻絡經遂不至病者既不明言醫家適未詳詢竟投破氣泄汗芳香袪溼之劑而氣液愈傷瘀結愈甚多至不可救藥爲之慨然大略治法溼既加燥是溼爲地氣燥爲天氣天氣能包地氣當以治燥爲急燥邪一解溼既化熱自然隨出大旨不越喻氏清燥救肺湯之範圍以斷除香燥耗氣刼奪津液之品爲宗旨然溼未盡

學說

化麥冬阿膠亦難驟用汗尙未泄人參石膏亦宜斟酌師其意不泥其方可也至此證險狀百出大綱亦祇數端與吳鞠通論風温相似上焦有二一肺之化源絕二熱閉神昏隨閉隨脫中焦有二一胃絡脈絕二臟結下痢下焦一男則精竭髓枯女則血瘀肝絕近自秋分至霜降未得甘霖患者已多若再晴燥至小雪則燥而兼寒病機更速恐內經五疫中之金癘金疫隨時而至此則不可不預防者也

再此證有內因外因不內外因前人已有論說內因一證多是虛損久恙復感時邪勢尤危險脈象多兼疾小而促如尙有生機不至暴脫者亦須先清解新邪以潤肺養液清絡泄熱爲主治誠不能過事透表亦不得徑投滋補俟肺胃稍有生氣再進甘淡存陰可也至燥溼合邪發爲熱病之普通方則莫如鮮藥之取效較速如鮮葦莖鮮菊葉或連花連幹鮮忍冬細藤連嫩葉生蘿蔔汁生梨汁純皮更好鮮枇杷葉去毛痰火重者加鮮淡竹瀝生地力汁陳海蜇如風痰閉厥者加鮮石菖蒲根汁如上下見血加鮮白茆根汁生藕汁如婦女經水應行不行加鮮益母草有燥邪下注將成血痢者用鮮馬鞭草凡此皆係熱病中簡便之品爲急不

延醫者備也另有一種寒燥之證則又宜以温藥治之如八味丸安腎湯半硫丸香附湯之類前輩多有成法然此等證南方究不多覯茲姑從略云

拙論已登報章適神州醫藥學報第六期有杜子良先生論喻氏改秋傷於燥之誤謂燥爲秋令本氣內經秋傷於溼是溼邪傷燥金之氣故至冬發爲咳嗽春傷於風三句是正說此句是反說特經文簡奧耳此說頗精令人深省惟僕主傷燥杜君主傷溼似乎兩說矛盾其實一理也天時有旱潦若秋令雨溼流行則內經秋傷於溼得杜君之解而溼邪傷本氣之燥其理始明如今年秋分後晴熯日久似喻氏改秋傷於燥頗爲了當喻氏本有秋曰燥溼之文則喻氏原知燥之中兼有溼也至云傷於溼則燥令不行故至冬發爲咳嗽此意亦有兩層淺者邪由肺入卽由肺出故卽患咳嗽其勢輕深者其人腎陰素虛燥溼合邪竊必及腎至冬寒水司令肺腎之氣不能相生故發咳嗽其勢較重卽杜君所云是伏氣之咳嗽非時邪之咳嗽然內經云秋傷於溼上逆而欬並不專主冬生咳嗽也至伏氣咳嗽亦有兩種有伏邪欲達未達之咳嗽尚可從緩圖治有伏邪湊成內傷之咳嗽將不可爲矣再綴此語以期　同道諸君子取兼聽則明之義可也

紀事

紀事

神州醫藥總會成立紀事

癸丑十月初一日中刻開成立大會首請來賓史文欽君奏琴奏畢合座鼓掌如雷陳巽倩君公推爲臨時主席宣布開會宗旨並謂今日各處代表之來足徵人心趨重保守且中醫中藥傳之已久將來斷無消滅之理願大家共體今朝開會宗旨日思進步勿稍過讓次由

廣東代表劉筱雲君讀祝詞

王問樵君代讀楊逢辰君祝

葉晉叔君讀祝詞

王問樵君道謝祝詞並代述江西南通州分會賀電兩則

福建代表王君菊初演詞云今日神州醫藥總會開正式成立大會鄙人猥蒙福建醫藥聯合會推舉爲代表蒞會觀光並爲選舉人自媿德薄材庸無所建議有忝厥

職竊念中國自神農黃帝垂教以來未聞有聯絡天下醫藥界之人材萃聚一堂結爲團體力圖改良一致進行是今日大會爲數千年未有之盛舉鄙人又忝爲藥界一份子不避嫌怨爰叅末議以備芻蕘之採方今僞藥雜出魚目混珠不僅國中道地之眞品反見湮沒卽海外之贋物更難辨識倘長此不變難保不草菅人命爲世詬病而貽泰東西所訾議也此後應如何禁運如何禁售必須討論詳細呈請中央政府嚴行取締絕其源而流自清除其害而利自溥又豈僅財源不至外溢天產可以保存乎哉此固鄙人區區熱忱持一瓣香禱祝以求之已

來賓邵仲輝君演說云兄弟前在民立報館卽知貴會熱心公益今在生活報館凡人總求生活最危險者莫如疾病有醫藥以挽救之則生活矣則世上身命全賴醫藥現在教育部定章專重西醫西藥置中醫中藥於不問已有無形消滅之勢是中國醫藥非惟不能生活他人並且不能生活自己當此過渡時代滬上西醫林立西藥日盛中國醫藥已處危險之地又加之以教育部之暗爲仇敵危險更甚貴會聚各行省之醫藥兩界設總會以圖補救舉代表赴京請願則危險者仍可望生活矣

兄弟于今日大會有厚望焉

紀事

張始生君演說云兄弟前年來申入會見教育部章程始知醫藥已處危亡之地經會中人屢次討論逐漸研究始開今日成立大會自今以往要講求實在事務全在請願可以達到目的中醫中藥日求進步使人人知中醫中藥實在靠得住政府亦能漸漸信從兄弟在海門地方孤陋寡聞而請願之志未嘗稍懈願與諸君共勉之

北京代表陳春園君演說云北京自革命擾事以後時局大變見教育部章程恐中國醫藥漸歸陶汰即邀集兩界中人開會集議抵制之法去年到上海見貴會組織總會立願救醫藥之亡甚爲欽敬將來請願代表可以厲在敝會中一俟達到目的醫既高明藥亦精良醫藥自然發達皆於今日大會卜之矣

廣東代表劉筱雲君演說云近日西醫日多一日西藥品類既繁且精內容雖不可知外觀極其裝潢之美趨時者無不信崇中國醫藥已大受影響教育部所定學校章程專重西醫西藥中醫中藥絕不提及若不急圖改良爲保存之根本恐將爲無形之淘汰敝省前電政府力爭不獲現擬設宏中醫藥專門學校以爲維持張本見

貴會發起醫藥救亡團具表同情務望今日大會成立以後諸君羣策羣力深加研究尤望赴京請願各代表自始至終勿稍鬆懈必達保存目的而後止鄙人雖愚定必勉從諸先生之後尙乞諸先生有以敎之

其餘國貨維持會來賓梅君竹廬留雲寺僧聖慧浙江代表李雲年君崑山代表王葆年君華僑代表吳松溪君相繼演說均以中醫中藥爲我國所必需吾華數千年來習慣服用萬不可自棄天產以損固有利權等語云云聽者動容鼓掌不絕

余伯陶演說云諸君不憚遠道而來甚爲歡迎所發名言偉論具見熱心四萬萬同胞託諸於醫託諸於藥者不少蓋因醫藥可以救人之命也今敎育部所定醫藥學校章程竟將中國醫藥暗中消滅是醫生不惟不能救人自已亦處於危亡之地大家之命全付諸敎育部本會發起救亡請願團無非爲醫藥兩界請命並不欲推翻西醫西藥只願中西並行保存我中國四千餘年之國粹我們醫藥向來分途其實中醫發達中藥自然發達中醫消亡中藥亦卽消亡自今以後醫藥兩界務要合而爲一請願目的不達不止所望諸君不存意見不分畛域同促本會進行是幸衆復

鼓掌時已四鐘遂卽搖鈴宣告投票選舉正副會長及本埠外埠各評議員各會員遵章投票選舉及至開票唱名余君伯陶得票最多當選爲正會長其副會長四人則王問樵顏伯卿葛吉卿錢庠元等均得票最多丁甘仁朱堯臣爲醫界次多數沈葆聯湯以堯爲藥界次多數續選本埠外埠評議員選舉開票完竣時已鐘鳴十二句矣

會事摘要

初二日正副會長假座法租界同樂樓公議各省代表席次主賓極爲歡洽議畢繼續開會推舉本會職員並討論進行手續暨修改會章

王問樵錢庠元二君當選爲本會副會長後相繼來書均因事務紛繁請予辭職嗣經本會同人再三挽留不獲當以票數次多之朱堯臣沈葆聯兩君遞補

本會藥品陳列所紀事

◎丸散　特色◎

◎飲片之鮮明◎

本會自開設神州藥品陳列所以來滬上藥業諸公均捐有藥品標本原料赴所陳列而尤以上海采芝堂所捐貴重藥物爲尤多同人等實深感紉惜此次製造局之亂波及無辜以至鹹瓜街本陳列所房屋物品均遭摧毀同人等咸用歉焉僉議大局敉平再圖規復在本會事務所陳列以彰我中華天然藥品之盛而爲藥業同志改良研究之資此次本會開成立會之期復承廣東請願代表劉筱雲君帶來粵省諸名醫及諸藥肆特製各種出品當經同人點收陳列茲將出品　諸君姓名及所出藥品詳列於右以見粵人之研求藥物別具精思亦我中華藥品發達之一斑也

出品名目	藥品功用	製作者	發售地點
補腦丸	補腦生精男女可服	呂日如	廣州杉木欄永春堂
荳蔻油	行氣活血驅邪解毒	同上	同上
如意茶	外感風寒山嵐瘴氣	同上	同上

紀事

救急神丹	時行疫癘風痰暑濕霍亂痾嘔消積安神	同上	同上
通關開竅永春丹	通關醒神回生起死	同上	同上
參桂慢驚脾泄散	小兒慢驚此爲仙品	同上	同上
止痛萬靈丹	諸班百痛一服即止	同上	同上
珠珀急驚清痰散	小兒急驚	同上	同上
立驗止痛丸	諸班疼痛頃刻消除	黃鶴洲	廣州倉邊街黃調元堂
如意膏	癰疽瘰癧無名惡瘡	同上	同上
發冷丸	寒熱瘧疾一服即愈		
止痛耳聾油	耳聾耳痛百發百中		
三蛇膽胡椒	老人火弱中土虛寒	俞愷儔	廣州長壽新街兩儀軒

三蛇膽波蔻	止嘔和中益脾理膈	同上	同上
三蛇膽春砂	溫肝煖腎醒脾養胃	同上	同上
三蛇膽陳皮	風痰寒滯喘哮驚痰	同上	同上
三蛇膽油	中風痰厥辟穢解毒	同上	同上
三蛇膽橘紅	胸脹船暈痰咳肚痛	同上	同上
三蛇膽佛手	鬱結肚痛氣喘驚風	同上	同上
三蛇膽薑	嘔吐慢驚通關開竅	同上	同上
彭授止痛散	內服外敷百痛立止	彭剛直公玉麟授方李伯堯	廣州光雅里李春生堂
百補全鹿丸	諸虛百損男婦咸宜	采芝堂	上海英大馬路拋球場
救苦玉雪丹	傷寒瘟疫癰疽惡毒	陳蓮舫授方采芝堂監製	同上

紀事

神州醫藥總會會章

第一章 總綱

第一節 定名

第一條 本會合全國醫藥界組織而成定名曰神州醫藥總會

第二節 宗旨

第二條 本會以聯合全國醫藥兩界研究醫藥精理發達神州天產講求公衆衞生爲宗旨

第三節 責任

第三條 責任分十款如左

一籌辦醫藥專門學校

二發行各種醫藥學報

三籌辦醫院

四搜羅古今醫書建設藏書樓

五徵集醫藥界通才編輯各種教科講義呈請教育部審定頒行

六籌辦醫學各科補修科

七徵集全國醫藥出品創設博覽會

八籌辦藥品陳列所

九力圖醫藥實行統一改良修合丸散膏丹及飲片炮製並化驗等法

十凡關於醫藥應興應革事宜隨時條陳政府以備采擇施行

第二章　會員及名譽贊成員名譽會員

第一節　資格

第四條　凡屬於醫藥界贊同本會宗旨幷有公民資格者皆得爲本會會員於入會日塡具志願書本會給予證書爲證

第二節　義務

紀事

第五條　會員有介紹同志入會之義務
第六條　會員有遵守本會會章之義務
第七條　會員有担任本會應盡之義務
第八條　會員入會日有應繳入會費一元證書費二角及每年常年費一元之義務

第三節　權利

第九條　會員有選舉被選舉及承委爲本會各職員之權
第十條　會員有各據所見提出建議本會之權
第十一條　會員有質問各職員之權
第十二條　會員於醫藥上有被誣情事經本會查明確實當代爲伸理竭力保護之權
第十三條　會員有醫藥出品最優者得由本會分佈各同志承認銷售之權
第十四條　會員有享受本會各同志交換智識之權

第四節　名譽贊成員

第十五條　非醫藥界而贊成本會宗旨捐助經費者本會尊爲名譽贊成員

第五節　名譽會員

第十六條　本會會員有學術優長或特別爲本會出力或特捐在百元以上者本會尊爲名譽會員

第三章　職員

第一節　名數及分配

第十七條　本會職員名數列左

一正會長一人（醫藥界均得當選）

二副會長四人（醫藥界各二人）

三評議員會內常駐四十人（醫藥界各半）不常駐無定額每分會在三十人以上至五十人者選舉一人（五十人以上者至百人者選舉四人）餘外每五十人當選二人以此

紀事

類推（醫藥界各半）

四文牘員四人

五經濟員四人

六幹事員四人

七交際員八人（常駐）各分會無定額

八調查員本部分部俱無定額

九書記員二人

十會計員一人

十一庶務員一人

十二專委職員（由公推舉）

第二節　資格及職務

第十八條　正會長資格須品學兼優素爲社會所信仰者方爲合格所應執行會中職務如左

一正會長可代表本部及分支部全體會員凡關於本會一切事務無論對內對外皆以正會長名義執行之

二評議部評定議案皆由正會長支配各職員執行之

三執行經常事件或臨時發生事件不及交議者須得副會長醫藥界各一人同意方生効力

四重要特別事件須交評議部議決方可執行之

五正會長有故或告假時由副會長推舉一人代理

六正副會長不得兼職

七會中經濟之支配皆由正會長執行之

八正會長有執行進退會中推舉及委任各職員之權但必要求評議部之同意

第十九條　副會長資格在醫界者須與正會長同在藥界者須爲藥界團體之信用方爲合格其職務有襄助正會長執行一切事務

紀事

第二十條　評議員資格須品學兼優長於辯論者應執行一切職務如左

一評議員有代表衆會員評議會內一切經常特別事件之職務

二評議員有三人同意對於各職員有不信任時得提出評議進退之

三評議員凡關於本會之進行及醫藥上之研究者得自由集合開評議會

第二十一條　經濟員資格須品行端正誠實可靠者執掌會內收支財政及預算之職務

第二十二條　文牘員資格須文學優長精通醫學者執掌會內文牘及起草之差務

第二十三條　幹事員資格須勤愼耐勞者執行一切應辦之職務

第二十四條　交際員資格以熟悉社會人情善于應對者執行一切交際之職務

第二十五條　調查員資格須熟悉各處社會醫藥習慣及天產情形者執行調查報告本會之職務

第二十六條　以上經濟文牘幹事交際調查各職員應受正副會長之支配

第二十七條 書記員資格須文理通順書法端楷者隸於文牘員駐會辦理繕寫印刷等事

第二十八條 會計員資格須品行端正誠實可靠精於核算者隸於經濟員駐會辦理收支等事

第二十九條 庶務員資格須作事勤勞者隸於幹事員駐會辦理一切庶務等事

第 三十 條 各職員辦事規則另訂專章遵守

第三節 選舉及任期

第三十一條 本會選舉職員先由衆會員投票選舉評議次由評議員投票選舉正副會長次由會長評議推舉各職員

第三十二條 本會選舉評議員用有記名連記名法選舉正副會長用無記名單記名法

第三十三條 當選決選以得票最多數爲準按得票多寡以次遞推至額滿爲止餘作備選票同者抽籤定之

第三十四條　選舉畢評議員於卽日須將當選正副會長證書鈐記賫送正副會長收受評議員證書由正副會長三日內繕交

第三十五條　選舉後三日內由正副會長評議員開推舉職員會推舉各職員證書由會長推舉後三日內繕發

第三十六條　每屆選舉大會後七日內齊集本部分支部各職員討論繼續進行辦法

第三十七條　選舉時如有代表名義到會投票者無論代表一人及多人必須有投票本人之正式委任函件方爲有效

第三十八條　選舉時代表有正式證據者得依其證據人數之投票權

第三十九條　函件投票選舉作爲無效

第　四十　條　各職員任期俱一年一任但得連選連任

第四章　經費

第一節　收入費

第四十一條　本會常年費由本及會分支會各會員担任之捐欵分爲三種如左

一常年捐本會會員每人每年担認一元常年捐不敷再行勸募月捐

二月捐由本部分支部會員熱心者量力担任

三舉辦進行事業時得募集特別捐募集法開特別大會議决之

四會員入會費不得移充常年費內須留爲本會基本金

五會員證書費不得移充常年費內祇充購製證書之用餘者亦留作基本金

第二節　支出費

第四十二條　本會常年支出費由會長支配之分列於左

一事務所經常費由會計員造册預算交評議員議决由經濟員發給

二各職員薪水車馬費由正副會長公酌支付（將來會費充足全體職員之薪水由評議員議决之）

三特別經費經評議員議决由會長執行之

紀事

第五章　會期及會所

第一節　常會

第四十三條　本會會期及表決法如左

一全體大會每年陽歷十月舉行投票選舉職員及報告一年成績以
及一切興革事宜皆由大會時議决之

二常會每月初一日開職員會員討論會一次討論一切辦法

三職員會每月十五日由各職員集議一切辦法手續

四評議會每月常會職員會前一日由評議員全體召集評議一切事
宜但正副會長及其他各職員例應迴避

五本會表决定例以額數三分之二到會經多數贊成爲表决否則無
效

第二節　特別會

第四十四條　本會有特別事故時得開特別大會或職員會評議會皆由正副會

長召集之

第四十五條 大會會所於發通告時布告之其餘均在事務所

第四十六條 事務所在上海三馬路寶安里

第六章 戒約及奬勵

第一節 戒約

第四十七條 本會會員一年以上不納常年費及違背會章敗壞本會名譽者一經調查確定由評議部議決得宣告除名

第四十八條 本會職員有違法情事一經調查確實由評議員議決得宣告除名

第四十九條 本會會員職員不得以本會之名義爲個人之行爲

第五十條 本會職員除告假外或離埠或不到會三月以上無音問者得取消另補以重會務

第二節 奬勵

第五十一條 本會會員無論醫界藥界有專長學術及出品優美者經本會試驗

後得呈請內務部認可立案並介紹於各同志專享利權

第五十二條　本會職員服務成績最優者得酌給相當之獎勵

第五十三條　本會會員有捐助特別捐百元以上者或募集在五百元以上者其請嗣有願入本會所立　學校者得免學費一人多則類推以資鼓勵

第五十四條　本會辦事人員服務勤勞成績卓著無犯本會會章及規則者得有辦事優先權（細章另訂）

第五十五條　本會辦事人員因會事受害者得由評議員議決酌給獎金

第七章　分會支會

第一節　分會支會之權利義務

第五十六條　各支會隸於各分會各分會有組織本部之權利

第五十七條　各支會隸於各分會各分會有監督本部之義務

第五十八條　各分支會會章得由各分支會參照各地情形自行規定各分會則

咨送本會註冊各支會則咨送各分會註冊但不得與本會宗旨抵觸

第五十九條 分會支會會員與本會會員享有同等之權利

第六拾條 各支會須將該支會會員名冊抄送各分會各分會會員名冊抄送本會備査每年一次

第六拾一條 各分會隸於本會所有圖記由本會刊發各支會由各分會刊發

第六拾二條 各分會對於本會有調査報告之責本會辦法及重大事件亦應隨時通告各分會由各分會轉告各支會以便聯絡一氣

第六拾三條 各分會對於本會有隨時建議之責

第六拾四條 各分會支會經費自行籌措惟有特別緊要事情本會得酌量協助

第六拾五條 各分會支會須與本會守同一之宗旨及規則厲行本會會務

第六拾六條 各分會應以常年捐十分之二繳交本會作爲本會公積之費

第六拾七條 各分會應將會員証書費二角以一角彙交本會爲發給証書之工本入會費留存分會爲基本金

第八章 附則

第六拾八條 本會會章倘有未盡之處得於大會時修正但得評議員三分以上同意亦可修正之

雜　俎

癸丑秋大病誤服西藥金雞納霜遂致厥脫感而書此　錢縉甫

病魔何披猖伏暑秋發揚挾痰本陽弱悪寒多氣併連日發膚熱轉輾殊恐惶服藥時或效迄未霍然康遷延已匝月骨瘦難支撑幸有雙弓米每日三椀嘗藉以扶胃氣生津灌四旁或說金雞納西人製爲霜此物尙和平一服可起床我聞金雞納耳熟言能詳一時求速效市購一小甆重約二十分取半沃以湯詎知藥性烈服之頗不良入咽卽暝眩凶鋒那可當口噤手如梏心滯目難張自晨遭悪魔亭午猶未臧勉强起而行數步卽徬徨一蹶忽不醒神形已兩忘家人號叫耳不聞脈息微絕身已僵壽數幸未畢逢凶化爲吉此間全乎天絲毫非人術元氣陡然旋居然生命全噫嘻死生亦大矣上壽祗百年西藥之性烈而恣吾儕華人奈何輕嘗試奈何輕嘗試

論手術　徐相宸

今人多以不善手術爲中醫咎此顢頇之談也外科不能盡用手術治內臟病用手術尤冒險則袁桂生君既以辨之矣而世俗每曰取槍子鉛丸中醫不逮西醫此說尤極無理不通槍砲爲泰西出產物研究造槍之術愈精則所以取鎗子之法安得不隨之而俱精數十年前吾華人併鎗砲未夢見安能先知以想象其治法耶若取金鏃則西醫安能勝中醫所謂易地則皆然也然吾謂華醫治傷有遠勝西醫處蓋中醫取出箭鏃之後隨卽止血色黑而痛入骨者有毒則佐以消毒瘀血結塊而痛則散瘀治法致爲妥善西醫不知毒可消瘀可散不知止血爲急一割再割血流不止而死者甚多又新紗廠總辦不死於鎗傷之日不死於再割之日而死於第三次之割往事可爲證也亦有傷不致命創口不大屢割而勿得者其人尚在固安然無恙也崇拜西醫者可以休矣案槍炮殺人之易十百倍於戈矛向時吾國戰事智勇皆可佔優勝地位而殺人亦無如此之多糜爛地方亦無如此之廣近今數年亂事之慘目不忍見耳不忍聞筆不忍述雖謂死者強半食泰西槍炮之賜可也

問答類

問答類

答復包君識生駁中華醫學白話報書　沈少卿

日昨閱及第六期神州醫藥學報內有包君識生駁中華醫學白話報一節捧讀之餘深爲欽佩鄙人創辦此報本以提倡醫學發明新理爲宗旨倘有同志諸君指出疵訛以匡不逮鄙人甚表歡迎當卽登報聲明以誌吾過然必須引經證典確有錯誤者方爲有效若徒事攻擊而無研究之價値者概置不答今觀閣下所駁既無經典可據又於醫理欠通毫無研究之價値固可置之不理然閣下既登入神州醫報醫報乃醫家研究之資料稍一錯悮生命攸關不得不詳爲辨之

所云温卽是熱熱卽是暑發熱而渴不惡寒正是暑熱見症按暑乃濕與熱相合而成非熱卽暑也暑温症因發熱而渴不惡寒春温秋温冬温風温亦何嘗不發熱而渴不惡寒暑温之大主腦在有汗經云暑但與汗出勿止無汗卽不得謂之暑温豈可以發熱而渴不惡寒卽謂之暑温耶暑温之治法當用白虎湯若暑温無汗能用

白虎湯耶觀此則知暑溫之見症在有汗不僅在發熱而渴不惡寒也又云風溫二字在發汗之後始變風溫因溫病悞汗而身灼熱者名曰風溫按溫病者熱病也當用辛凉苦甘之品禁辛溫發散之劑序例之桂枝下咽陽甚則斃傷寒發汗非麻黃卽桂枝試問溫病而服麻黃桂枝其人尙有生理乎尙得變爲風溫乎又云溫病確是太陽所化按太陽病熱在表溫病熱在裏邪旣入裏卽不得謂之太陽病也鄙人學識淺薄所註傷寒難免錯悞尙祈同志諸君指疵爲幸

答沈君少卿書　包識生

接誦來函深以爲媿鄙人前閱貴報先生曾許同志之切磋故敢以一得之見投之神州醫藥學報是非自有公論若曰攻訐則予豈敢茲更以來函節要答覆知我罪我不遑計焉

來函云必須引經證典確有錯誤者方爲有效今觀閣下所駁旣無經典可據又於醫理欠通所云溫卽是熱熱卽是暑發熱而渴不惡寒正是暑熱見症按暑乃溼與熱相合而成非熱卽暑也云云

問答類

鄙人固不識經典醫理欠通然魯魚二字猶可分辨也先生固熟讀經典醫理精通者何以溫熱暑三字尙未分辨考溫字說文水名註溫泉也又煖也又風名禮月令季夏溫風至按溫泉水熱如湯者也季夏六月也六月天氣炎熱一名暑熱曰溫風至卽炎熱之暑氣至也由此觀之溫卽是熱確爲無誤熱字說文溫也則更可爲證矣暑字說文煑也熱如煑物也熱卽是暑亦無錯誤況醫書有曰溫熱經緯溫熱贅言俗稱熱天曰暑天是則鄙人所云溫卽是熱熱卽是暑根據說文而言也先生所言暑乃溼熱相合而成是先生之特解非予所敢知也按溼與熱截然二物字義不同物質不同症候不同治法不同溼水類也熱火類也易云水火不相射又云水流溼火就燥然則溼熱爲絕對的反對水勝則火熄火勝則水竭于物理名義上不能混稱可斷言也按溼症身重而腫疼痛發黃色脈浮虛而濇治宜桂枝附子茵陳蒿等湯熱症大渴舌燥身熱脈洪大治宜白虎人參等品然此於症候治法上更不能混含則又可斷言者也先生所云署乃溼與熱相合而成不知有何證據是何經典且治暑之法不知先生利溼乎清熱乎若利溼則津液愈去而熱必愈揚若清熱則

津液愈劣而溼必愈盛溼與熱治法冰炭傷寒書具在可復按焉

來函又云暑温症固發熱而渴不惡寒春温秋温冬温亦何嘗不發熱而渴不惡寒云云

按六淫傷人病必發熱故上古曰熱病漢時曰傷寒近時曰温病傷寒從內經導出温病又從傷寒導來但傷寒發前人之未發是以尊之曰聖書若温病諸書前賢每以經方時方區雜大失傷寒之旨然以前人之論作後人之典則可若以後人之言爲前人之典者未之聞也今先生以温病作傷寒之典不亦謬乎夫温病固有四時之分而寒熱實虛之治法則四時固無異也假令冬月得發熱而渴不惡寒之症不應清熱乎夏月得惡寒不渴無大熱之症必當清熱乎古人有言曰善治病者不別四時實則瀉之虛則補之所謂病千變而藥亦千變也

來函又云暑温大主腦在有汗經云暑但與汗出勿止無汗卽不得謂之暑温豈可以發熱而渴不惡寒卽謂之暑温耶暑温之治當用白虎若暑温無汗當用白虎湯耶觀此則知暑温之見症在有汗不僅在發熱而渴不惡寒也

問答類

按先生此論殊與傷寒背馳鄙人特揭白虎証數條質諸先生或亦知暑熱之鉄證在渴煩熱不在乎汗也服桂枝湯大汗出後大煩渴不解脈洪大者白虎加人參湯主之傷寒若吐若下後七八日不解熱結在裏表裏俱熱時時惡風大渴舌上乾燥而煩欲飲水數升者白虎加人參湯主之傷寒無大熱口燥渴心煩背微惡寒者白虎加人參湯主之傷寒脉浮發熱無汗其表不解者不可與白虎湯渴欲飲水無表証者白虎加人參湯主之傷寒脈浮滑此表有熱裏有寒白虎湯主之三陽合病腹滿身重難以轉側口不仁而面垢譫語遺尿發汗則譫語下之則額上生汗手足逆冷若自汗出者白虎湯主之若渴欲水口乾舌燥者白虎加人參湯主之傷寒脈滑而厥者裏有熱也白虎湯主之由此觀之白虎症八條口乾舌燥渴凡九熱凡五煩凡三汗凡二而汗出二條一兼大煩渴一兼三陽合病口不仁譫語等猶不離渴與煩熱也若其他脈洪大脉滑皆熱脉也可知暑症之實據在煩渴熱非妄言也未識先生以爲然否

答賴君佩瑜　田焜

閱第四期報載賴君問孔某自十四歲得一鼻衄奇症每逢月之上旬其鼻血源源而來至次日呼吸始通衄血亦時來時止三日後其衄血自然而愈測量其血多至五磅有奇月累一月應期不爽百治罔效今年已二十許其衄猶然神色俱淸並無他病惟眠不得安耳蓋此症之理與女子月事之理同也以女子陰血偏盛任督二脈氣上而血下下則積於衝脈衝脈爲諸經之海月週血滿則溢而下是謂月事故經曰女子二七而天癸至任脉通太衝脈盛月事以時下男子陽氣偏盛任督二脉氣血俱上榮生鬚髯所以男子有鬚而無月事女子有月事而無鬚卽此之別也孔某雖爲男子其體質必偏盛於陰任爲諸陰之領陰盛則任脉旺而血有餘其餘者積於衝脉故其衄血應期而來與女子月事應期而下同衄血始作之年期與女子月事始下之年期同然何不出於他道而獨出於鼻耶以衝任督三脈同起會陰而督脉循行於背上腦後交顚至顖會入鼻柱終於人中月週衝脉血滿督脉引之而上至鼻乃出故其血之來獨出於鼻也但此係稟受之偏損血雖多要無傷於氣體故神色不變以鄙見參之無庸治也究亦不能治也若治之不息恐有他變之患其

問答類

言眠不得安者殆因藥之變也

答賴君佩瑜　　　烏鎮鄭少卿

本報第四期問答類載有賴君診治孔某奇症云年二十許自十四歲得一鼻衂證(似婦女月經然)每逢月之上旬七句鐘時其鼻血必源源而來曾無爽期法無可禁必至次日鼻中呼吸始通三日後自然而止七八年來歷經百醫毫無見效切其脉大且沉面色不似失血之人並無寒熱煩咳等證維不得安眠而已檢前醫法皆從實治然則虛乎愚按虛而有實徵者也夫能按月失血狀似平人似乎實徵所以然者方當年壯未見虛羸迨一見憊已無及矣然則不能安眠卽是虛象血氣衰少亦當不寐故偏執胃不和一說未必盡然此乃肺氣虛而陽不密陰不固之候也余曾于癸酉季夏診一抄絲客南潯屠某年四十一亦別無所苦維時或子夜間於胸脇左右汗涔涔透溼視之色紅似血由來七八年每月常三四起其脈亦沉而大夫紅汗者氣不攝血也氣不攝血由於肺虛肺主護衛而實毛竅且肺朝百脉肺脉當浮今大而沉是肺脈不應也且大脈見於沉部乃陽陷入陰之徵余用玉屏風散服

兩旬而來月之紅汗止一見而甚少繼進建中湯去姜加歸耆服白天居然全愈迄今無恙蓋肺虛由于中虛中土能兼五行鼻亦肺竅故竊以爲孔某之症適與層某之證頗有脗合處況汗血本自同源乎爰述是案奉答賴君質之高明並乞指謬幸甚

定價表

冊數	大洋	郵費	合計
一	一角	一分	一角一分
六	五角半	六分	六角一分
十二	一元	一角二分	一元一角二分

定價郵費概請先付空函作訂恕不寄報

廣告價表

一行	三十二字	一回二角	全年二元
一頁	十三行	一回二元	全年二十元

凡欲惠登廣告者務於發行之前半月寄至本社無費恕不刊登

編輯者　余伯陶
編輯所　跑馬浜安康里
發行者　神州醫藥總會

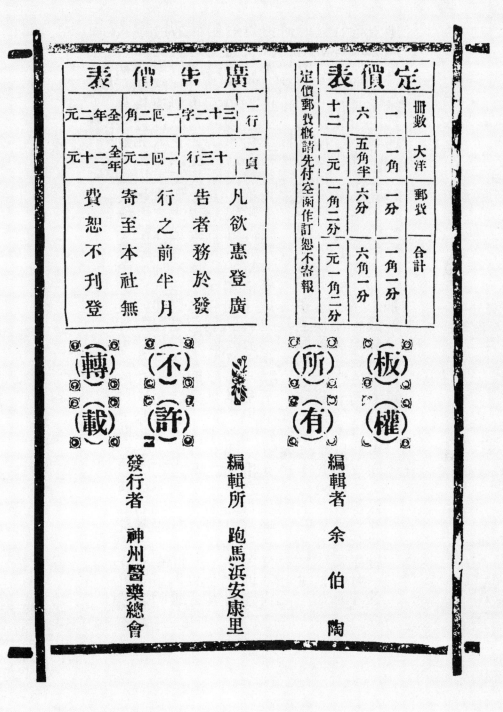

感謝良醫

八月初二晨賤荊偶觸臭穢寒噤頭眩旋卽膚熱喉腫筋脹肢冷勢甚兇惡正在搶攘間適楊梅汀先生以事至敝藥房亟延診視先生决爲痧喉方提右[illegible][illegible]著手朱殷提畢繕方劃鄙人見重劑之殊異於人也陰延他醫另方服之二方四服乃藥下咽效且似加劇時正深夜無法可治不得已姑準先生之原方服之則一投而間再服而痊翌日再請先生復診提拔左蓴項如前繕方服藥二劑外有子午發熱并服金銀花露青蒿露各二兩其病若失竊念賤荊體質結實當未病之先照常作事及其發也勢如風馳電騾莫可遏抑稍一不慎朝摟荏夕殆矣乃還先生對證施治化險爲夷豈賤荊之命不該絕歟抑天特借手於痧喉一症以顯先生之實爲良醫非誣述顛末恭申感謝并錄先生原方於後以見先生抉治病標實亦治痧喉之良法術

新醫學名家共同研究之

顧名義啓

○附方二初診○薄荷梗一錢半蔓荊子三錢淨連翹三錢炒牛蒡三錢玉桔梗三錢金銀花三錢肥知母三錢鮮金斛八錢揀麥冬八錢黑元參八錢花粉片三錢生甘艸六分加板藍根三錢建連心三錢另用冰硼散五文卜廉黃四厘麝寸香二厘珍珠四厘青黛少許共研極細末吹之○復診○左秦艽三錢老松節三錢生甘草五分炒牛蒡三錢金銀花三錢淨連翹二錢黑元參六錢揀麥冬六錢玉桔梗一錢肥知母三錢建連心三錢花粉片三錢加鮮金斛四錢

中華民國郵政局特准掛號認爲新聞紙類
月出一冊
歷十五日發行

神州醫藥學報

（第二年第一冊）

民國三年一月十五日出版

本報啓事一

啓者本報自去年創辦以來至年終業經出版七期蒙同道諸君賞閲銷數月增足見維持醫藥實多熱心毅力之人本會前途不勝榮幸但本會經費支絀無力擴充刻經同人集資接辦大加改良以期實行研究務希閲報諸君報費未繳者速爲寄下以維會務而持久遠（七册作半年報資計算大洋六角六分外埠滙兑較難以一分郵票六十六分作抵亦可）

本報啓事二

本報自第二年第一期起一切報費郵費告白費概歸代派人經手若直接本社訂購者祈將報費先行寄下以便逐期奉寄空函恕不答復

本報啓事三

本報去年徵文規則選登者贈閲本報一年殊欠優待刻已取消以後投稿若經選登者年終酌贈相當之獎品以留紀念而酬雅意

本報啓事四

啓者本年第一期因積稿太多未克將外埠來稿登載無以副　諸君之雅意殊深抱歉俟第二期起當陸續選登庶幾不負寄稿　諸君之盛意至一切圖書新聞自當益增豐富尚祈踴躍購閲爲盼

謹賀新禧

神州醫藥總會同人

●本報第二年第一期目錄

目次

●緊要新聞

△本會南京立案批示

本會刻接江蘇淞滬警察廳長兼領警備隊穆警長抄發一件爲神州醫藥會呈請立案由公文一件云來牘閱悉查此案前奉省長訓令派員調查業經本廳查復嗣奉指令准予備案在案據呈前情希查照省長指令辦理可也此批會章一本摺二件均存云云

△汪總長擬廢中醫

昨日京師醫學會代表往教育部進謁汪總長請爲北京醫學會立案汪總長對該代表云余決意今後廢去中醫不用中藥所請立案一節難以照准云

按日本維新已數十年其醫學之發達較之我國不啻天壤乃日本鄉間仍有用中醫者我國欲全廢中醫恐一時難達目的且我國現在所有西醫不敷全國之用也

（錄北京日報）

神州醫藥學報第二次宣言書

蓋聞風氣開通而世界進化智識交換而學術昌明夫欲求其開通風氣交換智識則全賴乎報紙報紙者有監督之職指導之權使賢者有所勸而勇於爲善不肖者有所懼而憚於爲惡化浮薄之人心而爲樸茂變澆漓之風俗而爲安敦於是乎報紙之天職尙矣故東西各國文野之判恒視報紙之多寡以爲衡若是則報紙之設詎可一日緩乎滬上報館林立開通風氣爲各地之先雖下至顧曲看花皆有日報以通消息惟吾醫藥界操同胞生命之權者乃若沉沉長夜寂寂罕聞數年前雖有起而提倡者無如魄力甚小屢起屢蹶悉成泡影良可悲也玆者歐風美雨振撼神州學術競爭從斯益劇苟非急起而直追難免無形之陶汰於是海上同志發起神州醫藥總會以振興中醫中藥爲宗旨號召全國而贊成者已十有六省誠吾國空前軼後之盛舉也今欲保存古聖昔賢之精粹改革末流時俗之弊病非報紙鼓吹之力不爲功本醫藥報前雖出板七期業蒙社會歡迎有目共賞一時不脛而走固已徧行遐邇矣特以會中經費不充內容未能豐富無以饜閱者之目良用歉然同

人等素負醫林改革之心不揣固陋另行籌款接辦增聘訪員廣徵學說月出一期命名仍舊而資料增多今昔相衡搜羅尤富庶幾蘭臺石室之秘從此宏宣玉函金櫃之精於茲大闡躋斯民於仁壽使一紙之風行用是重編斯報萃醫林之學理作進步之方針吾道干城此其嚆矢也夫謹將本報內容及編輯體例次列於下尚祈海內通才錫我嘉言同匡不逮幸甚禱甚

本報內容有六大特色

宗旨純正以農黃扁景之書爲根據以諸大名家之論爲參考以東西新學說爲補助掃除虛妄僞說講求確實眞理特色一

內容分論說學說記事新聞問答通信短評小說雜俎圖畫合全國之鴻篇傑作于一紙以供同志之研究特色二

理論正確文詞淺顯醫藥家閱之能增長無量之學識非醫藥家閱之亦于身心性命衛生上大有俾益特色三

訪事確實本埠外埠以及東西洋各種醫藥新聞無不搜羅備載南北之習俗咸除

中外之偏私悉化底學說于大同放全球之異彩特色四

廣告新奇商標淸爽凡各地醫藥家之惠登廣告者取費格外克已其有新著作新藥品本報認爲極有價値者當加以評論介紹于社會以期神州醫藥有長足之進步特色五

本報每月出板一次材料豐富圖畫精美帋張堅潔定價極廉俟各省機關擴充交通利便增刋日報一種用副愛讀諸君之雅意特色六

體例

本報編輯體例分爲十欄

(一)論說　凡醫藥界過去之弊病現在之改革將來之希望一切重大問題之亟待解決者均屬之不尙文墨高深務在理由充足以能引起讀者之興昧爲主

(二)學說　(甲)醫學

(子)解剖學　凡藏府皮毛肌肉筋骨四肢九竅穴道津液氣血精神一切身體固有之物均屬之

(丑)生理學　凡一切身體機能作用之原因均屬之如飲食之消化氣血之循環筋骨之運用皮毛之生長精神之功用九竅之能力均屬之

(寅)衛生學　凡飲食起居衣服運動休息一切有關生理者均屬之

(卯)病理學　凡外感六淫五勞七傷內科外科一切雜病婦科經期胎產小兒痳痘雜症等均屬之

(辰)診斷學　凡望色聞聲問証切脉均屬之

(巳)治法學　凡汗吐下和針灸按摩熏沐剖割手術均屬之

(乙)藥學

(子)藥物學　凡單味之天然品人造品如草木金石昆虫鳥獸及各種精粉油脂酒水等均屬之

(丑)藥劑學　凡合味方劑配合丹膏丸散酒水各方均屬之

(寅)化製學　凡藥品之炮製成份之分化等均屬之

體例

（卯）格致學　凡植物動物礦物之解剖生理等均屬之

（三）紀事　凡本埠外埠醫藥團體之紀事等均屬之

（四）新聞　凡本埠外埠醫藥範圍內之事實如團體之交涉個人之交涉發生時病時疫醫治優劣及一切新聞均屬之但須地址姓名事實確切不可虛僞妄造損人名譽訪事及投稿諸君當簽名負責

（五）問答　凡各同志及病家有所疑問本報均樂爲宣布以求各省諸同志研究解釋答復

（六）通信　凡醫藥各團體及個人之正當函件均屬之

（七）短評　凡醫藥界之是非得失或以鼓吹或以針砭以正當之批評爲和平之監督

（八）小說　凡醫藥界事實有藉以開通社會者編成長短小說寓莊於諧發人深省

（九）雜俎　凡各種文詞傳記滑稽瑣事及一切嬉笑怒罵文章均屬之

（十）圖畫　凡各種人體解剖醫藥器械藥物標本名人小影警世時事等畫均屬之

以上體例尚有未盡之處續行增删

本報歡迎投稿

本社同人組織學報專以研究眞理集思廣益爲宗旨自民國三年一月起月出一册以期交換智識䁈通中西務希　海內博雅不吝珠玉隨時以鴻篇鉅著惠賜以便按期選登俾得匡助醫林遺餉同志無任歡迎企禱之至惟照登與否原稿恕不檢還

本報添聘訪事

本報爲推廣聲氣振興醫藥起見訪事一職最關重要倘蒙本埠外埠熱心醫藥同志担任本報訪員者祈將關係醫藥之新聞先寄數則合即專函訂聘（通訊處並祈詳示以便答覆）

本報推擴代派

體例

本報志在普及擬于各埠多設代派處有願担任代派者祈將代派份數及姓氏通信處開示以便按期照寄折扣從優

本報招登告白

啓者神州醫藥總會成立以來醫藥界同志贊成協助者幾遍全國會員已達數千人業經聯絡之醫會三十餘處足徵會務蒸蒸日上自發行學報以來銷數已達數千份不獨醫藥兩界歡迎即各界亦多訂購因思告白一門尤與我醫藥同志有密切之關係本報爲提倡醫藥起見凡醫藥兩界惠登廣告者取費格外從廉以昭優待（告白價目表另詳本報末頁）

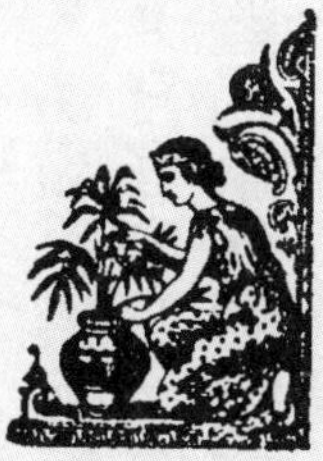

上海采芝堂

景岳百補全鹿丸

鹿為仙獸純陽多壽最壯陽道能通督脈其兩茸固大補血脈而一身亦均資利益茲合茸角精腦骨肉皮血配合諸補藥按法虔修為丸其効更倍凡諸虛百損五勞七傷並能治之老年精衰陽痿亦能壯陽種子婦人子宮寒冷亦能暖宮受孕長精神悅顏色強筋骨益精體壯陽固精育嗣保胎返老還童且久服延年益壽一切功効筆難縷述誠仙家之妙品王道之靈丹也實足珍重茲將服法畧詳於左

一治男女傷中勞絕腰瘦脊痛耳聾骨痿諸症用陳酒呑服四錢

一治男子精薄腎虛陽痿夢遺小便頻數腰膝疼痛筋痺著痺等症用淡鹽湯呑下四錢

一治婦人子宮寒冷多年不孕及孕而小產帶下經淡諸症用生姜湯加陳酒呑下四錢

竊惟藥材一道乃治病發源之要務須求眞正道地服之方始能奏效本堂主人向在關東採辦人參鹿茸全虎全鹿諸上品自運來申發售經有數十年矣四遠久已馳名本堂于乙未清和月開設申江英租界以來虎鹿參茸仍係自運其各項丸散膏丹精製飲片花露藥酒諸膠等類務求眞正遵古法製虔誠修合以冀實效非圖厚利略不愧我心云爾

上海英界抛球場朝南石庫門采芝堂謹識

祝辭

上神州醫藥學報民國三年第一期祝辭並序

衛鶴儔

醫學報之因以起前清末造周君雪樵糾織中國醫會於申江月課四藝以作二藝爲合格內附中醫學報月出二期擬諏朔望爲定例其時烽烟未起海宇晏安諸同志爭自磨濯每課藝多至一百餘卷醫報遍行十六省出板增至一百餘期曾不數年周君職掌山西醫校教授其報務交王君問樵主持蔡君小香經濟贊助互相提挈勉爲其難其課藝非不佳卷林立其醫報非不廣樹聲援輝映後先蘧然無間自有炫異鶩奇者出揚西抑中宗旨既殊意見示異人心遂爲之一變至是而醫學報一蹶不振矣微夫悲哉嗚呼中醫之氣數使然歟抑天誕降天職於是人苦其心志勞其筋骨激厲其奮興歟不然胡以旋起而旋撲耶幸也天運循環無往不返壬子冬余伯陶王問樵丁甘仁錢庠元君等竊見教育章程專西遺中乃不忍以先聖之醫學淵源無形澌滅又不忍以我國之天然物產盡變荒蕪爰集同志發起全國醫

會機關立醫藥救亡請願團之基礎而余君伯陶識精學卓徵集羣才主任編輯爲中醫倡登高一呼萬籟皆應癸丑首復出板曾不數期而醫報風行二十二行省收效之速無以加茲而諸同志尤以爲未盡善也茲復添聘訪員廣徵學說命名仍舊而資料增多今昔相衡而搜羅富有俾見風聲遞聽見聞無隔閡之虞仁壽宏開林總盡雍熙之樂又豈僅瑤篇玉牒足以饜閱者之心目而已哉民國三年一月十五日神州醫藥學報第一期出版正宜躬蒞大會瞻仰光儀第鄙人不敏謬膺長崎數省會館醫業庶務紛繁有志未逮抱歉滋多區區之心不揣固陋謹序其事之始末以塞其責尤望諸同志策厲進行克體周君首創醫報之盛意勿開傾軋勿涉歧趨實心實力相輔而行夫而後蘭臺石室可借日月以齊光金匱玉函堪與河山而並壽此則鄙人托迹異域所爲馨香而頌禱之者也敬獻蕪辭聿申覼縷其詞曰

洪維民國初哉首基共和統一皞皞熙熙神州醫社屈起一時鈎元握要黜邪正辟琢磨砥礪辨難析疑有典有則不蔓不支聖經賢傳未墜于茲大哉國粹維其秉之九疇洪範與世永治

論說

●醫藥危言

（包識生）

危哉取消中醫中藥嗚乎吾醫藥界之生計危矣嗚乎吾四萬萬同胞生命更危矣如其果取消也不但醫藥界直接受害而且間接國計民生之受害者更大夫吾國二千餘縣人口四萬萬有奇平均每千人至少有醫生二人亦約百萬藥界倍之醫藥界之家人又五倍之此八百萬人賴此醫藥業而生活者一旦決絕此生機且必影響全國經濟界之恐慌豈不危之更危乎然對于醫藥界生計姑且勿論對于國內每年之損失約畧言之每年醫藥費每人平均至少一金亦得四萬萬金且中醫中藥已經廢棄必就之西醫西醫藥料器械吾國一無所有又必購之外洋其價又倍之每年約八萬萬合之每年吾國損失此十二萬萬之金錢十年後吾國必窮極而亡矣況其他之漏巵猶不在內也嗚乎危哉

夫吾華醫藥肇自農黃相傳數千載名賢輩出代有發明今日吾黃種蕃庶得以甲

于全球者足徵吾華醫藥之精良也民國成立政治維新一般急進改革之政治家即倡廢孔祀易服裝棄漢文取消中醫中藥今者孔祀恢復矣馬褂長袍保存矣漢文不棄矣獨是吾中醫中藥毫無一線生機嗚乎內務部已訂取消中醫條例於南京教育部又頒醫校新章於北直置我中醫中藥與禁絕鴉片同一問題也悲乎絕學淪亡利權喪失吾不爲吾醫界藥界利權惜吾將爲吾國民政府前途哭也願吾醫藥同志値此醫藥危急存亡之秋千鈞一髮若不急起直追協力研求而整頓之不但貽後世之唾駡亦無以保存農黃之絕學也古語云物必自腐而後虫生人必自侮而後人侮今日政府崇西抑中吾又不得不責吾醫藥界自腐自侮有以致之也鄙人不敏忝屬醫界一份子不敢放棄天職茲將中醫中藥腐敗之原因八中西醫藥優劣之比較六中醫確有強種保民之實據三政府取消中醫中藥之無理五取消中醫中藥之影響國計民生之利害九振興中醫中藥之芻議十爲我同胞縷述陳之

◉中醫腐敗之原因

論說

一庸書僞醫之遺毒

中華醫藥之腐敗久已喧傳地球而其所以致此腐敗之名譽遠播者實爲一種庸書造成一班不學無術朝習暮行之庸醫耳夫書者原以記古今賢哲之言論必有特別之見解確實之眞理始可筆之於書傳之後世所以古人作書不肯拾前人之牙慧博一已之虛名必各據所見各立門戶獨樹一幟流侍千古孔孟老莊之書立論不同也農黃扁景之書立論不同也自漢季以降欺世惑民之風日盛假古聖所著之書附以臆說美名之曰註解殊不知註者日多聖經日晦大道日泯自四書五經之有註聖人不出本草內難經傷寒雜病之有註明醫失傳即如傷寒論一書註者數百家聚訟盈庭莫衷一是反以迷亂學者之神智也甚有仿前人之書本改頭換面變名以惑世者如別錄之仿本經甲乙經之仿內難經黃叔和序例之仿傷寒論是也但前代之醫猶是中上之人物學理雖不及古聖獨開生面而立言不致大謬猶有前人之遺風若唐宋以下貶醫爲賤役習醫者多中下之人作書者亦多無學之輩立論毫無根本按症立方分門別類倉卒尋按可得以爲壽世之寶大開方

便之門引起一班酸秀才窮餓鬼溷入醫界稍識一二藥性即行爲人治病不顧他人之性命祇求自己之金錢草管人命莫有甚于此輩也至若靈素傷寒及各大名家之書竟有生平未曾一見者何得謂之爲中醫特爲一種僞醫耳若一班學理高深治疾神驗者用麻桂之解表姜附之驅寒芩連之瀉熱梔柏之降火硝黄之攻歸地之補用之對症立見安危吾同胞諒亦常見其實驗斷不以余言爲欺人也由此觀之確非中醫之不良中藥之無效實爲醫生之不良耳譬如克魯伯之炮世界稱爲最精倘使不學射擊之人而與敵戰而失敗亦將謂炮之不良而廢棄乎今日政府取消中醫中藥大卒類此

二歷代政府放棄責任

中華醫藥興於神農盛于黄帝其時君臣知醫者已十數人以君相之尊倡導于上則下必有甚焉者矣迄後周禮猶有專官愼重將事所以長桑扁鵲和緩倉公仲景輩不下數十人自漢以降官制已失政府逐漸放棄責任醫風日頹於茲已極中華醫藥之腐敗實爲漢以後政府釀成之也人民之死亡醫生之庸劣藥材之眞僞並

無鼓勵取締之行爲律雖有庸醫誤殺之條並未聞有科以庸醫誤殺之罪今日遂致有此現象草菅人命之咎醫生之過歟政府之過歟

三無教育機關

吾國醫生大都不學而醫看幾本藥性湯頭臨症指南溫病條辯卽自命爲已足應世矣間有學焉者亦不過依時醫門下寫幾年呆板方子某病用某藥已深印于腦筋先生診疾畢雖未發言然已了然明白可將方子先爲寫好學生亦自命爲學問駕乎先生之上矣先生亦以學生已可畢業於是卽出而應世良可慨也夫吾國前代之教育除文學外皆無學堂以教授之遂使前人發明之聖學日就淪亡卽醫藥一科以古人比較已相去天淵倘使當日如士子之有學堂教授亦何致如今日之腐敗吾國文學之得以爲世界冠者實學堂教授之功也今若欲使吾國固有之醫藥進步則非速設學堂禁止不完全之教授不可

四無實行試驗之醫院

醫院者醫生學成後實行試驗之機關也亦實地練習之必要處中醫無醫院以實

行試驗于學術之進步爲一大障碍往往疑難重症病家一日更換數醫亂投藥劑如其愈也亦不識何人之功若其死也亦不知何人之過甲醫云熱乙醫云寒丙醫丁醫主汗下竟以病者之軀爲製藥之鼎待其已死猶不知其邪在何經病屬何症揆其原因以無醫院故也無醫院則病者無主醫生無權輾轉相從以致症候之愈劇醫生不能究其實在而發明其理由也若西醫之有醫院即可以研究病症之根源病人一入醫院任其所措汗之下之剖之割之生之死之皆從醫生之命令病家不得過問爲往往犧牲一人之性命可救千百人之性命中醫若有醫院實地研究之何患乎仲景華陀不聯翩而復起也

五醫藥之分途

醫與藥猶兵之與利器也兵雖強而無精利之器不能勝敵雖有精利之器而無勇敢之兵多謀之將亦不勝敵醫與藥同一理也古者醫生無不知藥且親自配製故其治病有藥到病除之勝算西醫治病之術日有進步者亦猶古時之醫生無不知藥故也中國近世醫藥分途故醫藥之價値亦隨之驟落緣醫生不知藥物徒作紙

上談兵任藥肆中作僞謀利往往症雖確方雖良而服藥無効力者實因藥無効力而方失其用也今欲整頓中醫非先整頓中藥不可亦非醫生親自研究炮製更不可　(未完)

論說

◎論中國醫藥兩界之將來

(顏伯卿)

中國人操醫藥業者合各省府縣鄉鎮村市以四百兆人計算每百人中學醫者約二人每千戶營藥鋪業約三家各鋪執藥業者按二十人平均計算醫界得千餘萬人藥界得四千餘萬人藥行藥商共約統計六千萬人每人各養其家屬靠此衣食者何止幾千萬人觀其過去與將來盛衰朕兆其存其亡關我國之衛生前途與執業者之經濟可爲深長太息而痛哭流涕者也余一日遇杭垣某大藥鋪執事詢其藥業二十年來之生意消長據云二十年以前四大家每家消路十五六萬元十年前則消路八九萬元十年以後僅存五六萬元一鋪如此他鋪亦然一省如此他省亦然大者如此小者可知倘再後十年藥業之失敗又當何如矣且藥品仍道地也飲片仍鮮明也招牌仍劃一也究其故何哉屈臣氏最先發售西藥始於香港不幾

年延消內地各省次則老德記中英華英中美中日中法近數年來汗牛充棟通商各埠與內地藥房約畧數千萬家矣其故半由出洋人多喜用西藥西藥本不能治內証與六經傳變盡人皆知惟三陰瘧疾金鷄納霜丸魚肝油治肺癆止咳燕醫生之瀉丸除痰藥能立時暫效者中藥雖有効不能如彼之速人情喜新厭故而樂用之此中藥受西藥影響者一也尙有東洋之清快丸仁丹中將湯胃活等沿街演説半送半賣白字紅幟高標商戰之烈此中藥受其影響者二也我國社會習慣狃於故步自封營藥業者咸抱消極觀念守得過且過之旨所謂燕子貽堂不顧後災與之言將歸淘汰必嗤之以鼻此頑固自誤者三也

至於醫界明師薪傳翹出特異着手回春者固在在有人此外陷於悲觀者略有數派曰儒派曰官派曰涉獵派曰江湖派儒派者科舉廢後舍貼括而就醫門落筆千言立方不能愈一病議論多而成功少蓋因文彩有餘經驗不足也官派者仕途路窄不得已退而學醫靈素傷寒金匱諸書未暇窺其門徑流覽於葉氏指南與溫病經緯條辨之途斷病則模稜兩可製方則甘淡平和學製藝之清新輕爲秘訣小恙

論說

偶中栩栩居功重恙因循誤人而不悟袁簡齋先生詩云丈夫窮後疑無路猶有神仙作退步余此聯解爲讀書爲政兩無路猶有醫生作退步豈不確乎涉獵派極蕪雜或藥館出身或身執他業偶閱驗方新編醫方集解諸書只觀表面卽謂知醫親友有病便作毛遂信口雌黃見醫生之方有扑半香實者則云香燥耗津見麻桂荆蘇則云太表傷元見石膏芩連則謂苦寒敗胃見大黃芒硝則曰大瀉傷元目附桂薑細爲砒鴆不識症之虛實寒熱甚有和解之柴葛亦指爲表散溫熱每每可治之病被此輩阻遏或妄爲加減誤事者及至病人死後仍云被某醫熱藥所殺或謂冷藥所害死者之父若子若妻若夫痛心旣深反歸咎於前醫甚於十日半月以前服過之方亦云因之致死豈不寃哉夫仲景先生爲醫中之聖傷寒論云脉沉實而細者大承氣下之下之脉續回者生脉暴者死古人用藥尙且不能預料其不死不過有是症應用是藥必須用之或可僥倖于不死用之仍死人力已盡愈於置之不用以待死耳世風如此無怪乎老于世故之醫以不寒不熱平淡淺近爲無上妙法輕病暫愈則詡爲已功稍有難手則註方另請高明嗚呼若長此終古欲醫界之昌明

其可得乎其下而又下者則稱家傳禁方秘不示人專醫下疳橫痃結毒限日全愈者其實用輕粉升丹擠入紅棗大黃射香黃柏茶葉綠豆此方余遇流僧重價傳來凡包醫此症者奉爲至寶服丸二星期包定全愈可索酧金然或數十天後或數月已後其人必四肢拘攣疼痛形似痙風失治者或終身殘廢或因此亡身尙有自稱世代女科兒科急慢驚風小兒果子病以刀破虎口厚肉內有核二粒或三粒種種怪誕不經余在甬曾見無病之小孩破之亦有此核凡此之輩叩以經義本門與奇經八脉奇恆諸腑茫無頭緒何怪乎授人以口實而部章有擬淘汰之詞者乎余誠不敏束髮受師即兼習醫學仍不出已上諸派中之一人非敢自高而毀謗吾同道實悲天演公例再不力圖振作取締僞法使其從此改良又復因循數年後欲求醫藥兩界竟存於神州禹域弗可得矣去秋余君伯陶與同志王君問樵暨諸君子發起神州醫藥總會鄙人亦附驥末以晉京請願政府立案爲目的函電交馳贊同聯絡分會者十有七省今冬大會成立各省代表與本會葉君晉叔聯翩晉京出發邀求內敎二部立案請政府保護倘蒙准如所請將羣策羣力編緝敎科書及講義爲

基礎以立醫藥學校培人材而惠來者設醫院以拯同胞中華民國強種衞生在此一舉行見神州醫藥兩界大放光明十年已後不與泰西醫藥毗美並驅而駕之其上吾不信也不勝盼禱之至

◉星州地氣論

（田伯良）

古人云不知天地人者不可以爲醫以人稟天地之氣而生故其氣體隨地不同醫者自當因地制宜余自客歲南來寓星州嶼觀其形勢四海迴環其地不過五十里之遙水多土少終屬泛濫之虛地所以樹無中根足見地中寒溼過甚而木畏之根不能深透即高山曠陽之處或放炮或馳車屋中之物隨在震動此亦地虛之明證也況天氣又異我中原但有熱而無寒所以人身之氣有發而無收若久住之人因受地氣寒溼過甚陽氣盡泄病多中寒氣虛法宜溫中補氣用剛燥扶陽之品爲主惟初至之人未得地氣先受天氣之炎熱又兼多浴冷水溼熱內侵病多赤目便紅或脚痿無力胸中窒塞飲食少進法宜清熱利溼體養營衞爲先似乃因地論氣而人身體質各自不同又當參之以脉症方無有偏執之悞也

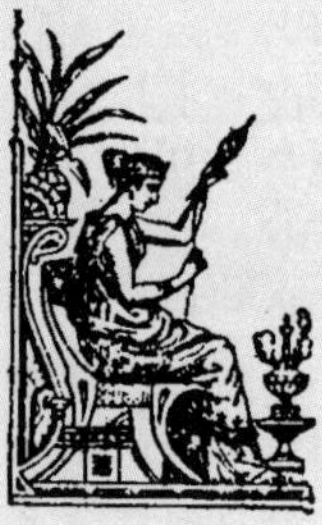

學說

解剖學

經脈釋疑 （包識生）

夫解剖學者即靈樞藏府經脈皮肉筋骨等學也西醫解剖學可謂無微不至吾國醫書誠不能比其萬一以其有顯微之鏡寫眞之具以助之也若吾國古時僅就目之所及者索象而圖記之斷不及西人之精審不易然試以吾國舊說與世界新學比較縱或不及尙少背謬姑就其經脈一端而論之

西醫之經脈曰動脈靜脈神經（一曰腦筋）曰微絲血管四種動脈發血靜脈迴血（一名迴血管）神經主知覺運動微絲血管爲動靜脈交接之端也吾中醫則有十二經十五絡及奇經八脈孫脈四種內經曰直者爲經支而橫者爲絡絡之別者爲孫按經者指動脈而言也絡者指靜脈而言也（刺法曰盡刺其浮絡出血）孫脈指微絲血管而言也但神經則無所指是亦吾中醫之缺點然神經雖無此名稱

而經中實包括神經在內矣且將兩肉間筋膜之路亦稱爲經脈也兩經相交處亦曰絡脈由此觀之吾國經脈之說誠不及西醫條分縷析也鄙人非敢妄評聖經然値此中西競存之際若猶是紙上談兵全憑理想推測不從實處研求恐終不免有淘汰之一日茲將吾中醫經脈之道路詳爲剖白之以釋所疑焉按手三陽之脈從手走頭手三陰之脈從胸走手足三陽之脈從頭走足足三陰之脈從足走胸茲將手太陰之脈先爲論之經曰肺手太陰之脈起於中焦下絡大腸還循胃口上膈屬肺從肺系橫出腋下下循臑內行少陰心主之前下肘中循臂內上骨下廉入寸口上魚循魚際出大指之端其支者從腕後直出次指內廉出其端按此條手太陰之脈自始至終均可按之而得卽動脈管之幹脈也故難經曰寸口爲脈之大會據中西學說而比較之起於中焦下絡大腸者符也還循胃口上膈屬肺者符也從肺系橫出腋下循臑內行少陰心主之前下肘中循臂內上骨下廉入寸口上魚者符也循魚際出大指之端一句則恐非直幹之道矣若其支者從腕後直出次指內廉出其端則又中西相符矣由此觀之中醫除大指之端一句其他毫無疑貳也

學說

經曰手陽明之脉起於大指次指之端循指上廉出合谷兩骨之間上入兩筋之間循臂上廉入肘外廉上臑外前廉上肩出髃骨之前廉上出於柱骨之會上下入缺盆絡肺下膈屬大腸其支者從缺盆上頸貫頰入下齒中還出挾口交人中左之右右之左上挾鼻孔按手陽明經脉起於大指次指之端循指上廉出合谷兩骨之間上入兩筋之間一段即與手太陰之脉其支者從腕後直出次指內廉出其端同一脉也皆爲動脉之直幹循臂上廉入肘外廉上臑外前廉上肩出髃骨之前廉上出於柱骨之會上一段純是兩肉兩筋分界之直縫並無動脉之直幹也祇有脉道而已下入缺盆絡肺下膈屬大腸一段則又由頸動脉入肺下入大腸皆可通也其支者從缺盆上頸貫頰入下齒中還出挾口交人中左之右右之左上挾鼻孔一段即是頸動脉上面者也

經曰足陽明之脉起於鼻之交頞中旁約太陽之脉下循鼻外入上齒中還出挾口環唇下交承漿却循頤後下廉出大迎循頰車上耳前過客主人循髮際至額顱其支者從大迎前下人迎循喉嚨入缺盆下膈屬胃絡脾其直者從缺盆下乳內廉下

挾臍入氣街中其支者起於胃口下循腹裏下至氣街中而合以下髀關抵伏兎下膝臏中下循脛外廉下足跗入中趾內間其支者下廉三寸而別入中趾外間其支者別跗上入大趾間出其端按足陽明之脉自起於鼻之交頞中至下膈屬胃絡脾止亦卽頸動脉上頭循面者也但其直者從缺盆下乳內廉下挾臍入氣街中一段照動脉之出入上胸固由缺盆而出佈於胸中下腹則從氣街而出上佈於腹非從缺盆直下氣街也是則稍有微異其支者起於胃口下循腹裏至氣街中而合以下髀關至入中趾外間一段卽是腹內下行動脉之直幹也其支者下廉三寸而別入中趾外間及其支者別跗上入大趾間出其端二段皆是動脉支脉也

●生理學

說火　（袁桂生）

（甲）火之作用　人非水火不生活而火之作用爲尤大腐熟水穀以成氣血火之力也（凡火衰欲脫之人往往不能進飲食或雖能食而不能化所吐所下仍完穀以出故昔人有釜底無薪之喩）生精化神以應萬事以育子嗣火之力也（

火衰之人多有陽痿之病）故素問曰少火生氣氣食少火馮楚瞻曰火者生身之始而精氣神亦因之以生者也試思人與物不熱則無氣矣然則火之爲用直性命之根本也

（乙）火之本質　人身之火即人身之電也據博物學家言大地之上有氣曰電雖賦於流形之內無物不有無時不然聚動則爲電爲火靜隱則散藏於密人身一小天地凡礦物中之鐵質動物中之脂肪蛋白質植物中之小粉糖質皆無一不備而獨可以無電乎西醫亦謂腦氣筋之中心有電但其功用及見之于病証者未及講求中醫則數千年前固已發明之矣凡中醫之所謂元陽所謂眞火皆指電言素問曰陰平陽秘精神乃治陰指形質言凡人身中流質定質皆包括之（素問曰陽化氣陰成形張景岳曰陰爲形質之祖凡損在形質者總曰陰虛前人又有稱亡血亡津液爲亡陰者陰陽二字皆實有所指並非氣化之空談也）陽指電氣言蓋謂人身之電宜蟄藏於流質定質之中外脫則將殞命矣故曰精神乃治也昔薛立齋治韓州同煩渴痰涌王以道積勞大熱與喻嘉言治徐國植傷

寒發躁諸醫案皆電氣外脫之病迄今讀其書覺精光煥發令人神往時賢林先耕君有中醫之磁電學一篇發明此理極爲精闢誠醫界中大有價值之著作也

（丙）火之生理　眞火元陽即人身之電氣旣言之矣然則電何以生曰是有二途一由胎稟所賦與身俱來一由血液循環流行鼓盪由熱造成故小兒之陽氣較成人爲薄弱者（小兒病泄瀉數次或吐利數次卽現手冷足冷面色無神之象）亦以時當幼穉尙未發育完全耳近世博物學家發明熱學電學與醫學極有關係據熱學家言天下萬物各有本熱得之則長養生息失之則變化原質胎生者得熱則孕卵生者得熱則孵他爲溼生化生亦莫不藉熱以成其生人爲胎生之一故自孕育以後而襁褓而幼穉而少壯衰老皆一日不可無衣食者蓋飲食所以生熱衣服所以護熱使無衣食則熱將不能接續常存而死矣此衞生保命之要旨亦即中醫發明陰陽虛實之理及回陽諸方之精義（回陽卽生熱之謂今試以肉桂少許置口內嚼之則舌尖自覺火灼又試取硫黃少許以火燃之則立卽燃燒而發火光肉桂硫黃皆中醫回陽之要藥也）

學說

(丁)火之居所　電氣既由熱化生則熱與電氣必有蟄居之所竊嘗考之電氣與熱皆居于血中及其他諸流質之內(精液)古人以心腎二臟爲君火相火之專司又爲元陽之窟宅並有龍雷之火及導龍入海引火歸元諸說驟觀之不免荒唐深求之却有至理心爲循環之總器爲藏血最多之臟血多則所涵之熱自盛稱爲君火夫豈不宜腎臟位居北方專司運水而精囊膀胱介在其間仲景以臍左右上下有動氣爲元氣大虛之証戒用汗下古人凡治傷寒陰症皆灸關元穴丹溪治浦江鄭兄病後誤犯房勞昏暈不省人事汗流痰聲如拽鋸手撒遺尿爲灸氣海穴二十一壯灌人參膏得生而衝脈任脈又皆居於腹部人身血管亦以腹部爲最多則其流質之蘊藏自比他臟爲獨厚流質既厚則其所涵之熱所蟄之電舍心臟外殆莫與比倫矣此龍雷之火及相火等說之所由發生也蓋古人此語乃用之於陽氣大虛及陰症發躁諸病理學及治療學中且多罕譬曲喻之詞與尋常論生理學者相去奚啻霄壤無惑乎今日之少年新學於中醫修養未深者皆有柄鑿不入之勢雖然此豈古人之咎哉

(戊)病毒之火　病毒者何致病之毒質也如肆淡酒肉久而無節則成內生中毒及癰疽疔毒之病他如瘧痢霍亂諸傳染病亦皆各有致病之毒質而其病狀皆有燒熱口渴唇舌焦燥脉息洪數之象蓋皆病毒燃燒臟腑發炎使然故古人亦稱之曰火就其顯著之證狀而稱之者也與人身本熱之電氣截然兩途如風馬牛之不相及主客之不可混淆故古人又有火與元氣不兩立之說及黃連解毒湯之方名而日本中醫大家東洞翁又有萬病一毒之論皆所以發揮病理與亡陽回陽諸學說算並爲醫學之要素也

天眞論　包識生

新學家常曰中醫不知生理學且時指摘內經之謊謬吾人平心而論解剖學中醫誠不及西醫以其有各種科學爲之輔助雖人目力不及者猶能描畫其精微若生理學爲臟腑生存之機能非死後所能窺見者必富于理想及經驗始能證明其生理之作用是則又吾中學勝于西學也夫生理學之最要研究者爲男女天癸發生時之生理狀態也能知男女天癸發生時之生理狀態卽男女病理上之療治亦明

瞭于胸中矣東西洋醫學進步之速獨是未見其有若何之發明若吾中國則數千年前已了然明白但惜未有明文耳按上古天眞論曰女子七歲腎氣盛齒更髮長二七而天癸至任脉通太衝脉盛月事以時下故有子丈夫八歲腎氣實髮長齒更二八腎氣盛天癸至精氣溢瀉陰陽和故能有子按此天癸至爲成人之候生育之期女子在十四歲男子在十六歲之譜但其天癸生時之澎長力有如海潮之外湧女子則乳房突起經信如朱骨盤橫寬後庭若鼓男子則玉莖驟粗精如流雪結喉忽大聲若巨雷夫女子固有結喉也何以結喉不大女子固有聲音也何以音聲不變男子固有乳房也何以乳房亦不突起男子固有骨盤也何以骨盤亦不橫寬且女子何以流血不流精男子何以流精不流血女子之血何以應月而來男子之精何以隨時可至此男女天癸生理學爲人人所經過者何以西醫反忽而不研究也且中國古今醫書亦未見有說明者嗚乎吾國人每自負曰吾國之內經爲聖書吾且常讀此書旣曰聖書又曰常讀何以開卷第一章第一頁註者數十家讀者千萬人未見有能唔個中三昧者悲夫可見中醫學理之深奧也夫陰陽五行者確有實

據非虛無飄渺之談也但吾國人不知陰陽之理者推波助瀾愈說愈空竟成不可思議之物不能折服西人也按陰陽者即男女假定之名辭也曰乾坤者對於先天生育時之男女而言也故曰乾坤爲父母曰坎離者對於後天天癸發生時之男女而言也故曰坎爲中男離爲中女亦即二七二八歲之男女也男女五官四肢固同而其天癸之生理則不同陰陽器具之凸凹更不同男坎也坎之象形爲☵故生植器亦凸而在外坎爲水水爲天一之所生故男子天癸生時玉莖粗大者從坎中一畫陽動也玉莖即坎中一畫之原質也又天一生水水下降故從下身之一畫發生不從上身二畫發生也水性下流故玉莖亦下垂也水色如晶故其精白也又坎爲陽陽主火火蒸爲氣故男子以氣爲主肺主氣氣出於結喉結喉爲肺之端故結喉突起也肺氣一壯聲音必雄也女離也離之象形爲☲故其生植器亦凹於在內離爲火火爲地二之所生故女子天癸生時二乳突起者從離中二畫陰動也二乳即離中二畫之原質也又地二生火火上升故從上身之二畫發生不從下身一畫發生也火性炎上故乳房亦上銳也火色如朱故其血赤也又離爲陰陰主水水凝爲

血故女子以血爲主肝主血血出於子宮子宮根於骨盤故骨盤横寬也總言之男女陰陽確有實據古之所謂乾坤也坎離也雌雄也牝牡也上下也左右也升降也出入也陰陽也五行也河圖洛書也卦爻日月也皆從男女天癸發生時之生理狀態上研究而得也卽中醫病理治法上男子以氣爲主女子以血爲主者亦確從男女天然造化之生理實驗研究而得也非吾古聖理想之言也夫陰陽五行之學固不足爲西人道但吾黄帝之子孫讀靈樞素問者萬不可以陰陽五行爲神奇莫測之秘訣當從實驗上研求以折服世界也可

藏府新官制

（包識生）

靈蘭秘典論曰心者君主之官神明出焉肺者相傳之官治節出焉肝者將軍之官謀慮出焉胆者中正之官决斷出焉膻中者臣使之官喜樂出焉脾胃者倉廩之官五味出焉大腸者傳道之官變化出焉小腸者受盛之官化物出焉腎者作强之官技巧出焉三焦者决瀆之官水道出焉膀胱者洲都之官津液藏焉凡此十二官者不得相失也故主明則下安以此養生則壽歿世不殆以爲天下則大昌主不明則

十二官危使道閉塞而不通形乃大傷以此養生則殃以爲天下者其宗大危戒之戒之按一身猶一國藏府若官吏焉藏府不失其機能則命壽官吏不失其天職則國昌否則國亡命夭可不懼乎所以古人設此十二官爲治疾治國之繩墨而且諄諄告戒者良以十二官爲民命國命所付託也但君主民主官制已殊舊學新學見解各異然古說可爲後人師法者固多而後人發明之新理前人所不及者亦不少也值此民國成立帝制已除而中外古今之學理亦稍有異所以藏府之官制亦不得不因時而變更也質諸海內外醫學大家以爲然否

心者爲動脉靜脉之根本氣血之循環全賴心房之機能分布於週身爲總統之官也肺者外通天氣內連心臟有交通內外吐故納新之能力爲外交之官也肝者含血最多爲血之室氣動則怒怒則能強體力勇而爲戰爲陸軍之官也胆者附生於肝能收肝血中之苦汁而藏之泄於指腸以助飲食之消化胆汁厚則食進進食則血足血足則肝旺肝旺則身強身強則勇敢能助肝之謀慮而決斷之爲參謀之官也膻中者一名心胞居於胸中代心藏行其職務猶內閣總理代總統負責爲內閣

總理之官也脾者生鹵於脺泄於指腸專理腹內飲食之消化爲養命之源爲內務之官也胃者受穀肉蔬果而藏之若倉庫焉預備資料以應小腸之用有若農林工商之出品焉爲實業之官也小腸者受胃內穀肉蔬果而變化之爲氣爲血爲精爲神爲廢料以應各藏府之支付爲財政之官也大腸者受穀肉蔬果之廢料而運送之或由腸膜運於體內或由肛門運於體外爲交通之官也腎者連內腰脊通於腦髓爲立命之本智識思想之所出爲敎育之官也膀胱者外收皮膚之液內聚藏府之津而藏之爲海軍之官也三焦者上焦如國會中焦如省會下焦如縣議會有監督藏府之權力爲議會之官也

衛生學

情說

（包識生）

茫茫大地芸芸衆生或康强而多壽或懦弱而夭亡雖曰先天秉賦之不同究因人情而戕生者十居八九嗚呼可畏哉人情可惱哉人情於是釋家有斬斷情根之謂道家有對鏡忘情之喻醫家有七情爲害之病夫情者感乎外而動乎中如金屬之

傳電一觸卽發無稍緩也因所歡而感之情曰喜因所不歡而感之情曰怒因所失敗而感之情曰哀因所羞畏而感之情曰懼因所戀而感之情曰愛因所棄而感之情曰惡因所惡而感之情曰欲喜怒也哀懼也愛惡欲也無非銷磨吾精血而戕吾靈魂然七情雖有若是之害智者利用之亦間可却病如多逸樂者使之勞常悲哀者使之戲而精神反增是則七情又可以衛生矣岐伯曰天之在我者德也地之在我者氣也德流氣薄而生者也故生之來謂之精兩精相搏謂之神隨神往來者謂之魂並精而出入者謂之魄所以任物者謂之心心有所憶謂之意意之所存謂之志因志而存變謂之思因思而遠慕謂之慮因慮而處物謂之智故智者之養生也必順四時而適寒暑和喜怒而安居處節陰陽而調剛柔如是則僻邪不至長生久視旨哉斯言蓋賢者能却病而終其天年者以其立德而養氣也雖有僻邪又焉能害但世人道德日衰無養氣之學問爲名利所困爲酒色所迷爲愛情所戀忽喜忽怒忽哀忽懼忽愛惡無非因此欲念而變生種種煩惱也因種種煩惱而生此七情因七情而生百疾神經虛弱也無非因思想過度筋骨疲勞也無非因動作太忙肝

氣結也因于怒心氣痛也因於憂咳嗽氣喘原冷燦之頻侵腰瘦失精固色慾之太過飲食不節腹疼洩瀉隨之起居失宜發熱惡寒立至嗚呼種種惡果無非七情之因講究衛生者可不立德養氣而破除情網也耶

●病理學

五疫症治辨

（張禾芬）

素問遺篇詳載五疫曰金疫木疫水疫火疫土疫金疫亦名金癘水疫名水癘亦名寒疫本五運六氣以分紀某干支主患某疫其實五疫之症古今俱有惟主定若何年歲若何病狀則有不能盡信者僕自幼體羸暇日輒喜歧黃數十年來所治疫症不少初時每取諸書中如仲祖疫病篇丹溪瘟疫證治吳又可瘟疫論余師愚疫病篇陳士鐸瘟疫治法劉松峯說疫戴麟郊廣瘟疫論坊間翻刻本僞作鄭奠一瘟疫明辨呂心齋瘟疫條辨輒奉為圭臬其有全是熱毒症者諸書已無勝義抑有並非熱症而傳變迅速者則先賢雖各有論說或謂寒濕霍亂或謂三陰傷寒或謂吊腳疹或謂秋燥症或直稱寒疫大都舉此遺彼語焉不詳就僕所見實不外內經五疫

木土二疫南方多有之木疫本春令風溫而挾時毒土疫即夏秋濕熱而兼癘氣但沿村闔戶症狀相同如役使然卽是疫病考歷代名賢諸論暨前清葉天士溫熱論薛生白濕熱論吳鞠通溫病條辨王孟英溫熱經緯雷少逸時病論陸九芝陽明病釋按法施治當可取愈若火疫金疫水疫幸不多發發則症勢猖狂危急萬分非有單刀直入之重劑斷難奏效若模稜兩可博穩妥之美名延誤時刻卽與殺人無異況前醫誤治後醫無從措手此方不效他方更不敢進今日不瘥明日立見危殆要知此等病症猶如譜棋看似險著若眞有見地對症立方苟非元氣虛竭多可全活火疫多發於夏令乾旱初起頭痛昏悶霎時僵直體若燔炭或熱入心包內閉外脫或狂叫數聲嘔血而絕腐氣薰蒸倏忽傳染其對症藥如疫邪尙在氣分以白虎湯爲主治虛者加西洋參虛甚用人參兼濕熱者合薏苡竹葉散或甘露消毒丹重者日二三服石膏少則數錢多則一二三兩如疫毒傳入血分犀角地黃湯人中黃丸清瘟敗毒散神犀丹選用若疫毒攻心氣血兩燔神識昏蒙者黃連解毒湯凉膈散三黃湯玉女煎清營湯安宮牛黃丸隨症酌服須佐行軍散紅靈丹紫雪丹調服此

治火疫之大概也金疫多發於秋分前後憶丙申八九兩月甬郡劇發其病以燥邪爲主或感溫燥或感寒燥或兼驚邪或兼肝鬱或裹濕或襲外風或本陰虛或因食滯要皆挾時行毒厲之氣故病勢較秋燥症爲重甚至立時昏閉湯丸針刺俱所不及或肺胃阻塞藥不下咽或元氣衰敗肢冷汗厥或津液乾涸求汗吐下而不得或疫毒入臟腹痛泄瀉隨瀉隨脫其有轉機者或變濕熱或變瘧疾或變久痢必須淹纏時日而愈抑仍歸不愈者有之初起治法以開通肺胃之氣爲主治但宜辛凉不宜香燥如兼寒者亦祇宜溫潤不宜剛烈大略如吳氏清燥養榮湯蒺貝養榮湯去蘇橘之溫散加桔梗石菖蒲鮮石斛鮮竹瀝生梨皮生蘿蔔汁之類以宣肺竅而救胃津豁燥痰而行脾濕爲主治如須取吐者用人參蘆竹瀝鮮石菖蒲汁之類如疫毒重者須用紫金錠犀角羚羊人中黃生大黃紫花地丁之類如疫邪已解肺胃津液未復須用粉沙参杏仁貝母石膏石斛鮮葦莖梨汁金汁之類以清氣和陰爲治如熱邪內灼血分乾枯須佐生地丹皮赤芍懷膝紫草人乳之類以柔肝養血爲治如熱結津枯肺大腸氣化不行大便乾秘者須用全栝蔞桃仁麻仁蠶沙皂筴之

類以降濁破結爲治此又金疫之病變多端而猝不及防者也若水疫之發則較木土二疫爲少較金火二疫爲多勢較金火二疫爲緩較木土二疫爲急近年瀛甬迭發二次壬寅劇發於六七兩月丁未劇發於七八兩月患者或先吐後瀉或先瀉後吐或吐瀉乖作手足拘攣或不吐不瀉而腹絞痛脚筋抽掣設虛汗脈縮肢冷口噤目瞪神呆即腹不痛脚不吊已是脫象若無汗脈伏音嘶口渴吐利厥冷痛苦萬狀尙是陽氣爲陰寒所遏有照通陽之劑而愈者或虛汗淋漓嘔逆脹痛大渴煩躁狀白虎症而手足逆冷脈細如絲舌胎灰白小溲淸冷實虛寒之極肺脾胃已將告竭而趺陽太谿脈尙應指是腎元未絕有投溫補脾腎之劑而起死回生者此症大旨以護肺運脾溫腎爲主治大忌鍼刺開泄及湯劑發汗當取古方中之確切病情者如理中湯四逆湯白通湯參附朮附湯眞武湯蜀椒建中湯烏梅丸來復丹飛龍奪命丹霹靂散(見古方選註非雷公散)辟瘟丹玉壺丹半硫丸隨症選用（外治如靈寶妙應丹寒甚五香散用藥敷氣海穴葢淸涼膏艾火灸）可以漸轉生機此又水疫之病機治法毫釐千里者也要之五疫之症勢起倉猝或急不待治而敗或方

學說

不對症而敗或藥不及病而敗因思疫症之書既多大抵偏主溫毒而明辨五疫者少謹就管見所及草率陳之未知有當　大雅否耶

古有五疫之名未詳分別治法僕所診視木火土三者病情多相類惟金水二疫則截然不同自粵省盛行鼠疫漸及江浙各省其症周身結核發熱脹痛斑疹不透病狀多與疙瘩瘟相似西人亦稱鼠疫又名核子瘟總是疫毒深入經隧血絡凝阻風痰閉塞症雖危險如精氣未奪尚可及時救療其不治者多至喉閉涎結音嘶肺部化源先絕或即是金疫之類水疫一名寒疫西醫說是微生蟲食人臟血治法從手臂及胸部肌膜割破用玻管藥水灌入頗有救活僕曾見一病人待船渡江其兩脚色青漸漸而上適有一客出貲延西醫至用顯微鏡照之則有無數細蟲如剪斷藍衣綫形已由腿入腹醫曰疾不可為矣因思中藥之霹靂散內用信石半硫丸玉壺丹來復丹俱有硫磺紫金錠紅靈丹辟瘟丹飛龍奪命丹靈寶妙應丹五香散俱有麝香皆善殺蟲烏梅丸蜀椒建中湯各有殺蟲之品膏粱外擦內服亦能殺蟲如遇寒疫必有寒毒滋生之蟲即喉音已嘶亦是蟲蝕肺系

速投辛熱殺蟲則蟲去血生喉音自開壬寅丁未兩次僕用此法甚效另有治驗錄待印茲不多贅僕見聞淺尠未敢果於自信如　海內同志別有會悟賜書糾正使五疫病情治法及吾世而發明或於醫學不無小補云

論白喉抉微忌表之誤會

（揚州杜子良）

抉微一書托諸乩仙論白喉極言發表之害養陰之功世人頗深信之守此不變獲效者固多貽誤者亦不少既曰忌表則非表邪可知既曰養陰則係陰虛亦可知既係陰虛則是本病非標病何以又互相傳染且有化痧疹者是不可不辨也論中謂肺之燥胃之蒸腸之寒劈空而來既不參之以脉又不別之以証何所見而云然是標是本屬虛屬實均未詳細發明豈可含糊論治究竟喉之白因何而起肺因何而燥胃因何而蒸腸因何而寒外因耶六淫之邪指何氣內因耶五志之火指何臟用鎮用潤用消用導憑何見症以斷均未論及即以肺燥胃蒸腸寒而論亦係無根之假火養陰一法未足蕆之既曰腸寒則上層之石羔犀角下層之大黃靑麟豈腸寒之所能受又自相矛盾矣要知白喉爲溫病中之一症耳溫爲熱邪最善傷陰陰虛

之人感之尤易溫病有汗無庸再汗汗多則津液耗而熱愈熾甲乙兩醫未識溫症之原委誤以治風寒之法及專門治喉之方療之所以鼻塞音啞變成不治之危象至龍虎二仙湯尤爲荒謬遍考方書無此怪誕名目抉微以養陰清肺救失則可謂白喉純屬陰虛絕無表邪則不可矯枉過正流弊亦多所謂因噎而廢食也且溫熱受自口鼻非傷寒感自肌膚也溫熱分三焦以太陰爲表傷寒分六經以太陽爲表溫熱之表與傷寒之表大相徑庭不責其以傷寒之法誤治溫熱但一味忌表是知其一不知其二也且表字與汗字不同豈可誤解表自表汗自汗安能混同立說六淫之邪自外而至皆曰表邪有宜發汗者有不宜發汗者有汗不得再發汗經有明訓若風溫有汗濕溫多汗暑溫大汗忌發汗則有之忌達表則未之聞也蓋邪之自外而至者猶賊之自大門而入也理應驅之仍使從大門而出若不開大門堅守相持既久則賊無出路未有不挺而走險傷及主人突圍而出者大抵溫邪多傷陰虛之人抉微所論養陰清肺固是法惟忌表則頗有語病是不可不爲之辨正

●診斷學

脈要精微論節註

（包桃初）

經曰尺內兩傍則季脇也尺外以候腎尺裏以候腹中附上左外以候肝內以候膈右外以候胃內以候脾上附上右外以候肺內以候胸中左外以候心內以候膻中前以候前後以候後上竟上者胸喉中事也下竟下者少腹腰股膝脛足中事也

註　尺內者肘中尺澤穴至關一尺於尺內分出一寸居關之後者名曰尺內尺內內字包括尺部之內而言也以下四內字俱作尺裏之裏字解見尺裏　兩傍者以病人形身言之左尺之左右尺之右皆為傍也尺之兩傍主人身之側傍其位居脇之盡處在臟腑之外故曰兩傍則季脇也季者末也猶杪之謂也而兩傍內經雖曰季脇須知關寸兩傍亦有腋脇兩部也　尺外者尺指病人左右兩尺也外者以醫之指徵屈則指末之肉隆起自肉隆二分以外向外二分按之以候病人之腎藏也正當隆肉二分之中平按之則為尺裏以候病人之腹中也自隆肉二分以內向內二分按之以候病人之季脇也候關寸指法做此內外詳于圖內經尺裏即仲師所謂尺中是也細考兩書皆有明文尺裏尺中俱候腹中之疾

學說

與腎絕無干涉所以然者尺外乃是腎位故也　中附上上附上者以關寸之地比尺內其形更高故曰附也附者阜也猶云高阜之上也　中附上難經曰關是也　上附上難經曰寸是也前以候前言關至寸爲前以候病者形身之前之疾也後以候後言關至尺爲後以候病者形身之後之疾也上竟上者猶言上境之上也下竟下者猶言下境之下也而兩傍前後上境之上下境之下皆指軀殼而言臟府以外之事也內經此法不但候臟府而且推及六合無微不到也惜乎後人不解以致失傳今不得不瀆言贅筆以洩六朝之秘焉　夫人脉動處大約長每六分關亦六分惟寸脈長七分以其陽饒故也按其多一分之處難經圖註曰人迎氣口誤矣其實即上竟上之地以候胸喉以上事也而醫之指外即病人之藏位以病人形身言之推出爲府再推爲傍病人之傍即醫者之指內以病人形身言之推入爲府再入爲藏寸上之上自胸喉推至頭頂而尺下之下自少腹推至足也醫之指外即病人之內病人之內即醫者之指外也醫之食指之前以候病人上部以上無名指之後以候病人下部以下也若部位洞明而指法活動脉

學之道盡於此矣

五藏六府各一惟腎有二枚故兩尺俱候腎也左腎屬水右腎屬火後世有以膀胱水位於左尺而命門三焦小腸火位於右尺也或以大腸屬金小腸屬火以火歸火位金歸金位配於兩尺也有以表裏配於兩寸者至若三焦有分診於寸關尺者以寸爲上焦候宗氣關爲中焦候營氣尺爲下焦候衛氣按仲師脉法尺候營氣寸候衛氣關候中州之氣與難經相合當以仲師爲正而內經三焦論氣之源所出非診脉法也若候三焦之源或借診於三焦亦未嘗不可總之脉法貴乎臨診者隨機而變斷不可拘執成法也

◎治法學

下痢治驗

（顏伯卿）

浙甯董君賡祥西醫博士也壬子秋孟下痢便膿血始起寒熱裏急後重自以西法瀉油諸法不效延西醫治之轉泄瀉月餘日夜百餘行甚至完穀不化西醫束手董自以爲不起舉家惶駭渠中表陳姓往探病荐僕診治董君曰西法旣窮中醫不敢

學說

信之家人勸之方首肯甫入門至臥榻視其大肉已脫診其脉則九候散如遊絲舌苔光絳鏡面如紅緞無津而燥此先痢後瀉腸液枯涸始由溼熱內蘊瀉痢日久致傷脾陰古人多以泄痢混治蓋本難經五十七難五泄中之小腸泄大瘕泄又爲腸澼仲景曰便膿血者是也至朱震亨丹溪氏始分泄瀉痢疾爲兩門愚以謂有先泄瀉後變痢疾者又有先痢而後轉泄瀉者有痢不因瀉瀉不因痢者古人雖不分治而實分今人雖分治而有時或合總之病有次第症有輕重未能一例耳仲景曰下痢脉沉而遲其人面赤身有微熱下利清穀者必鬱冒汗出而解病人必微厥所以然者面赤戴陽下虛故也今黃君先利者由暑溼合邪好飲洋酒水果佐溼後瀉者因便膿血之時多用蕩滌藥品太過日久脾元受傷脾主肌肉大肉之脫職是故耳久瀉傷陰津而液涸故舌苔光絳勢已危篤但胃氣尚可進薄粥勉擬黃連阿膠湯加兩儀膏黃連一錢黃芩一錢（寒以勝熱以苦堅之）清心肺治其化源阿膠三錢白芍一錢（養血止瀉利息風酸寒入肝而歛脾）炙甘草一錢（以甘緩之）煎成冲兩儀膏一錢（甘平補虛甘溫培元）不用芍朮恐太燥耗津液也蓋脾陽虛則用薑

朮脾陰虛則以兩儀照方服三帖覺大便日夜減十餘次胃口略進身熱略退復診脉轉爲沉弱而細左尺弦細而勁舌絳淡稍有津以前方去芩連加苓朮高麗參各一錢赤石脂四錢絹包再進三帖病減半已能起床惟瀉止每日夜大便四五次溏薄飯後則欲圊便脈緩遲脾陰得力脾陽亦虛且久瀉腸空用錢氏白朮散高麗參茯苓灸艸葛根木香藿香各等分研末每服二錢如薄糊一星期後大便已乾日夜各一次而時刻易饑得食則安饑時自汗少力此病後中氣太虛之候以十全大補去川芎加五味淮山藥千薑三十帖收全功承董君云從此不敢輕視中醫矣

藥物學

中西藥學滙參（鄭肖巖）

草類

柴胡（本經列爲上品柴古作茈）

中國學說

本草經云柴胡氣味苦平無毒主治心腹腸胃中結氣飲食積聚寒熱邪氣推陳

學說

致新久服輕身明目益精　別錄云除傷寒心下煩熱諸痰熱結實胸中邪氣五臟間遊氣大腸停積水脹及濕痺拘攣亦可作浴湯　甄權云治熱勞骨節煩疼熱氣肩背疼痛勞乏羸瘦下氣消食宣暢氣血主時疾內外熱不解單煮服之良　大明云補五勞七傷除煩止驚益氣力消痰止嗽潤心肺添精髓療健忘　元素云除虛驚散肌熱去早晨潮熱寒熱往來膽癉婦人產前產後諸熱心下痞脇痛　時珍云治陽氣下陷平肝膽三焦包絡相火及頭痛眩暈目昏赤痛障翳耳聾鳴諸瘧及肥氣寒熱婦人熱入血室經水不調小兒痘疹餘熱五疳羸熱恭閱甄權以下各家所言柴胡之功用大抵皆用銀夏所產者乃有此經驗斷非北柴胡所能奏效耳

日本學說

依猪子氏之和漢藥論云柴胡者在泰西往時亦供治療之用然奏效不確實故廢棄之不知含有何等效力

鄭肖岩按柴胡氣味苦平為少陽經之要藥故仲祖傷寒論小柴胡湯用之治往

來寒熱胸脇苦滿所以轉少陽之樞而達太陽之氣也大柴胡湯用之治汗出不解痞滿嘔利所以升少陽之氣而解陽明之鬱也柴胡加芒硝湯用柴胡升少陽以舉其陷柴胡加龍骨牡蠣湯君柴胡通少陽以救其逆柴胡桂枝湯併用柴胡者從少陽之樞以轉出而太陽之氣乃達柴胡桂枝乾姜湯仍用柴胡者轉少陽之樞以外出而太陽之氣乃通至少陰篇之四逆散用柴胡宣達陽氣而外行陽氣得通則四肢不逆矣可見柴胡爲太陽病而轉樞陽明及陰經有當藉以樞轉而出者亦可用之少陽主樞故無論內外感傷凡有少陽症見俱宜用之叅攷本經逢原柴胡條下便可互證而會通緣柴胡入少陽之經可以淸相火之煩蒸疏木氣之鬱結矣泰東西治療之藥崇尙簡單且未讀仲景之書以化學爲考驗若無君臣佐使之藥而單用柴胡療病宜乎奏效不確實竟至廢棄是柴胡之不幸也日本依猪子氏幷言不知含有何等效力是於中藥尙未深研究者已

又案俗用柴胡有二種其功用不可不分別蓋北地產者如前胡而軟今人謂之北柴胡醫方或有書軟柴胡者入藥亦良若南土所產者不似前胡正如蒿根强

硬不堪用蜀天彭唐容川有云仲景所用柴胡是今四川產者一莖直上中通有白瓤故能通三焦之膈膜色青氣香春日生成恰得少陽之氣非別省紅軟銀白等柴胡也讀仲景書者若見四川柴胡則知仲景用藥之妙據此則柴胡又以川產者爲勝唐氏係川人素多經驗必不自欺以欺人矣他如銀州所產者爲銀柴胡即今延安府五原城舊址所出也長尺餘肥白而軟最爲難得本經逢原云銀柴胡甘微寒無毒行足陽明少陰其性味與石斛不甚相遠不獨淸熱兼能凉血和劑局方治上下諸血龍腦雞蘇丸中用之凡虛勞方中惟銀州者爲宜若用北柴胡升動虛陽發熱喘嗽愈無寧宇可不辨而混用乎至本經柴胡條下所云推陳致新明目益精皆指銀夏者而言非北柴胡所能也周一士云凡熱在骨髓者非銀柴胡莫療本草拾遺云治虛勞骨蒸勞熱從髓中出並治小兒五疳羸熱奈近今銀柴眞者不易得市上多以贗物僞充辨藥之權既不我操司命者尤當注意安得親歷銀夏採取眞品而普救羣生耶嗚呼中國柴胡有二種之別且其間尙有僞種雜出擇之不精用鮮有濟泰東西醫士於本草未經硏究倘購取僞品

安見有實效猶之中國人未諳西藥之功用而妄行嘗試多見其無益而又害之矣

◎藥劑學

桂枝湯即陽旦湯議（包桃初）

桂枝湯號曰陽旦何謂也夫陽者日也說文日出地上曰旦陽旦者陽長陰消時也桂枝湯奪陽長陰消自然之道助陽遲遲而升不致亢濟陰漸漸而降乃有藏故號曰陽旦此以時名湯之義也顧先師論凡二十三條皆言症言時而已凡人身陰陽消長不遂者皆宜用此湯不但治中風症已也如太陽中風陽浮而陰弱豈不是陽長陰消之症乎婦人妊娠豈不是陽長陰消之時乎新產婦人豈不是陽長陰消之體乎所以產婦喜出汗者亡陰血虛陽氣獨盛故當汗出陰陽乃復豈不是陽長陰消自然之道不藥自愈者乎至云解外治風治衛治營治妊娠治產後風無非是用此湯之象以療諸疾其起於太陽中風以藥名之則曰桂枝對麻黃湯等症言也結於產後風以象號之則曰陽旦對所治之體與症象陽旦言也或曰結處稱其號者

示人知其號而思其義推廣其用且結不盡之方也卽觀起結之症並用中風二字爲綱其下所以不能同者一平人太陽初受風狀一婦人產後續續數十日風狀邪與症雖同而體有不同耳故太陽篇但曰頭痛產後篇曰頭微疼太陽篇則曰嗇嗇惡寒產後篇但曰惡寒太陽篇曰翕翕發熱產後篇曰時時有熱太陽篇曰鼻鳴乾嘔產後篇曰心下悶乾嘔二者合參桂枝症卽陽旦症陽旦湯豈不是桂枝湯乎且桂枝症太陽中風節云陽浮而陰弱欲救邪風節云營弱衛強婦人產後篇云新產血虛多汗出喜中風蓋陽浮卽是衛強衛強卽是喜中風陰弱卽是血虛症原一貫不二其方本正理也又按太陽篇問曰證象陽旦按法治之而增劇答曰病症象桂枝因加附子參其間增桂令汗出觀答曰文義並不責用陽旦獨責其桂枝湯內加附子益助桂力令汗出以致附子得桂力則變爲溫經亡陽性也故問陽旦答桂枝問者稱其號對證象言答者呼其名對桂枝加附子湯言也（按桂枝加附子湯四肢微急與症象陽旦節症兩脛攣有相似故誤加之只因此也）以此觀之陽旦桂枝是一方理益明矣喻嘉言以桂枝加黃芩爲陽旦陳修園以桂枝加附增桂爲陽

旦（若產後誤服喻氏方必致無汗而成鬱冒之壞症誤服陳氏方必致剛痙症也）此豈足爲定論乎惟成無已黃元御皆曰陽旦即是桂枝惜乎未辨明耳余故特作此議以定之

案陽旦爲日之始人受外邪寒熱營衛之症始外邪傷六經自太陽始婦人妊娠六十日內胎之始新產婦人爲氣血平復之始經方以陽旦爲始觀先師論陽旦之方症始已包含無數始字以啓醫機但後學不覺耳

◉化製學

香藥製造法（包識生）

凡藥品之含香質者其香氣有一定時期過期即揮散而消滅如花精之香氣揮發爲期尤短祗爭好期於俄頃之間故于適好之期宜籌貯藏保存之法以便任何時得賞用之但吾國香藥徒有爆乾一法若經時過久香氣全失毫無功用欲期愈病其可得乎此急宜改良之以收其功力也按取香藥精華之法不外炸出蒸溜吸取攝納浸漬抽出之數者作用而已玆就其各種提精取香之法而說明之

學說

一榨出

凡橘皮橙皮木瓜佛手茴香及其他種種含有香質油質之果實皆適用榨出法也法以成熟原料納於布囊中移於壓榨機而榨出其液汁及油此壓榨機有二種舊法用撞榨法(即榨油土法)新法用鐵造螺旋壓榨機(即機器榨油廠之螺旋壓機有一種小者外國廚房常用之以壓鮮果之汁) 榨出之汁及油靜置之其香油不溶解於水與水分爲二層即用分液漏斗或用水管得分離之更濾過以除去其混入之塵埃微渣等物而用小口玻璃瓶盛之經久其功力不失也 (未完)

㕮咀攷 (㕮音府咀音沮)

(包桃初)

㕮咀兩字說文㕮嚼也咀含味也㕮咀原屬嘗味之義而諸書以藥之粗齊爲㕮咀蘇氏謂㕮咀商量斟酌之也李杲云古無刀以口咬碎令如麻豆大諸說紛紛卒無一是攷㕮咀自靈樞始其壽夭剛柔篇藥熨方用淳酒二十觔蜀椒一升乾薑一觔桂心一觔凡四種皆㕮咀其曰㕮咀者以酒可微飲椒薑桂可微嚼也傷寒論桂枝方藥註生薑曰切(刀切片也)大棗曰擘(指破開也)桂枝曰去皮(枝者幹也即

今之薄桂如指大者刮去粗皮取其氣味在皮中之肉）甘草曰炙（火烘焦也）舉一桂枝湯爲諸方法故其先註切擘去皮炙等而後云五味㕮咀可知先碎藥而後嘗味文既明矣又何須臆說乎且神農嘗百草而著本草經（李時珍本草綱目云本經者皆神農傳授之藥性）仲景述經方㕮咀而後煮仲景之㕮咀即神農之嘗味先聖後聖其意則同寇氏所爲㕮咀有含味之意是已況天生草木古今無貳產非道地氣味難齊採取失時力有厚薄不遵製法（水製法洗漬浸蒸煮去沫火製法炮燒熬炙炒煨）藥性必更一切參差時所常有今值中外通商更有外國之藥形雖同而性味懸殊尤宜㕮咀唐宋以後㕮咀誤解其法失傳而用藥常多誤事余因有所憾焉故亟作㕮咀攷云

按方雖諸藥裁成而其全劑必有一定湯味如桂枝湯辛甘而苦若苦味不及須加重芍藥如苦太過則當減餘味倣此諸方亦倣此古人立㕮咀之法即此理也

又按傷寒論云右幾味㕮咀者桂枝調胃四逆等湯是也獨云一味㕮咀者防巳地黃湯之生地烏頭湯之烏頭是也烏頭毒物入口即痳誰能咬細五枚之多以

全部攷之吹咀爲嘗藥之意無疑至烏頭枝桂湯烏頭不云㕮咀又不云切古人之書大概前已詳者後不再瀆但用者貴會意耳

致格學

以形象形論

（徐長卿）

中醫用藥每多以形象形之品新學家常目爲迂腐之談卽吾國名賢亦有譏之者但西醫以鐵補血以燐强骨何嘗不是以形補形然天地間同聲相應同氣相求爲物性自然之理若謂非是吾不性也但吾國學說亦多不實之談如五色入五藏之類則又斷無是理者也

夫天地間之動植礦物各有原質人亦爲七十餘種之原質相合而成近世化學大昌無物不可以分化之者則以形象形之說實物理上同類相親之義焉知中醫所用以形象形之藥不含人身之原質耶

●特捐誌謝

余伯陶洋一百元　王問樵洋五十元　顏伯卿應鶴峯葉晉叔楊聞川各三十元
熊晉閣陸晉笙林渭川紹興醫學會各二十元　朱堯臣傅春波鮑承良陳根儒
毛玉書徐相宸王祖德葛吉卿于今柯春喬王雨香張禾芬胡瑞芬李崑浦沈葆聯
梁達樵各十元　李韻標洋七元　陳彩芳盧蓮士隨仲卿俞文標潘藹齋張藝成
張頌清雷典如應韞玉萬春園各五元　武威三金萬伯各四元　沈玉珊陶慶雲
沈耀如葉心如沈仲裕胡蓮士李秩吾各三元　朱守仁沈智民毛幼安汪雨田張
菊池程梅卿劉九皋鄭靜潮陳伍之王覺初各二元　朱慎先陸瓚甫孔斌章翟馨
芝梅詠仙錢杏蓀王啓沅翁久船倪鑫南岑吉人各一元

以上共收六百二十六元

神州醫藥總會會計處謹錄

紀事

紀事

歡送代表大會

十一月初一晚八時特開歡送代表大會醫藥兩界到者甚衆首由會長余伯陶君代讀張邁荃送行詞畢即謂本會請願代表葉君晉叔與廣東代表劉筱雲北京代表陳春園二君定期初五日啓行此番晉京請願實爲我醫藥界數千年來未有之創舉前經通函各省徵集意見已得同意者十有九省並遴選代表會同請願足見人心未死全國響應諸公此去關係醫藥前途非淺望堅心毅力百折不回希冀早達保存之目的次由葉晉叔君謂謬承諸君推鄙人爲請願代表責重才疎恐負衆望今又蒙開會歡送更不敢當赴都後即會同各省代表合羣策羣力一致進行務達保存中醫中藥並望政府提倡云云詞意切要衆皆鼓掌稱善當議決初三日公餞諸代表初五日乘招商局新銘輪船北上搖鈴散會已鐘鳴十二下矣

雲南分會成立來電

神州醫藥總會鹽埭分會成立祈速認爲支部電覆姚長壽叩

立案呈稿

爲遵　令改刊圖章懇請轉報　省長備案事案照本會呈請　省長立案一案事經　廳長派員到會查復去後當奉　知照十二月十七日奉　省長指令內開內務司案呈復查明神州醫藥會內等情繳還原呈及摺並附呈醫藥報六册請願書一份均悉既據稱該會係屬研究中西醫藥交換知識之私立團體能本其宗旨驗諸實行有益於社會原章程第二十條第三項暨五十一條均經修正應即准予備案其先自刊用鈐記自應取銷另行遵照　內務部通令取締各項私立團體圖章規則改刊圖章呈由該廳長核明轉報備攷仰即一併轉行知照此令等因轉奉此本會遵即按照　內務部規定私立團體圖章式樣改刊圖章一方文曰神州醫藥會上海總會之圖章謹於十二月　日啓用所有舊刊鈐記合遵　令繳消所有改刊圖章懇請轉報備案緣由理合具文呈請　廳長察核轉報立案實爲公便須至呈者

新聞

△各省新聞 北京

京師警察廳取締醫生暫行規則

第一條 凡在京師警察廳所轄地面掛牌行醫者於教育部未行醫士開業試驗之前應具呈到廳聽候考驗批示但在內外國醫學專門學堂三年以上畢業者得免考驗但須將文憑呈驗

第二條 凡經本廳核准行醫或曾經前內外廳考驗批准在案者須領行醫執照

第三條 凡領取行醫執照者每人須備執照費二元及半身像片一張于領照時即行繳納倘因執照遺失補領者亦同

第四條 凡行醫者診治病人是否收費並收費若干應先行報廳備查並應按式樣自備兩聯單診治時將年月日醫師姓名病人姓名年齡藥名分量用法等項編號詳塡並自蓋名戳一聯給與病人一聯備查如有藥案不符

醫治錯誤經本廳查實者卽追繳執照或停止行醫

第五條　外診時亦須携帶二聯單按照前條辦理

第六條　凡行醫者關於其業務犯罪或爲不正當之行爲本廳追繳執照或停止行醫

第七條　凡行醫者每月應將診治人數分別治愈轉治死亡三項列表報廳遇有傳染者或疑似傳染病或中毒者時應卽日呈繳本廳或該管警察署

第八條　凡經本廳核准領有行醫執照者或有他適或不願行醫時亦將執照呈繳本廳

第九條　本規則自頒佈後如有不遵分別輕重按照違警律處罰或送司法衙門辦理

第十條　本規則自公布日施行

請求離婚之怪理由　京師地方審判廳昨受理民事案件有一北京人因成婚時不見落紅謂其妻不貞請求離婚該廳以各國民法曾無此離婚之理由以落紅與

否驗女子之貞操實吾國習慣上一種惡劣風俗若不設法改良一經公然涉訟女子往往因羞自盡違背人道莫此爲甚日昨該廳馬廳長特邀集各庭推事會議以後對于此種案件須先以生理學解釋曉諭當事人令其自行撤消以全家庭名譽否則決定駁回不能認爲離婚正當理由庶於審判之中隱寓改良風俗尊重人道之意生理學中女子破膜而不落紅者亦有之其他或因知識早開手淫被破者或遇身體受傷而破裂者甚多非必待初次交接時也吾國人素昧于生理學北京人及廣東人尤狃於此習牢不可破往往釀成家庭間之紛擾及夫婦間之不和甚至因此釀成人命重案者明理人不可不共知此義也

△南　昌

考醫生之官樣文章　本省中醫非常複雜一知半解輒卽懸壺實非愼重人命之道前經警視廳發出考試醫生通則飭本省各中醫循例報考業於本月十三號假南昌考棚試驗取定最優等十二名優等六十名中等九十名業已呈報都督定期發給證書准予掛牌開業然此事從表面上觀之未嘗不善惟聞此次得蒙錄取之

各醫生實多運動負緣之罪恐將來仍不免以人命爲兒戲也

△河 南

中國神醫 省議會前次慘劇鎗彈存身內者甚多迭延西醫施治均不見效忽得禹州中醫高德生君來省與宋劉鄭三議員及齊夫醫治立刻將彈取出聞施治時用大針三個紅線一條白骨簪一根其外清水一桶並所配妙藥若干分當下手時先念佛一道彈卽隨聲躍出按該醫去年在鄭州與裕大洋行經理取彈一次卽係此法一時西醫中醫咸稱不如此法大約爲祝由科然亦可謂之神醫矣

△安 徽

知事維持醫學會 蕪埠醫學會奉到行政廳維持示諭云茫茫大地芸芸衆生男女飲食疾病夭壽凡茲數者無地無時無人不有而又習焉不察僉迷信于事理之常豈知疾病夭壽雖曰天命之攸歸實由人事之不備此靈素諸書所以與六經並重而醫藥一道實爲民命之天也該會研究醫學已歷多年近謀改良發行公紙作會中經費無論外來土著凡以岐黃問世者均須購用該會公紙在此可藉爲研究

之媒介在彼又得有調查之根據關係民命愼重衛生寔非淺鮮函請核准合亟出示曉諭爲此仰醫界人等一體知悉凡在本埠開診者務宜一致購用該會公紙不獨於研究調查兩有裨益且于同胞造福尤非淺鮮切勿觀望自悞云云

△本埠新聞

王醫士演說赴甯救護情形　紅十字醫生王培元君前晚在寰球中國學生會演說今秋南京獨立時疊往戰地救護傷兵及出入甯城救出難民各情往聽者座爲之滿王君赴甯四次其初二三次均在何韓等據甯獨立之時其後第四次在張勳等軍隊破城以後

第一次由滬乘火車至堯化門而止見張軍等向紫金山礮台甯軍攻擊紫金山屢得屢失惟時天氣酷熱糧食俱罄勺水難求而兩方面炮火又極猛烈僅救得傷兵一三十餘名卽開車東回而張軍乘車亦同時並行且有一軍官持一手鎗强迫司機人速行至兩車由雙軌並進擠入一軌因而停頓忽有一炮彈墜於車前五百碼處炸裂設非以二車競行停頓之故則兩車中必有一糜爛無疑至今思之猶爲心悸

第二次由滬租定大通輪船（訂定十天逾期一天由紅會償銀五百）上駛接救寗城難民行近南京時見有肇和等四兵艦迭向獅子山炮台轟擊浦口北軍亦隔江開炮會攻兩方面炮彈如雨大通之大副已面無人色又見一日輪屢欲上駛折回大通駛過肇和時適該艦連發二大炮越大通而過更有一彈橫掠舵樓之前而大通船主親駕舵機視之漠然迨駛至兩方面炮火直線時其危險實無可倫比大通鼓足機力冒險前進竟未受傷可謂大幸該船主熱心毅力可敬亦可驚也此次共救難民等三千二百人至出入寗城時之所受盤詰留難奔波困苦及難民到船後之稽查調護情形王君述之尤詳

第三次仍乘大通赴寗接救難民出入城門盤查留難及奔波困苦尤甚於前竟有被詈爲北軍間諜者原准由城內救出傷兵及婦孺六百名口旋因守門者主張搜檢且屢變更（初准婦女每口帶洋五元旋改祇准一元其餘錢物留充軍餉）故各婦女均圖苟免潛回守城並不准口口二國西醫出城僅准紅會會員十六人放行旋在城外救得難民八百餘人而向洋關所借之小輪又被炮船奉總稽查傳令

扣留又折回城內向都督府聲明理由索得通行證出城放行後而大通船已不知所之蓋彼時外間信言王某已遭不測電達上海故大通已開往下游

第四次由火車赴甯在張勳等軍隊破城之後載有錢米藥品棉花兩車惟時甯城軍隊已扣留火車十六輛頗有戒心先向張勳疏通始得免此次與理事長同往都督既已易人而店舖亦大非昔比前次來甯僅各店閉門此次則十室十空十門十啓街道淒涼及婦女困憊情形非筆舌所能罄其言更非筆舌所能窮其相旋晤馬林見其蹙額曰今若此實出意外王君演說至此訥訥然若有欲茹不甘欲出不得之概旋謂此次甯人遭刦之慘誠無以加意者甯人心術不良曾造惡因於前（王君云俗諺有南京拐子之說）故收此次之惡果歟予雖生長滬瀆亦係甯籍深願吾甯人此後加勉焉合座鼓掌王君演說亦遂終結

楊君心一起言王君熱心毅力聆其說詞足見一斑然甯人亦係同胞諸君在滬飽食煖衣對此飢寒交迫之同胞惻然之心當油然而起本會向未募捐諸君如願解囊請巡向紅會樂輸爲荷言畢散會已鐘鳴十二下矣

解剖屍體規則　民國成立以來各機關所羈入犯囚斃若如武士英等均解剖屍體以驗致命之由現吳知事接到省長頒下內務部特定解剖規則五條錄下

第一條醫士對於病死體得剖視其患部研究病源但須得該死體親屬之同意並呈明該管地方官廳始得執行

第二條警官及檢察官對於變死體非解剖不能確知其致命之由者得派醫士執行解剖

第三條凡刑死體及監獄中病死體無親族故舊收其遺骸該管官廳得將該屍體付醫士執行解剖以供醫學實驗之用但解剖後須將原體縫合並掩埋之

第四條凡志在供學術研究而以遺言付解剖之死體得由其親屬呈明該管官廳得其許可後送交醫士解剖之但須解剖後將原體縫合還其親屬

第五條本規則自公布日施行

△專　電

內務部中人謂舊法醫藥決當改良無保存腐敗醫藥之必要再留庸醫誤人地步

並謂以後醫藥當由部中取締考驗合格方准掛牌

新聞

△各國新聞

愛克斯光線之作用　最近醫學界對於人身內部尿道之位置尙無精密之推測研究愛克斯光線者曾屢次試驗欲求得一種精良器械以爲學術上之助迄未如願此次倫敦萬國醫學大會愛克斯光線大家翟斯畝倫氏已將此器完全發明昔日視爲極難之問題今日已覺平易無比此器藉愛克斯光線能將人身內部之部位狀態容積等一一攝出毫無危險說者以爲翟氏發明此器實爲醫學界闢一新紀元云

瘠中小人　日本吉野郡大東村有名出雲者其妻新產一兒生有怪症蓋落地時即見右目之下微有紅腫後纍然墳起與兒日月俱增越二月後其大如碗乃送入大阪某醫院中求治醫生剖解之乃於瘠中獲一小人長約三四方寸五官四肢無一不備惟其體甚微而已據醫生言此胎本係雙胞特不知如何彼胎忽誤入此胎之皮肉中以致不能發育成此怪象云

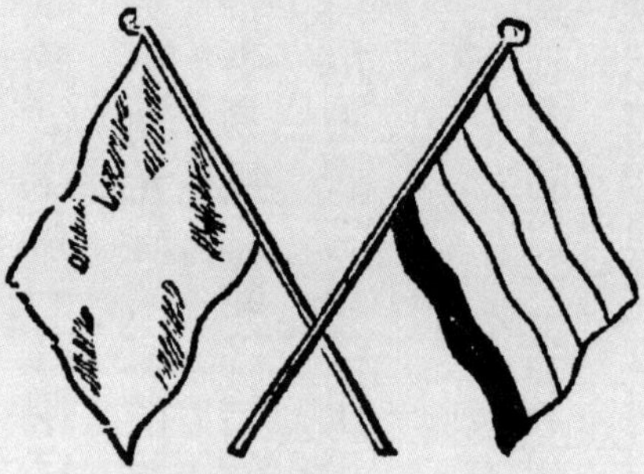

短評

京師警察廳取締醫生　醫生爲民命所付託非品行學術經驗兼優者不能膺斯職也中醫品行學術經驗不齊居多數取締也宜矣京師警察廳取締醫生手續效前清考試成法恐流弊更甚于未取締之前也何則按中國醫生約別爲四類學術優美富有經驗者十之二學術平常而經驗數十年頗得社會之信任者十之四學術雖優而治病無甚經驗者十之二學術經驗俱平常專務趨時者十之二若用考取之法恐能治病者文學未必俱優文學優者又未必能治病況病家之信任醫生在醫生平時之名譽親友之經驗爲斷縱學術經驗俱優無名譽又無親友舉荐者病家斷不信任之若病家信任之醫而未考取病家不信任之醫而已考取則病者求醫之心如馬首矣執政治諸公善爲謀之可也　（遠志）

勿作此無謂之排外　外國人常曰中藥樹根草頭全無効力中國人則曰外國藥霸道且目賣外國藥者如仇敵皆所爲無謂之排外也按外國人所用之大黃黃連

甘艸干姜肉桂草烏頭巴豆水銀鬧羊花麻黃遠志等亦樹根草頭也亦中國常用之藥也何得謂之爲無効力中國人謂外國藥霸道吾中醫所用大黃朴硝麻黃桂枝黃連巴豆烏頭等何嘗不霸道也且頑固之人猶斷斷曰中國人開藥房是破壞中華國產斷絕我中藥生意噫嘻吾當爲吾同業一辯矣方今世界交通斷無閉關自守之理國內有出口貨即有進口貨出口多而進口少則國强反是則弱欲求其出口貨多又在物美價廉之競爭也吾人祇知保守不知進取祇知妬忌而不知設法抵制之夫吾國藥業同志固熱心國貨國人所崇拜者也何以高麗參東洋參西洋參每年消數類千百萬安南肉桂暹羅燕窩洋流磺洋厚朴及其他種種洋藥不下數百種價亦數百萬非外國藥耶此非利權外溢耶且此等藥爲外人之所不沾唇者吾國奉爲養命之神丹悲乎吾國藥材若不研究而改良之難免天然之淘汰改良之法無他即對於西藥則仿製對於中藥則提鍊精華是矣有何難也（遠志）

醫林荆棘　前四明日報所登姜姓告白載范文甫殺人一則謂渠八歲幼子因感冒風寒家人延范診治當時並無口渴引飲舌焦液燥等症范遽投麥冬八錢石羔

短評

四錢阿膠二錢等服四小時後陡然痰塞氣閉而殤云云按范文甫爲神州醫藥總會會員業經派員調查其方案與姜姓所登之告白大相徑庭茲將范君方案抄錄于下俾范之誣不辯自白焉

冬温齁䶑氣喘頭汗淋漓寸口浮數無倫肺燥陰症症屬不治强我寫方姑盡人事以聽天命終是凶多吉少瓜蔞仁三錢生石羔四錢阿膠一錢五杏仁三錢麥冬八錢枇杷葉三錢北沙參三錢炙甘艸一錢麻仁一錢桑葉三錢

觀右列方案姜子之症已屬不治而范君方案並不背謬噫姜姓如與范君素無嫌隙亦何致故意損人名譽耶人心不古殊可慨已（公英）

醫林藥石　上海之醫生大別爲三一曰油頭滑腦之西醫一曰固執不化之中醫一曰不中不西亦中亦西之中西醫三派之中自以油頭滑腦之西醫爲最有魔力而中西醫兼施者次之以其術雖不工善於應變也至於中醫故步自封學說陳腐雖懸壺市肆而問者寥寥勢使然也

記者恒曰中國之醫學一無系統的醫學也故中國處方皆爲往昔診斷上驗得之

陳跡不足引爲確說雖效驗所在較西醫爲神化然不事生理解剖藥物化合之研究則其學識終無系統而醫道必不大昌願請願闔諸醫加之意也（報界冠吾）

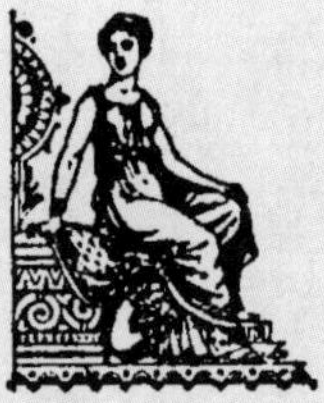

問　　答

問答

（包識生）

問一

張仲景先師傷寒論爲中醫方書之祖數百年來紛紛聚訟莫衷一是以致天下不同文或言旣經叔和編次遺亂或言兵燹之後卷帙不全或言原文猶在富以何說爲是並証明其是非之實據

問二

傷寒論後人以爲治傷寒病之書但其開篇先論中風且六淫俱有治法理由並不充足是否別有解說

問三

古人云傷寒論有三百九十七法其三百九十七法如何分別

問四

麻黃發汗其理由何在服後生理上有何作用能使其汗液外洩

問五

西醫用金鷄納治瘧中醫用信石治瘧皆靈驗一熱一寒其效果相同是何理由

問六

西人用陽歷中人用陰歷西女月經與中女月經是否有別

問七

人身九竅之機能非使之動不能自動惟腎囊之外皮能自行伸縮其理由何在

問八

三焦與心胞絡古時云有名無形後人紛紛聚訟或云油綱或云脂膜究是何處爲心胞何處爲三焦（須以內難經傷寒雜病三書並證）

通信

責問包君識生書（沈少卿）

神州醫藥學報第三四五期載有包君識生駁中華醫學白話報謂傷寒中風均有頭項強痛惡寒等症已由家君漢卿逐條評駁固可無庸再辨然猶恐包君不解其意強為辨駁茲特設責問二條請包君答復一通考傷寒論中風惡寒祇有一條上有嗇嗇二字然中風惡寒與傷寒同何必上加嗇嗇二字鄙人以為中風之惡寒遇寒則惡不遇寒則不惡與傷寒之惡寒不同中風有汗汗出遇寒則毛竅欲閉而作嗇嗇之狀故曰嗇嗇惡寒大抵有表病之人有汗即不惡寒惡寒即不能有汗若汗出而至惡寒乃少陰亡陽之裏症非太陽表病也君今包謂中風惡寒與傷寒同必有特別見解請詳細答復以開茅塞二中風之風鄙人以為西南風冬日寒水當令西南為坤方土尅水也若云東風西風南風北風東南風東北風祇可謂之傷風不得謂之中風若云西北風乃是傷寒此即內經所謂虛邪賊風也仲景云桂枝本為

二

解肌則風邪在肌可知內經云風從西南方來其傷人也內舍于脾外在於肌包君既不以此說為然必另有高見此風究屬何風除西南風外尚有何風外在於肌請詳細答復以定是非

答沈君少卿書

（包識生）

少卿先生大鑒前接來函去年七期報已經答復刻又賜下鈴翁佳著及先生責問書要求答復然僕本異鄉窮鬼日覔三餐燒餅之資外實無片刻閒暇來書咄咄逼人又害僕犧牲一刻光陰矣先生何惡作劇之甚也但閱來書第一條云通考傷寒論中風惡寒祗有一條上有嗇嗇二字噫眞歟否歟先生何開口便錯先生所閱之傷寒論豈祖傳之秘本耶僕專揭有中風明文而惡寒者先生數數有幾條無中風明文者姑不必論第一條云太陽中風嗇嗇惡寒淅淅惡風（既云惡寒又言惡風可知惡風惡寒不論有汗無汗亡陽不亡陽也）二條云太陽中風脉浮緊發熱惡寒（二條了）又云傷寒五六日中風往來寒熱（三條了）又云婦人中風發熱惡寒（四條了）又云婦人中風七八日續得寒熱（五條了）又云陽明中風口苦咽乾

通信

腹滿微喘發熱惡寒(六條了)已有六條何云一條若甚麽東南風西北風僕平生毫無醋氣不會與同道爭風恕不答覆

海外稱奇

沈製

鏡面散

弟念次運赴大英國倫敦

本主人發明沈製羊脂珠粉鏡面散專治男女老幼面上烟容雀斑酒刺紛刺紅瘰瘄疤油光晦暗黄黑等類行銷將十年人人稱讚功效神奇中國各埠各藥房均有經售法京巴黎香港臺灣南洋各埠亦有寄售　今接英國倫敦蘇蘭格街一百十二號泊利商店主人林寶森君第二十次來批鏡面散及生髮膠（來函云尊製鏡面散等小號經理六年日漸發達皆由貴主人製藥認眞確有藥到病除之能力始銷惟中國人購用近年各國紳商漸知鏡面散有移醜成美之妙銷數日見推廣矣（下略）鏡面散售價雙料重加羊脂珠粉每洋二瓶每料六瓶二元五角每瓶二角五分如外埠各號欲經理者批發特别廉價銀信寄郵政局最妥

藍龍商標人壽醫藥室總發行在上海山西路卽盆湯弄大街只此一家各省大藥房均有寄售

小說

最新小說 醫林革命

（遠志）

第一回 華胥國政府頒新猷 沉迷園醫生倡舊學

印度洋之東大平洋之西有一新國地連三帶人口占地球四份之一礦產之豐富土地之膏腴爲全球冠者此何國歟卽吾之青年中華民國是也吾同胞今日得以身居金玉之地日享自由幸福其原因果何在諒鮮有知之者是篇小說卽因此原因而作也此原因卽吾醫界二個大脚色在神州大舞臺演的二齣南征北伐大戲劇作了一番强種保國大事業待著者將其歷史事跡演說出來

夫吾國之歷史可分爲二一爲帝國時代一爲民國時代創此二時代之大偉人吾四萬萬同胞卽當崇拜之奉爲慈母敬爲神明不待著者所贅言但此兩大偉人之歷史事業如出一轍非士非農非工非商乃一醫生耳蓋蒼蒼者以此重任委之兩醫生創此偉大事業非不肯以此重任委之若士若農若工若商純以治疾治國理

同道合與立國有絕大之關係非具醫學智識者不可諺云治國如治疾不爲良相願爲良醫良醫稱爲國手即此意也

昔吾中國洪荒時代華夷雜處吾黃種勢力甚弱外患頻仍內亂疊起有一醫生舉義旗戰勝蚩尤平外患息內亂植民保種建帝業于中國者斯何人耶卽吾黃種之祖黃帝是也後來國內昇平黃祖推廣植民設兵甲修政治溝衛生强種之術君臣研究互相問難作內經垂教後世吾黃種同胞得以有今日之盛此爲過去帝國時代之事跡也厥後聖賢疊出文化日開學術日進生植日繁而昇平日久人心日趨淫逸去古已遠治道日非外夷得以乘閒而入大好河山非復我有矣嗚呼天道好還不絕我種更有一醫生舉義旗剷專制還我何山建民國於金陵者斯何人耶卽吾國首創共和第一臨時大總統□□是也吾中華有此兩醫生一爲帝國第一位皇帝一爲民國第一位總統數千載遙遙相對不但爲吾國歷史光實爲吾國醫界光也邇際民國初創政治維新全賴教育改良科學發達以輔佐之尤望吾國民於衛生强種之醫學首先進取方不負吾醫界兩大偉人之苦心夫德國醫學最精其

小說

陸軍稱雄于世界日本醫學進步最速以三島民族戰勝强俄純以醫學精則民少疾民少疾則體魄强于是士耐學兵耐戰商耐經營農工耐勞苦國也焉得不强乎著者有監於斯嘆舊法之失傳慮新學之不振頓起醫界革命之思想寓言小說以喚醒吾同道也間文少叙言歸正傳

（未完）

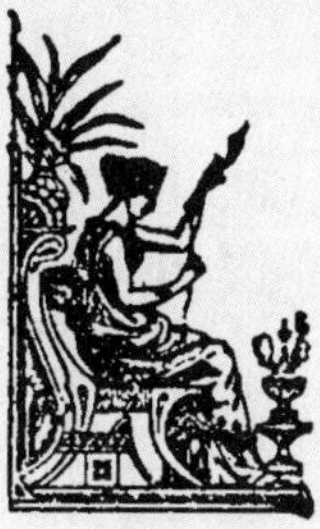

短篇小說　一夕話　（不平）

口常州口音　○蘇州口音　△甯波口音

口你（倪）个哩會裏姓朱个　一向做的（爹）个　恐怕無的（爹）啥名氣哩　該（張口讀）種人同你（倪）个哩一淘有點仔勿配得

○正是|正是|正是|　歸格朱先生　名氣雖勿大　底子狠清白　耐勿曉得該位先生个心地　非常誠實　說个說話　捐个銅錢　比仔有聲價个靠得住得多哩

△啥（柴）話　姓朱人住勒舍（赦）河山　阿拉啥（柴）爲無沒聽見過　我（瓦）要請問　姓王个人一向買能幹　實頭熱心　若實爲做點事　爲啥（赦）也怕出錢　也勿爭氣

○哈哈　聽仔唔篤格說話　眞眞牛頭勿對馬嘴　害得我勿明白哉　歸格朱先生有名氣勒無名氣末　與唔篤不涉　歸格王先生熱心忒勿熱心末　關我啥事　聖人說个　君子絕交　不出惡言　請耐量氣放放大　格宗个閒話末　勿必提哉

△啥(柴)啥(柴)啥(柴)　阿拉自(徐)同親家勒蕉說話　無沒叫出過別人个名字　阿拉自(徐)自(徐)自(徐)講

○格末請耐裏面去吃酒罷　勿要等勒該只櫈子上發酒風哉

△五更調　(遠志)

一更一點月東升　警告中醫生　呀呀得而噲　快快猛醒　政府取消有明文不容情　醫界呀　大家要熱心　呀呀得而噲　請願須力爭

二更二點月當空　醫藥學西東　呀呀得而噲　拚棄古黃農　學堂科目不編中　太不公　教育部呀　中了西洋風　呀呀得而噲　立案不成功

三更三點月光輝　醫生要取締　呀呀得而噲　藥材要廢棄　西藥暢銷中藥微　大漏卮　內務部呀　代人刮地皮　呀呀得而噲　腦筋何昏迷

四更四點月溶溶　中國實在窮　呀呀得而噲　外國人眞兇　西藥東藥遍國中　大興隆　吾同胞呀　都是可憐虫　呀呀得而噲　奴隸作苦工

五更五點月西沉　藥界少達人　呀呀得而噲　不肯表同情　藥如牙齒醫如唇　相比鄰　藥界呀　唇亡齒不存　呀呀得而噲　熱心捐一文

醫話

△素盦醫話（續第六期）

（余伯陶）

急食

保定有人病癱瘓積年一西醫視之曰此易治耳鍼其右脇某穴忽作嘔吐一水餃尚完好病遂若失蓋此人食稍急水餃入胃時不及由常道偶壓某筋絡互相傳壓遂致此也醫禁食茶一日乾渴極苦或笑曰急食人宜使如此（莊諧選錄）

吸鴉片烟原始

鴉片入中國近百餘年流毒徧各行省然其吸食之始莫得其原或言乾隆中粵東有富室婦人少年喪夫因出家爲尼其母家爲築庵以居之鬱鬱數十年漸得癱瘓之疾兩腿木强不能起坐女家憫其孤苦因多方以娛之家故世族親交多豪富時各遺以珍玩有某者亦十三行之一偶贈以西人手執竹製油棍一枝花露水瓶一個跳舞會所用燈一具鴉片膏一器係彼時用爲藥者尼以無事故常然燈帳中偶

拔簪挑鴉片膏置燈火上輒發泡甚大尼見其可喜因常然以爲玩一日偶取瓶棍玩弄忽誤將棍末插瓶中輒執棍挑瓶搖之以爲戲不意瓶觸木適穿一孔因燒鴉片膏泥穿處忽聞香氣刺鼻戲就燈以吸旱烟法吸之則烟入腹中異常舒泰吸竟欲稍轉側則兩腿忽如常遂躍然起坐前患灑然若失次日病如故又試吸之則立時能起因遂日日吸之且出詒戚里戚訝其病愈之奇詢其故以實對人怪之戚里中有病氣喘者肝氣者胃氣痛者試仿服之無不立愈於是人知鴉片作藥之靈效由是遂傳徧天下豈中國應受此刼故假是尼以行之歟或曰初時烟之迷性最重今漸減中國自種者則尤減今中國自種白花者約迷性得百分中七分雜色花則十五分印度及英法等處烟乃至念五分(侯徵錄)

蚔醢

山間得大蟻卵如蚌者用以爲醬甚貴之按內則腶脩蚔醢卽此(赤雅)

蝸牛膾

山中有蝸殼可容升者以米水去涎竹刀膾之角大如指味甘質脆去積解毒余東

醫話

學亦食之鮮有如其大者（赤雅）

鋸足傷身

甯紹鐵路工程師盧君公耀學識兼優勤于厥職民國二年九月鐵路築至甯波建築慈江百尺大橋（距觀壯橋約半里許）下松樁已將竣盧君初五日黎明親自足踏樁架下木板以驗水底土質之堅鬆不圖架錘忽墮將木板擊成碎片盧君爲斷板震墮于地左足底爲木片削去大半血流如注當抬送保黎醫院療治醫士察視謂須用西法於次晨將其左足鋸下旋以流血過多於午刻逝世現浙路公司總理湯君蟄仙集衆議決以盧君手建斯橋竟以身殉即命該橋名曰盧公耀橋以垂不朽云按傷足底非必死之症若用中法用療傷之藥敷之更內服煎劑大補氣血止痛生肌當可有效也　（余伯陶）

太醫院

仁和朱侍郎嘗奉命試太醫院官學生侍郎自以不解岐黃乃浼精醫學者恭擬一題袖至院題紙既下見諸生皆袖手默坐若未得題者侍郎怪之遣人詢問則同辭

對曰向來題目皆出御製醫宗金鑑今非是故不敢作侍郞大窘乃求得醫宗金鑑匆促摘一二語命題不意諸生猶袖手如故又問之則曰向來出題只是在首卷中檢取今尙未合例也亟如其言改題始得終試事又向例太醫院荼請　聖脉皆隔別分擬而又不得大相歧異醫官患得罪皆推一資格稍長者爲首凡用藥之溫凉攻補皆此人手持鈕珠某粒爲記各醫皆視爲趨向又所開必須精求出處故諸醫擬方必用醫宗金鑑取不能批駁也至次日復診照例不能復用舊方又不得多改惟酌改兩三味方爲合格故復診數次即與初方宗旨迥不同矣(莊諧選錄)

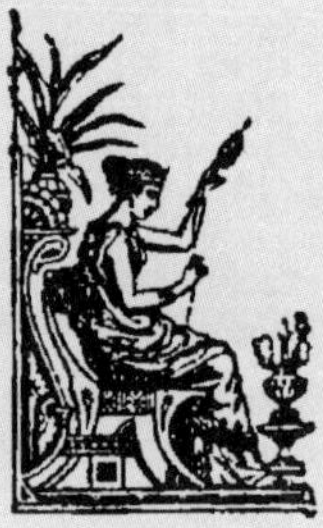

雜俎

△王不留行

欣哉王不留行專制毒去共和成立言論自由社會一班神經混亂及喪心病狂者吾輩正可以筆針舌砭攝其魄而鎮其魂雖有專制之王章亦不能留我輩熱潮之行止庶幾于社會日進文明之機不無小補凡我同志有投稿是欄者无任歡迎縱極嘻笑怒駡但須含有醫藥性質者皆稱合格

亡國聲　（遠志）

內閣總理辭職曰病外交總長逃走曰病名士不出山曰病偉人辭卑職曰病官吏不見客曰病議員不出席曰病軍人不赴敵曰病學生不上課曰病堂子不出局曰病野鷄不接客曰病罪犯取保曰病太太吃醋曰病嗚呼眞病歟假病歟諸君一病使我醫界同志膺學術庸劣之寃各界同胞蒙老大病夫之恥吾願諸君此後勿再以此亡國之聲貽笑鄰國則黃種幸甚

上海三多　（失笑散）

報紙有三多謠言多戲目多賣藥告白多牆壁有三多戲館傳單多毒門招貼多醫生廣告多弄塲有三多醫生多野鷄多撒尿塲化多本報有三多同人投稿多投稿醫案多醫案牛屁多

△文苑

醫家座右銘和崔子玉座右銘韻　（杜子良）

無攻人之短無炫已之長同道愼勿謗聞過愼勿忘面譽不足貴道德爲紀綱識眞而後藥詆毀庸何傷無貪功與利無怨獲與臧實學加經驗積厚乃流光和緩彼何人君子貴自强孜孜行仁術謙謙德難量愼始而敬終心地存慈祥持之苟以恒令名自流芳

神州醫藥總會聯　（蟄厖）

聖醫治神良醫治心常醫治形守炎黃雷岐和緩盧扁機邈之傳遞嬗五千年願吾輩心力堅持緜茲墜緒

雜俎

上藥養性中藥養命下藥養病合艸木蔬果禽蟲鱗介金石所產騈羅數百品毋彼族皮毛輕褻棄此珍材

△伯華醫譚　（周小農）

李文華孀名阿盤無錫西門壩橋人也年僅十四五向在城西小學校肄業左頤有血瘤日見其大以致頸項亦强癸丑春會其母舅某力主西醫割治於季春某日其父母偃舟同至蘇州某西醫院西醫審視許其可割屏其親屬奏刀瞟然詎知血射如泉多方紮治涔涔不止西醫乃速之下舟血脫氣散竟致慘死父母以該西醫鹵莽致釀此凶禍啜啜不已聞者傷之吳平格謂癭瘤有痰瘤渣瘤蟲瘤此瘤之可去者有氣瘤血瘤筋瘤骨瘤此瘤之不可去者今日西醫不問可破與否一概刀割其立除患者固多而氣脫血盡而斃者亦復不少覆轍相尋目擊心傷矧在同區見聞碻鑿未容默而不宣語云戒險則全玩平則復衛生家慎之

西醫學說之佳者未嘗不欽遲也有云行動極熱肺葉闢張呼吸未已驟飲冷水每成大病某甲游慧麓熱極即食蔗漿漸有咳嗽終成肺勞其岳爲名醫竟不能愈某

嗜食茱萸麵藥後得肺病醫惟知清補盜汗淋漓百治不效後於無聊中求籤方得荆防浮萍而汗永止雖終竟瘵死而以荆防浮萍止汗羣醫百思不得其故細詢其由蓋嘗旅行過鄱陽湖大風雨遍身盡濕有感邪在肺也

盜汗一症因六淫而致者宜凉心爲主憶己亥治戚袁某女喉痧之後寐汗口燥清養安神未應詢知神煩夢多加硃砂安神丸投劑卽應然由於表虛不固者異治陸頌和之岳寐汗淋漓脉之細軟而衆治未瘥逕投桂枝龍骨牡蠣湯加減卽瘳

醫界亦有資格予初不知憶昔戊戌秋月周舜卿君患伏暑濕徵熱甚同邑李君則擬鮮地鮮斛爲主予診其脈洪大苔焰黑痰灰色惡熱口渴因擬白虎加減以折炎炎之燎原是日羣醫數人方論龐雜惟張笠臣廣文獨韙予方奈其家人莫知所從最後西醫用檸檬水而愈其故可思我國中醫各守家法言人人殊爲治症之大眚此非創醫校齊其學說不爲功

温明遠先生錫之通儒也年高德邵精醫理嘗謂行醫不可十分規避宜熱心想法以求其痛予每視必重症而愈否不可必然未有一人不信

神州醫藥學報校勘記（第五期）（錢緒甫）

中國醫學不能偏重西法必中西合參乃臻美備所論具見維持苦心有不激不隨之妙其實廢去中醫專設西醫學校可慮何止三端

論黴生蟲　辨得透徹足以闢異說而息人疑懼

駁中華醫藥白話報　作者自是沈君諍友但中間有過火語宜删免蹈文人相輕之弊

習醫剳記　第十七條邪入心包舌蹇肢厥牛黃丸主之紫雪丹亦主之剳記云此條證狀不完云云按原文之意不過謂溫病之邪在心包故舌蹇肢厥與傷寒家之舌捲囊縮有別牛黃丸紫雪丹是開洩心包之邪之正藥也以明不可用承氣耳何得云證狀不完　又云邪入心包四字不但今日不能成立即傷寒論中亦無是稱按傷寒論是論傷寒吳氏書是論溫病何必同邪入心包四字醫家通用已久何至今日不能成立且作者並未能說出實在理由但泛指溫疫論等書示人細讀是使後學反多一重魔障也　第三十二條暑溫寒熱舌白不渴吐血者名曰暑瘵剳記

云既有吐血現症方中當加地黃按地黃泥滯可槪施耶　第三十四條熱初入營肝風內動手足瘈瘲可加勾藤丹皮羚羊角劄記云肝風內動四字乃沿襲臨證指南之謬實則腦筋病也亟宜删改鈎藤亦以此病不合按作者殆偏信西醫皮毛之論耳若純粹中醫則肝風內動四字常常用之其病亦常常見之何得云臨證指南之謬且武斷爲腦筋病又未說出所以然輒欲將千百年之舊說急急删改未免多事也鈎藤能息肝風亦不得云與病不合　四十二條頭痛惡寒身重疼痛舌白不渴脉弦細而濡面色淡黃胸悶不飢午後發熱狀若陰虛病難速已名曰濕溫劄記云亦傳染病中之一種也余嘗稱之爲尿毒性發熱病云云按此種濕溫病南人尤多原文論之頗詳亦頗確作者又欲易以西病名曰尿毒又不詳言其所以然之理愚請贈論語二句曰仍舊貫如之何

中國醫書本多魔障吾輩志在發明當先去前人之魔障使人人心中豁然乃原書本無魔障以西法之格不相入者强駁之使讀書者反生疑惑是亦不可以已乎

劄記又云發熱甚者須加黃芩柴胡語意嫌籠統否又云柴胡黃芩爲普通外感之

退熱藥更不足信醫家用藥不如此容易也

素盦醫話　所集均與醫學有關係足稱博雅

攝生要言　所論都有益於人但酒之爲物能飲者萬不能戒淨且通經活血禦寒助興亦有所長愚意勸人少飲可也惟嗜飲而不知所戒則大不可耳水旱烟等一時亦勢難禁淨然究竟患害不如鴉片捲烟猪肉之助濕釀痰自是可信但亦有人日服之而反肥胖無病者愚意不使勝食氣可也溫病後切忌則不可不知

明紅丸案平議　作者讀史于當日情事了然於胸故論極平允何信

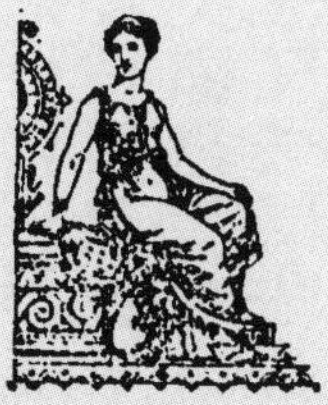

全閩醫藥學會慎用洋蔘通告

西洋參自古不入中國故上考神農本草下至時珍綱目均未收錄前清乾隆間吳儀洛著本草從新始行著錄嗣趙恕軒著本草拾遺又從而闡明之西洋參乃爲中醫所利用也孰料二十世紀以降謬種雜出致成魚目混珠之嘆其流弊不能遽絕殊堪痛恨考西洋參一名古港參美國出產最盛而吳氏從新則云產大西洋佛蘭西似遼東糙參煎之不香其氣甚薄又云氣味苦寒微甘補肺降火生津液除煩倦虛而有火者相宜本草拾遺又援引藥性考並述吳氏語大略相同是西洋參之療病須審察病人是否體虛是否有火且其氣甚薄所補甚微可見非火體涉虛者決不可用乃晚近人情喜新厭舊有力者率以洋參爲服食補養之品而西洋參遂暢銷於中國以致彼族射利之徒遂仿種之曰小希曰大希曰移山皆譯名也形色幾無以辨惟氣味不苦貨者又以苦參煎湯浸而晒之以混眞品故無論體之虛實服之多泄瀉不已用此未見其益先見其害也際此晦盲否塞之秋商界競爭之世知而不言則獲罪于天言之不盡將何補於人今與同志商榷如入補劑則用橫紋之潞黨參如入清劑則用潔白之北沙參俾免遇重要之病反爲僞藥所誤此係吾輩用藥之主權靡特重人命而崇聖學抑且保國貨而塞漏卮是所望於熱心人時時與病家提醒而驚覺之知我罪我悉聽諸人矣乆逭計其他哉茲經公議函告藥業研究所自行嚴禁俟假洋參斷絕之後公同調查果係眞貨再行通告酌用此爲愼重生命起見諸公諒表贊同謹此卽請

鈞鑒

定價表

費須先惠空函恕寄 概收大洋銀毫加水

項目	一月一冊	半年六冊	全年十二冊
定價 現款及匯兌	二角	八角	一元五角
定價 郵票以三分之內者五份以上不收郵票			
郵費 本國	一分	六分	一角二分
郵費 日本	二分	一角二分	二角四分
郵費 外國	三分	一角八分	三角六分
廣告 等第地位	一月	半年	全年
廣告 特別 一面	二十元	一百元	一百六十元
廣告 特別 半面	十二元	六十元	一百元
廣告 普通 一面	十二元	六十元	一百元
廣告 普通 半面	七元	三十五元	六十元
聲明 特別告	論後正面概作特別	木刻電版	
聲明 普通白	後頁夾張俱是普通	費須外加	

編輯者 神州醫藥學報社

編輯所 上海三馬路小花園寶安里 神州醫藥學報社

總發行所 上海三馬路小花園寶安里 神州醫藥總會

上海四馬路

五洲大藥房

藥名／功効／人類	人造自來血	非洲樹皮丸	助肺呼吸香膠	補天汁	魚肝油精丸	月月紅	女界寶
男	房勞過度者 思慮過多者 面黃肌瘦者	身弱體衰者 少運動者 遺精者	咳嗽多痰者 操勞過度者 有肺病者	脾胃病者 好色過度者 精神短少者	咳嗽痰喘者 心腎肺病者 皮膚病者	不能服	不能服
女	血分不充者 月信失常者 產後胎前者		同男子	經水各症	赤帶白帶者 少乳者 腰酸骨痛者	婦科百症	婦科百症
老	血氣衰耗者 精神困頓者 身弱多病者		氣喘者 痰多者 食不消化者	血衰者	年老各病		
少	乳水不足者 先天已虧者 多病者		急慢驚風者 百日咳者 傷風咳嗽者	先天不足者	蟲積消瘦者 先天不足者 疳癆者	不必服	不必服
每瓶	大二元 小一元二	大二元 小一元二	大箱四元 小箱二元	大二元 小一元二	一元	一元	一元
每打	二十元 十二元	二十元 十二元	四十元 二十元	二十元 十二元	十元	十元	十元